Konrad Stauss
BONDING
PSYCHOTHERAPIE

Konrad Stauss

BONDING
PSYCHOTHERAPIE

Grundlagen und Methoden

Kösel

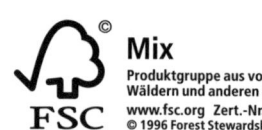

Mix
Produktgruppe aus vorbildlich bewirtschafteten
Wäldern und anderen kontrollierten Herkünften
www.fsc.org Zert.-Nr. GFA-COC-1298
© 1996 Forest Stewardship Council

Verlagsgruppe Random House FSC-DEU-0100
Das für dieses Buch verwendete FSC-zertifizierte Papier
Munken Premium liefert Arctic Paper Munkedals AB, Schweden.

Copyright © 2006 Kösel-Verlag, München,
in der Verlagsgruppe Random House GmbH
Umschlag: Elisabeth Petersen, München
Druck und Bindung: Kösel, Krugzell
Printed in Germany
ISBN-10: 3-466-30716-3
ISBN-13: 978-3-466-30716-6

www.koesel.de

Inhalt

Geleitworte 11
   Kurt Fritzsche 11
   Angela Tüchler und Rolf Krause 14
   Franklin W. Ellis und Johan Maertens 16

Einleitung 21

1 GESCHICHTE DER BONDING PSYCHOTHERAPIE   29

2 GRUNDLAGEN EINER MODERNEN BONDING PSYCHOTHERAPIE   37

Bondingtheorie 38
Psychosoziale Grundbedürfnisse 38
   Dysfunktionale emotionale Schemata 40
   Psychosoziale Grundkonflikte 41
   Annäherungs- und Vermeidungssystem 45
   Entwicklungspsychologie der psychosozialen
   Grundkonflikte 47
Basisemotionen und emotionale Offenheit 56
   Basisemotionen und Physiologie 57
   Klassifikation von Emotionen 59
   Emotionale Offenheit als eine strukturelle Fähigkeit 60
   Tiefungsebenen des emotionalen Ausdrucks 63
   Therapeutischer Nutzen der emotionalen Tiefung 66
Veränderung durch Reorganisation emotionaler Schemata . 72
   ABC-Schema 72

Schematheorie	73
Therapeutische Bearbeitung eines emotionalen Schemas	78
Glück und Wohlbefinden	79
Konsistenztheoretische Kernannahmen	81
Konsistenztheoretisches Störungs- und Veränderungsmodell	83

Bindungstheorie ... 85

Bindungstheoretische Grundlagen	88
Bindungssystem und Selbstbehauptungssystem	89
Physiologische und neurophysiologische Aspekte der Sensualität	89
Inneres Arbeitsmodell oder Bonding- und Bindungsrepräsentanzen	93
Bindungsstile bei Kindern	93
Bindungsstile bei Erwachsenen	96
Arbeitsmodell der Autonomen	96
Arbeitsmodell der Distanzierten	97
Arbeitsmodell der Verstrickten	98
Intergenerationelle Weitergabe von Bindungsstilen	99
Feinfühligkeit und Containment	100
Selbstreflexion	101
Phantasien und Einstellungen	102
Diagnostik der Bindungsstile bei Erwachsenen	103
Kategoriale Diagnostik	104
Dimensionale Diagnostik	107
Bindung in Paarbeziehungen	113
Bindungsbezogene Aufgaben des Psychotherapeuten	115
Fähigkeit zur Regulation von Emotionen	118
Selbstbehauptungssystem und Aversionssystem	118
Emotionsregulation bei den verschiedenen Bindungsstilen	120

Theorie des Bedürfnisses nach Spiritualität und Sinn .. 127

Spirituelle Intelligenz	128
Bedürfnis nach Spiritualität und Sinn	129
Spiritualität als Wirkfaktor der Psychotherapie	132

Spiritualität als Bewältigungsform 134
Sinnfindung und Lebenszufriedenheit 135
Bedürfnis nach Identität und Selbstverwirklichung 136

Neurophysiologie und Biologie 137
Funktionsprinzipien des Gehirns 137
   Ganzheitliche Wahrnehmung 138
   Entstehung von neuronalen Netzen 140
   Konsistenz als Systemerfordernis des Gehirns 141
   Die Bedeutung der Basisbedürfnisse bei der Konsistenzsicherung ... 143
   Wirklichkeit als Konstruktionsleistung des Gehirns 144
Neurophysiologische Grundlagen emotionaler Schemata .. 146
   Neuronale Plastizität 147
   Verarbeitung von inneren und äußeren Gefahrensignalen 149
   Innere Bedrohungen durch Verletzung der Grundbedürfnisse 150
   Erregung und Gefühle 153
   Relevanz für die Bonding Psychotherapie 155
Einfluss von zwischenmenschlichen Erfahrungen auf
die Genaktivität 159
   Funktionsweise der Gene 159
   Zwischenmenschliche Erfahrungen und Genaktivität 161

Gedächtnistheorie 164
Das Unbewusste aus der Sicht der Gedächtnispsychologie .. 164
Implizites und explizites Gedächtnis 165
   Die Einbahnstraße vom impliziten zum expliziten Gedächtnis 167
   Unterschiedliche Zugriffsmöglichkeiten 167
Veränderung von Gedächtnisinhalten 169
   Technik der prozessualen Aktivierung 170
   Bedeutung der Gegenwart 172
   Bedeutung des Hier und Jetzt 174

3 PSYCHISCHE STÖRUNGEN AUS DER SICHT DER BONDING PSYCHOTHERAPIE 177

Gesellschaftskritik an der westlichen Kultur 178
Ätiologiemodell der Bonding Psychotherapie 179
Störungen der Gesamtbilanz psychosozialer Grundbedürfnisse 183
Störungen als Mangel an Bindung 184
    Bindungsstile und Symptombelastung 184
    Bindungsstile und Schwierigkeiten in der Beziehungsgestaltung 186
    Der Einfluss der Bindungsskalen auf das Allgemeinbefinden 188
    Bindungsstile und Verhalten am Arbeitsplatz 189
    Bindungsstile und Selbstumgang 191
Störungen als Ausdruck dysfunktionaler Beziehungsgestaltung 194
    Interpersonelle Diagnostik 195
    Dysfunktionale Interaktionszirkel 202
    Symptomentstehung und Veränderung 207

4 PRAXIS DER BONDING PSYCHOTHERAPIE 213

Grundlagen der Behandlung 214
    Störungsmodell der Bonding Psychotherapie 214
    Ziele und Indikation 216
    Bonding Psychotherapie als störungsübergreifendes Behandlungsmodell 217
    Psychometrische Diagnostik und Veränderungsmessung 218
Therapeutische Beziehung 219
Therapieprinzipien 222
Methodisches Vorgehen 226
    Klassisches Vorgehen 226
    Konfliktbezogene Vorgehensweise 230
    Aktivierung von spirituellen Ressourcen 233

Bearbeitung von Wertekonflikten 236
Bearbeitung von unabgeschlossenen Beziehungserfahrungen 238
Therapeutische Interventionen auf der
Mikro- und Makroebene 239
Settings 243
   Ambulante Gruppe 243
   Stationäre Gruppe 243
   Therapeutische Gemeinschaft 244

5 DAS MENSCHENBILD DER BONDING PSYCHOTHERAPIE   247

Leiblichkeit 249
Ganzheitlichkeit 250
Polarität 253
Perspektivität 256
Motivationalität 258
Historizität 262
Reflexivität 265
Verantwortung und Freiheit 268

Anhang 279
Qualitätssicherung 279
Zentrale Charakteristika der Bonding Psychotherapie 280
Information 283

Anmerkungen 285

Literatur 294

Register 306

Geleitworte

Bei einem Workshop für Paare, der von Ingo und Adelheid Gerstenberg geleitet wurde, habe ich zum ersten Mal die Arbeitsweise von Dan Casriel selbst erfahren. Die Hinführung im Rahmen des Workshops geschah sanft. Mit Unterstützung der beiden Therapeuten gelang es meiner Frau und mir, heftige Emotionen wie Ärger und Wut, aber auch Liebe in einer gehaltenen Beziehung auszudrücken.

In den folgenden Jahren haben wir wiederholt an diesen Workshops teilgenommen. Die dort gemachten Erfahrungen haben wesentlich zur Stabilität und zum Wachstum unserer Beziehung beigetragen.

Für meine persönliche Entwicklung war das Erleben archaischer Bilder von tiefster Verzweiflung, Hoffnungslosigkeit bis zum psychischen Tod meine wichtigste Erfahrung.

Diese vollkommen der Amnesie anheim gefallenen Kindheitserfahrungen, die selbst im Rahmen meiner achtjährigen Lehranalyse höchstens als Deckerinnerungen auftauchten, wurden im Rahmen der Bonding Psychotherapie in all ihrer emotionalen Wucht reaktiviert. Die Integration in mein Erwachsenen-Selbst brauchte Jahre begleitender analytisch orientierter Psychotherapie.

Ingo Gerstenberg hat mich bei meinem Aufenthalt in der Hirsenmühle auf diesem Weg begleitet. Er hat sich immer gefreut, mich wiederzusehen, hat mir Mut gemacht, mich allen schmerzlichen Gefühlen zu stellen, und von ihm fühlte ich mich in meinem tiefsten Wesen gesehen und verstanden. Ihm sei dieses Vorwort gewidmet.

Mit Konrad Stauss nahm meine Beziehung zur Bonding Psychotherapie eine entscheidende Wende. In den Workshops mit ihm erlebte ich die Integration von Psychoanalyse, kognitiver Verhaltenstherapie und humanistischer Psychologie. Theoretische Grundlagen bilden die Ergebnisse der neurobiologischen Forschung zur Entstehung psychischer Störungen: In den ersten Lebensmonaten und Lebensjahren entwickeln sich grundlegende Regulationsprozesse im neurophysiologischen System. Bei der Kombination ungünstiger Anlagen mit negativen Bindungserfahrungen werden neuronale Erregungsmuster für negative Emotionen und Vermeidungsverhalten immer wieder aktiviert und dauerhaft gebahnt. Die Verletzungen des Bindungs- und Autonomiebedürfnisses in der Kindheit zeigen sich in einem unsicheren Bindungsstil im Erwachsenenalter und den daraus resultierenden zwischenmenschlichen Konflikten.

Erneute Verletzungen emotionaler Grundbedürfnisse führen zu hoher Inkonsistenzspannung, die nur durch Kontrolle und Vermeidung (Angststörung) oder vollständigen emotionalen Rückzug (Depression) zu reduzieren ist. »Die nachhaltigste Behandlung psychischer Störungen ist diejenige, die der Störung ihren Nährboden entzieht, indem sie die Konsistenz im gesamten neuronalen und psychischen Geschehen verbessert.«[1] Konsistenzsicherung geschieht durch die Befriedigung der emotionalen Grundbedürfnisse. Dazu gehören ein feinfühliger, empathischer, engagierter und kompetenter Therapeut und die Transparenz des therapeutischen Vorgehens. Der Patient kann dann besser mitarbeiten, mitbestimmen und macht positive Kontrollerfahrungen. Er fühlt sich in seinen positiven Seiten wahrgenommen und bestätigt. Erst diese individuelle Beziehungsgestaltung und Ressourcenaktivierung bietet die Grundlage zur therapeutischen Veränderung negativer Emotionen.

Die neurowissenschaftliche Forschung geht davon aus, dass die Auslösung negativer Emotionen in einem betont angsthemmenden neuronalen Kontext erfolgen soll. Wichtigste Aufgabe des Therapeuten ist es daher, ein solches Annäherungssystem, auch »Motivationales Priming« genannt, herzustellen. Das Annäherungssystem wird am besten aktiviert, indem der Therapeut dem Patienten möglichst viele positive Erfahrungen bei der Befriedigung seiner Grundbedürfnisse wie Bindung, Autonomie und Selbstwert ermöglicht. Dieses Vorgehen ist störungsübergreifend und die Grundlage jeder erfolgreichen Psychotherapie. Die gute therapeutische Wirksamkeit der Bonding Psychotherapie bei der Aktivierung und Befriedigung des Bindungsbedürfnisses wird durch die Ergebnisse der neurobiologischen Forschung besser verstehbar.

Von Konrad Stauss lernte ich auch, dass Bonding Psychotherapie nicht automatisch »Mattenarbeit« in Form des klassischen Vorgehens bedeutet, sondern dass die Mattenarbeit ein technisches Element im therapeutischen Prozess darstellen kann, aber nicht muss. Konrad Stauss erweiterte das Interventionsspektrum durch die genaue Exploration des emotionalen Schemas, durch die Formulierung eines intrapsychischen Konfliktfokus und die Integration konflikthafter Selbstanteile im Rahmen der Stuhl-Dialog-Arbeit.

Jetzt gewannen die vorher gemachten Selbsterfahrungen an Tiefe. Während nach früheren Workshops alte Verhaltensmuster sich oft nach ein bis zwei Wochen wieder einstellten, wurde durch die Arbeit mit Konrad Stauss dysfunktionales Beziehungsverhalten nicht nur emotional erlebbar, sondern auch durch korrigierende Erfahrungen »überschrieben« und der Transfer in den Alltag geübt. Katharsis, emotional korrigierende Erfahrung, therapeutisches Durcharbeiten, Gewinnung von Einsichten und Anwendung im Alltag waren nun ein Prozess.

In den Fort- und Weiterbildungen zur Psychotherapie experimentierte ich als Dozent mit diesem Ansatz. Ich machte die Erfahrung, dass diese Form von emotionaler Arbeit von den Teilnehmern sowohl in der Theorie als auch in den praktischen Übungen schnell angenommen wurde und in den Selbsterfahrungsanteilen erstaunliche persönliche Entwicklungen sichtbar wurden. Die Bonding Psychotherapie in ihren verschiedenen Anwendungsformen ist eine wichtige Weiterentwicklung heutiger Psychotherapie. Sie ist leicht lernbar und lehrbar. Ihre Wirksamkeit ist nach strengen methodischen Maßstäben wissenschaftlich gesichert. Ich erhoffe mir für die nächsten Jahre eine fruchtbare wissenschaftliche Auseinandersetzung mit der Bonding Psychotherapie im Rahmen meiner klinischen Arbeit, meiner Lehrtätigkeit und in den Diskussionen im Kollegenkreis.

Freiburg, im Juni 2005

Priv. Doz. Dr. med. Kurt Fritzsche
Oberarzt der Abteilung für Psychosomatische Medizin und Psychotherapie am Universitätsklinikum Freiburg

Die Geschichte der Medizin ist voller Beispiele von Heilbehandlungen, deren praktischer Nutzen bekannt war, bevor in allen Details verstanden werden konnte, wie die Heilbehandlung wirkt.

Auch die Bonding Psychotherapie ist ein Psychotherapieverfahren, das sich seit drei Jahrzehnten in der Praxis erfolgreich bewährt hat. Als ein erfahrungsorientierter Ansatz, der in hohem Maße Raum für die Entdeckung der emotionalen Seite des Menschen gibt, entzieht sich die Bonding Psychotherapie naturgemäß einer einfachen intellektuellen Beschreibung.

Die theoretischen Hintergründe der Bonding Psychotherapie blieben lange Zeit unverändert und rudimentär. Erst die moderne Psychotherapieforschung und die Weiterentwicklung der Bindungstherapie schufen Voraussetzungen für ein differenzierteres theoretisches Verständnis der praktisch bewährten Vorgehensweise. Die ursprünglichen, von Dan Casriel formulierten theoretischen Annahmen werden dadurch ergänzt, erweitert und vertieft.

Auch die Praxis der Bonding Psychotherapie hatte sich im Laufe der letzten Jahre schon gewandelt und weiterentwickelt. Es wurden zunehmend die Lebenszusammenhänge aus der Vergangenheit und der Gegenwart in die Behandlung einbezogen. Einen großen Anteil an dieser Entwicklung haben die beiden ambulanten Zentren, das Zentrum im Kraichgau und die Hirsenmühle, sowie die Kliniken des Bad Herrenalber Modells, Klinik Bad Herrenalb, Klinik Bad Grönenbach, Klinik Wolfsried und die Adula Klinik.

Es ist das große Verdienst von Konrad Stauss als ehemaligem Chefarzt der Klinik Bad Grönenbach, mit hohem Einsatz von Zeit, Begeisterung und Verantwortungsbewusstsein die Ausarbeitung und Entwicklung der jetzt vorliegenden Theorie vorangetrieben zu haben. Er hat damit einen wichtigen Schritt vollbracht, der Bonding Psychotherapie einen anerkannten Platz in der Riege erfahrungsorientierter Therapieansätze zu sichern. Dafür danken wir Dir, Konrad Stauss, stellvertretend für die Mitglieder der Deutschen Gesellschaft für Bonding Psychotherapie ganz herzlich und wünschen Deinem Buch viele interessierte Leserinnen und Leser.

Bad Herrenalb, im September 2005

Angela Tüchler, Rolf Krause
Vorsitzende der Deutschen Gesellschaft
für Bonding Psychotherapie

Dr. med. Konrad Stauss entwickelte die Theorie der Bonding Psychotherapie in diesem Buch über einen Zeitraum von zehn Jahren. Als Bonding Psychotherapeut und Lehrtherapeut der Internationalen Gesellschaft für Bonding Psychotherapie knüpfte Dr. Konrad Stauss an die Sichtweise von Dr. Dan Casriel an, der die Bonding Psychotherapie, ursprünglich unter dem Namen New Identity Process bekannt, entwickelte. Dr. Stauss studierte und arbeitete auch mit Dr. Walter Lechler, einem der führenden Psychotherapeuten in Deutschland. Im Jahr 2003 bekam Dr. Stauss in Anerkennung seiner Bemühungen um die Entwicklung dieser Theorie von der Internationalen Gesellschaft den Preis für herausragende Mitgliedschaft.

Das Bedürfnis nach einer modernen, wissenschaftlich und empirisch begründeten Theorie der Bonding Psychotherapie wurde deutlich bei einer Reihe von Treffen erfahrener Lehrtherapeuten, die die Bonding Psychotherapie sowohl in Europa als auch in den Vereinigten Staaten praktizieren. Eine neue Theorie war erforderlich, um die Essenz der Bonding Psychotherapie mit aktuellen wissenschaftlichen Begriffen zu beschreiben. Dadurch wird es möglich, die Bonding Psychotherapie Fachkollegen vorzustellen und neuen Therapeutinnen und Therapeuten einen Anreiz zu geben, diese Form der Psychotherapie zu erlernen und zu praktizieren. Die Theorie, die in diesem Buch vorgestellt wird, bringt uns um Jahre voran. Die allgemein verständliche Sprache, in der sie verfasst ist, wird uns helfen, mit unseren Kolleginnen und Kollegen aus anderen psychotherapeutischen Organisationen zu kommunizieren und zur gegenseitigen Befruchtung und Integration psychotherapeutischer Methoden und Schulen beitragen.

Die Internationale Gesellschaft für Bonding Psychotherapie betraute Dr. Stauss damit, sowohl die Forschungsbemühungen um den Nachweis der Effektivität der Bonding Psychotherapie zu leiten als auch die bereits existierende Theorie zu erweitern. Dieser Anfrage nachkommend, integrierte Dr. Stauss sowohl die jüngsten Ergebnisse der Gehirnforschung (Gedächtnis, Emotionen, Neurophysiologie und Genaktivität) als auch psychologische Theorien (Bonding, Bindung und interpersonelle Psychodynamik), Anthropologie, empirisch erprobte Interventionstechniken und psychologische Evaluationsinstrumente in die neue Bonding-Theorie. Das vorliegende Buch ist das Ergebnis dieser Anfrage.

Während der Entstehung dieses Buches beriet sich Dr. Stauss laufend mit erfahrenen Lehrtherapeuten der Bonding Psychotherapie. Zum ersten Mal stellte er seine Arbeit auf der Internationalen Konferenz für Bonding Psychotherapie 1997 in Amsterdam vor. Weitere Bestätigung fand sie bei den nachfolgenden Internationalen Konferenzen für Bonding Psychotherapie in Belluno, Italien (2001) und in Lissabon, Portugal (2003), sowie auch beim Treffen der Lehrtherapeuten im Dan Casriel Institut in der Hirsenmühle, Deutschland (2002), wo man Dr. Konrad Stauss' Theorie als theoretischen Rahmen für die Bonding Psychotherapie akzeptierte. Sie verbindet die gedanklichen Konzepte unseres Begründers mit der modernen integrativen wissenschaftlichen Theorie.

Diese Treffen gaben anderen Klinikern die Chance, die Theorie bereits im Entstehen kennen zu lernen und zusätzliche Einsichten beizutragen, die Bonding Psychotherapeuten in über 30 Jahren klinischer Praxis gewonnen haben. Die Beratungen lieferten Feedback für die Theorie und gaben Gelegenheit für einen kreativen Austausch, um die Entwicklung der Theorie noch weiter zu fördern. Mit dieser modernen, wissenschaftlich und empirisch begründeten Theorie haben wir eine solide Basis für das Verständnis der biologischen und psychologischen Grundlagen der Bonding Psychotherapie.

Die Internationale Gesellschaft für Bonding Psychotherapie hat diese Theorie der Bonding Psychotherapie offiziell gebilligt und akzeptiert. Diese Theorie ist die Grundlage für Therapeuten in Ausbildung, welche die Bonding Psychotherapie sowohl in Europa als auch in den Vereinigten Staaten praktizieren. Jeder Bonding Psychotherapeut arbeitet mit den Interventionen, die seiner Praxis und den individuellen Bedürfnissen seiner Patienten am besten entsprechen.

Ich (Franklin Ellis) habe das Glück, dass ich an vielen der erwähnten Treffen teilnehmen konnte und außerdem dreimal je eine Woche mit Dr. Stauss verbrachte, um an der englischen Übersetzung dieser Theorie zu arbeiten. In der Zusammenarbeit mit Dr. Stauss konnte ich erleben, dass er nicht nur ein brillanter Theoretiker und Kliniker ist, sondern auch ein wirklich liebevoller, rücksichtsvoller und besonnener Mann. Die Anwendung der Theorie hilft Klienten, liebevoller, friedlicher und bessere Partner in Liebesbeziehungen zu werden.

Diese Theorie hat uns geholfen, unser therapeutisches Vorgehen zu verändern und damit auch unser Verständnis der Probleme, die Klienten in den Therapieprozess einbringen. Die therapeutische Praxis bezieht sich oft nicht direkt auf die Theorie, die den Interventionen zugrunde liegt. In diesem Fall jedoch stimmen die existierenden Verfahrensweisen der Bonding Psychotherapie mit der Theorie überein. Dr. Stauss hat nicht nur eine differenzierte Theorie der Bonding Psychotherapie erarbeitet, sondern auch Interventionstechniken entwickelt und gelehrt, die mit der Theorie absolut in Einklang sind und diese direkt in die Praxis umsetzen. Außerdem können wir mithilfe der psychologischen Tests, die in diesem Buch beschrieben werden, Diagnosen stellen, die passenden Interventionen finden und die Wirksamkeit der Therapie erforschen. Instrumente, mit denen der Klient die Sitzung und den Therapeuten im Rahmen der laufenden Therapie einschätzen kann, sind etwas äußerst Ungewöhnliches. Diese Kombination von Theorie, Praxis, Feedback und Forschung zu einem integrierten Ganzen gehört zu den hervorragendsten und einzigartigen Qualitäten dieses Buches.

Als ich (Franklin Ellis) Dr. Stauss 2001 erste Ausführungen zur Entstehung dieser Theorie vortragen hörte, erzählte ich meinen

Kollegen, dass die Theorie, die praktischen Werkzeuge und die Forschung eine Glanzleistung darstellten, welche die Psychotherapie radikal verändern und verbessern können. Dr. Konrad Stauss gibt unserer Methode starke positive Impulse, die zum Wohle unserer Klienten sind: Durch eine präzisere Ausrichtung unserer Interventionen, basierend auf einem pragmatischen und multidimensionalen diagnostischen System, in Verbindung mit psychologischen Testinstrumenten, die eine wissenschaftliche Erforschung unserer Ergebnisse ermöglichen. Ich muss kaum betonen, dass ich von dieser Theorie inzwischen noch mehr überzeugt bin, da sie noch verständlicher geworden ist, Interventionen entwickelt wurden, die voll im Einklang mit der Theorie stehen, und die Forschungsergebnisse die Wirksamkeit der Therapie untermauern, die auf dieser Theorie beruht.

Franklin W. Ellis
Vorsitzender der Internationalen und
der Amerikanischen Gesellschaft
für Bonding Psychotherapie

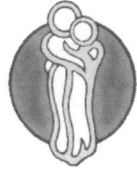

Johan Maertens
Vorsitzender der Europäischen Gesellschaft
für Bonding Psychotherapie

Einleitung

Der Anlass, dieses Buch zu schreiben, war die Notwendigkeit, die Theorie der Bonding Psychotherapie, die seit dem Erscheinen von Casriels Buch *A Scream Away From Happiness* im Jahre 1972 nicht verändert wurde, auf einen zeitgemäßen Stand zu bringen. Dabei sollte das Grundparadigma der Bonding Psychotherapie bewahrt werden. Dieses Paradigma sieht die Ursache von seelischen Störungen in der mangelnden Befriedigung der psychosozialen Grundbedürfnisse eines Menschen. Oder kurz gesagt: seelische Störung als Ausdruck eines »Mangelsyndroms«. Da die Befriedigung oder Nichtbefriedigung dieser psychosozialen Grundbedürfnisse an die Beziehung zu anderen gebunden ist, sind seelische Gesundheit oder seelische Störungen Ausdruck gelungener oder misslungener Formen der Beziehungsgestaltung. Diese Ursachenzuschreibung von seelischen Störungen ist allen interpersonellen Therapieverfahren gemeinsam.

Ursprünglich führte Casriel, der Begründer der Bonding Psychotherapie, seelische Störungen auf die mangelnde Befriedigung nur eines psychosozialen Grundbedürfnisses zurück. Dieses Grundbedürfnis nannte er das Bedürfnis nach Bonding. Darunter verstand er das Bedürfnis nach körperlicher Nähe und emotionaler Offenheit. Entsprechend bestand die klassische therapeutische Vorgehensweise in der prozessualen Aktivierung der biographisch bedingten Verletzung dieses Grundbedürfnisses und den damit assoziierten Gefühlen durch Näheübungen.

Die Theorie der Bonding Psychotherapie, die in diesem Buch vorgestellt wird, geht von mindestens sieben psychosozialen Grundbedürfnissen aus, deren hinreichende Befriedigung für seelische Gesundheit notwendig ist. Diese psychosozialen Bedürfnisse sind das Bedürfnis nach Bonding, Bindung, Autonomie, Selbstwert, Identität, Lust und körperlichem Wohlbehagen, Sinn und Spiritualität.

Grawe[1] vertritt ein vergleichbares Ätiologiemodell in seiner Konsistenztheorie. Diese sieht die Ursache von seelischen Störungen in einer mangelnden Konsistenz der neurophysiologischen Abläufe des Gehirns. Die Konsistenz kann nach Grawe am besten durch die Befriedigung folgender neurobiologisch verankerter Grundbedürfnisse hergestellt werden: Bedürfnis nach Bindung, nach Orientierung und Kontrolle, nach Selbstwerterhöhung und Selbstwertschutz und das Bedürfnis nach Lustgewinn und Unlustvermeidung. Aus dieser verwandtschaftlichen Nähe des Ätiologiemodells der Bonding Psychotherapie und der von Grawe entwickelten Konsistenztheorie lag es nahe, im Rahmen der Theorienentwicklung der Bonding Psychotherapie die Erkenntnisse von Grawe, soweit sie für die Bonding Psychotherapie von Belang sind, zu integrieren. Aus diesem Grund sind die Begriffe der Konsistenz, motivationale Konflikte im Sinne von Grundkonflikten in die Theorienbildung mit eingeflossen.

Ebenfalls von großer Bedeutung für die Theorienentwicklung der Bonding Psychotherapie waren die Arbeiten von Greenberg.[2] Die von ihm entwickelte Schematheorie, vor allen Dingen die Theorie des »emotionalen Schemas«, wurde in die Theorienbildung integriert. Darüber hinaus bestätigten die empirischen Forschungsergebnisse von Greenberg einige Grundannahmen der Bonding Psychotherapie: zum Beispiel die Wichtigkeit des emotionsfokussierten Vorgehens, des Ausdrucks der Emotionen auf einem hohen Erregungsniveau und die Bedeutung der Erlebnistiefe. Zum anderen hat Greenberg spezifische und empirisch abgesicherte, erfahrungsorientierte Bearbeitungsschritte für bestimmte therapeutische Aufgabenstellungen erarbeitet. Darunter finden sich z.B. die Bearbeitung von unbewussten intrapsychischen Konflikten, Wertekonflikten und unerledigten Beziehungserfahrungen mit Bindungspersonen aus der Vergangenheit. Diese Interventionstechniken wurden modifiziert in die Bonding Psychotherapie integriert.

Ohne die wichtigen Beiträge von Grawe und Greenberg für die Bonding Psychotherapie zu schmälern, haben die Ergebnisse der Bindungsforschung den größten Einfluss auf die Theorienbildung ausgeübt. Denn es gibt zur Zeit keine wichtigere Einflussgröße auf die Entstehung von seelischer Gesundheit oder Krankheit als sicheres oder unsicheres Bindungsverhalten. Aus diesem Grunde kommt der Veränderung von unsicherem Bindungsverhalten in Richtung sicheren Bindungsverhaltens in der Bonding Psychotherapie ein zentraler Stellenwert zu.

Die Bonding Psychotherapie hat eine vorwiegend interpersonelle Ausrichtung. Seelische Störungen werden in Zusammenhang mit einem dysfunktionalen Beziehungsverhalten gesehen. Diese Dysfunktionalität zeigt sich in der Unfähigkeit eines Menschen, die psychosozialen Grundbedürfnisse in ihrer Gesamtbilanz im Dialog mit wichtigen anderen wechselseitig zu befriedigen. Der Ausgangspunkt der Problembearbeitung in der Bonding Psychotherapie sind gegenwärtige von dem Patienten als leidvoll erlebte Beziehungskonflikte. Zur Bearbeitung dieser Beziehungskonflikte eignen sich vorwiegend erlebnisorientierte Interventionen, die im anglo-amerikanischen Sprachraum als »experiential confrontations« bezeichnet werden – nach Orlinsky[3] eine der wirksamsten Interventionsformen. Bei dieser Art der Interventionsform werden weniger Deutungen und Interpretationen bevorzugt, sondern es kommen erlebnisorientierte Verfahren zur Anwendung, wie sie in der humanistischen Psychotherapie entwickelt wurden. Dabei werden unter anderem durch Prozessdirektiven dem Patienten bestimmte erfahrungsorientierte Übungen im Hier und Jetzt vorgeschlagen. Die Erfahrungen, die der Patient im Rahmen dieser Übungen macht, werden durch bewusste Aufmerksamkeitslenkung exploriert. Bei dieser Exploration wird das innere Erleben des

Patienten fokussiert. Besonderer Wert wird dabei auf die Wahrnehmung und den Ausdruck der Gefühle, und die damit zusammenhängenden Bedürfnisse gelegt. Im Mittelpunkt dieser Vorgehensweise, die typisch für humanistische Therapieverfahren ist, stehen die erlebende Person und ihre subjektiven Erfahrungen. Die Exploration und Bewusstheit der subjektiven Wahrnehmung des eigenen inneren Erlebens haben Vorrang vor Erklärungen und Interpretationen.

Die Bonding Psychotherapie hat psychodynamische und humanistische Wurzeln. Die Theorie des Unbewussten, die Theorie der unbewussten intrapsychischen Konflikte, die Verschränkung von intrapsychischen und interpersonellen Prozessen und deren Dynamik, die Bedeutung von strukturellen Beeinträchtigungen stammen aus der psychodynamischen Theorie. Auf der Ebene der Interventionen und des Menschenbildes werden die humanistischen Wurzeln sichtbar. Sowohl die psychodynamischen als auch die humanistischen Therapien sind in ihrer Wirksamkeit empirisch abgesichert. Dies ist für die psychodynamische Psychotherapie hinreichend bekannt. Allerdings wird in Deutschland noch nicht genügend zur Kenntnis genommen, dass auch die humanistische Psychotherapie inzwischen empirisch überprüft wurde.[4] Sie steht in ihrer Wirksamkeit den psychodynamischen Verfahren und der kognitiven Verhaltenstherapie in nichts nach.

Ein weiteres Anliegen dieses Buches ist es, möglichst viele empirisch abgesicherte Vorgehensweisen in die Theorienbildung der Bonding Psychotherapie zu übernehmen. So haben zentrale Elemente der hier vorgestellten Bonding Psychotherapie einen empirisch nachweisbaren Zusammenhang mit einem guten Therapieergebnis: die erfahrungsorientierte Exploration des emotionalen Schemas, die Bearbeitung der Grundkonflikte, der Ausdruck von Emotionen auf einem möglichst hohen Erregungsniveau, die Reorganisation emotionaler Schemata, die Veränderung der unsicheren Bindungsrepräsentationen in Richtung sicherer Repräsentationen, die Bearbeitung von dysfunktionalen Interaktionszirkeln und die Befriedigung der psychosozialen Grundbedürfnisse mit der damit verbundenen Zunahme der Konsistenz.

Eine zeitgemäße psychotherapeutische Theorienbildung sollte die Erkenntnisse der neurobiologischen Forschung berücksichtigen. Wir wissen aus diesem Forschungszweig viel über die neuronalen Grundlagen des Lernens, des Gedächtnisses, der Dynamik des Unbewussten, von motivationalen Konflikten, der Wirklichkeitskonstruktion und der Verarbeitung von inneren oder äußeren Gefahren. Eine massive Gefahrenquelle ist die Bedrohung des neurobiologischen Gleichgewichts durch verletzende Beziehungserfahrungen. Diese Verletzungen beeinflussen nicht nur das neurobiologische Geschehen durch die Aktivierung von Genen, sondern auch die Stoffwechselvorgänge im Körper.[5] Vor dem Hintergrund dieses Wissens erwächst eine erhöhte Verantwortung für die Beziehungsgestaltung zu sich selber und zu anderen.

Aber nicht nur die horizontale Beziehungsgestaltung vom Ich zum Du, sondern auch die vertikale Beziehungsgestaltung zu einem transzendenten Absoluten, das in der religiösen Sprache mit Gott bezeichnet wird, hat einen Einfluss auf die seelische und körperliche Gesundheit. Dieser Einfluss von Spiritualität auf die seelische und körperliche Gesundheit ist eine empirisch gut abgesicherte Tatsache[6], die allerdings in Europa noch zu wenig beachtet wird. Dies bedeutet für die Bonding Psychotherapie, dass spirituelle Ressourcen, wenn sie bei dem Patienten vorhanden sind, aktiviert und genutzt werden sollten.

Diese dreifache Beziehungsverantwortung (Ich-Du-Absolutes) führt zu den anthropologischen Grundlagen der Bonding Psychotherapie. Am Ende des Buches wird versucht, das Menschenbild zu formulieren, das der Bonding Psychotherapie zugrunde liegt. Dies scheint mir deswegen wichtig zu sein, weil das Menschenbild des Therapeuten die Art des Umgangs mit dem Patienten beeinflusst.

Für eine zukunftsfähige Psychotherapie ist heute die Sicherung der Ergebnis- und Prozessqualität unverzichtbar. Zur Sicherung der

Ergebnisqualität wurde von Bürkle, Mestel und Stauss ein computergestütztes Qualitätssicherungsprogramm (QSTests[7]) entwickelt. Dieses Programm dient neben der Absicherung der Behandlungsergebnisse auch zur psychometrischen Diagnostik. Damit wurde ein anwenderfreundliches Instrument geschaffen, das die weitere empirische Absicherung der Wirksamkeit der Bonding Psychotherapie ermöglichen soll. Zusätzlich wurden für die wichtigsten Prozessparameter der Bonding Psychotherapie Merkmale entwickelt, die neben der laufenden Überprüfung der Qualität der therapeutischen Beziehung auch die Qualität der Interventionen erfasst.

Einige Anmerkungen zu dem Aufbau des Buches: Nach einem kurzen Rückblick auf die Geschichte der Bonding Psychotherapie sollen die Grundlagen der Theorienbildung dargestellt werden. Angefangen mit der Bondingtheorie, der Theorie des emotionalen Schemas, der Konsistenztheorie, der Bindungstheorie und der Theorie der Spiritualität werden die neurobiologischen und biologischen Grundlagen der Theorienbildung dargestellt. Ein weiterer Schwerpunkt ist die Entwicklung von psychischen Störungen aus Sicht der Bonding Psychotherapie. Danach wird in dem Kapitel *Praxis der Bonding Psychotherapie* auf die Therapieprinzipien und Methodik eingegangen. Abschließend wird der Versuch unternommen, das der Bonding Psychotherapie zugrunde liegende Menschenbild mit seinen anthropologischen Grundmerkmalen zu formulieren. Die aus den einzelnen Kapiteln gezogenen Schlussfolgerungen für die Theorie und Praxis der Bonding Psychotherapie werden in einem Kästchen hervorgehoben. Im Anhang werden die wichtigsten Instrumente zur Qualitätssicherung dargestellt.

Dr. Walther Lechler haben wir es hauptsächlich zu verdanken, dass Anfang 1970 die Bonding Psychotherapie in Deutschland und Europa bekannt und verbreitet wurde. In der von ihm gegründeten psychosomatischen Klinik in Bad Herrenalb, die durch das so genannte »Bad Herrenalber Modell« international bekannt wurde, hatte ich die Möglichkeit, erstmalig diese Methode kennen zu lernen und Dan Casriel persönlich zu begegnen.

Besonders danken möchte ich dem derzeitigen Präsidenten der Internationalen Gesellschaft für Bonding Psychotherapie, Franklin Ellis. Er hat mich bei der Editierung dieses Buches und der Ausarbeitung der Theorie tatkräftig unterstützt. Aber auch Dr. Michel Oppl und Johan Maertens bin ich durch ihre wohlwollende Begleitung bei der Entwicklung der neuen Bonding-Theorie zu Dank verpflichtet. Meinem Freund Dr. Ingo Gerstenberg, der mir in vielen Diskussionen bei der Entwicklung der Bonding-Theorie sehr geholfen hat und mit dem ich in vielen gemeinsamen Workshops diese Theorie in die Praxis umgesetzt habe, gilt mein größter Dank. Durch seinen plötzlichen Tod habe ich einen langjährigen Wegbegleiter und guten Freund verloren. Ihm und seiner Frau Adelheid Gerstenberg soll dieses Buch gewidmet sein.

Bad Grönenbach, im Sommer 2005

Dr. med. Konrad Stauss
Arzt für Psychiatrie, Neurologie,
Psychosomatische Medizin und Psychotherapie
Lehrtherapeut der Bonding Psychotherapie

1
Geschichte der BONDING PSYCHOTHERAPIE

Dan Casriel, der Begründer der Bonding Psychotherapie[1], wurde im März 1924 geboren und starb im Juni 1983. 1949 machte er seinen Abschluss am Cincinnati College of Medicine und bildete sich in den darauf folgenden vier Jahren am Columbia Psychoanalytic Institute for Training and Research und am Kingsbridge Veterans Administration Hospital weiter.

Casriel war während des Koreakrieges anderthalb Jahre in Okinawa stationiert, wo er bei der U.S. Armee als Psychiater tätig war und Piloten mit Kriegsneurose behandelte. Diese Erfahrung vertiefte sein Verständnis für die Wechselwirkung zwischen Emotionen und körperlichen Reaktionen. Seine freie Zeit verbrachte Casriel meistens damit, ein in der Nähe beheimatetes Naturvolk zu beobachten. Bei diesem Volk gab es keine Kriminalität oder Gewalt, und in der Stammessprache gab es nicht einmal ein Wort für »Dieb«. Casriel war von der anscheinenden Zufriedenheit dieser Menschen, ihrer emotionalen Ausdrucksfähigkeit und ihrem entspannten und häufigen Körperkontakt beeindruckt. Diese Erfahrung führte unter anderem zur Entstehung der Bonding Psychotherapie.

Im Anschluss an seine Zeit beim Militär wurde Casriel siebeneinhalb Jahre lang durch Abraham Kardiner zum Psychoanalytiker ausgebildet. Abraham Kardiner machte seine Lehranalyse noch bei Sigmund Freud, dem Begründer der Psychoanalyse.

1953 eröffnete Casriel seine Privatpraxis als Psychiater in New York City und erhielt 1955 seine Facharztanerkennung als Psychiater. Anfangs führte er in seiner Privatpraxis nur Einzelsitzungen durch.

Kurz nachdem Casriel seine Privatpraxis eröffnet hatte, begann er für verschiedene staatliche und gerichtliche Organisationen in

New York an der Resozialisierung von Drogenabhängigen zu arbeiten. Dabei wurde die psychoanalytische Methode zur Behandlung von jungen Suchtkranken angewandt. Es zeigte sich aber, dass die Psychoanalyse zur Behandlung von Drogenabhängigen ungeeignet war.

Im Rahmen eines Projekts des National Institute for Mental Health begutachtete Casriel Anfang der 60er-Jahre mehrere Organisationen, die in vielen Gebieten der Vereinigten Staaten Drogenabhängigkeit behandelten.

Diese gutachterliche Tätigkeit beinhaltete auch einen Besuch bei Synanon, von dem Casriel Folgendes berichtete:

»Aufgrund eines Besuches bei Synanon, einer kalifornischen Drogen- und Alkohol-Resozialisierungsgemeinschaft, die damals ungefähr aus einhundert Menschen bestand, änderte sich 1962 meine Einstellung grundlegend. Der Besuch sollte nicht nur meine Herangehensweise bezüglich Drogenabhängigkeit, sondern auch meinen Ansatz im gesamten Gebiet der angewandten Psychiatrie entscheidend verändern.«[2]

Casriel nahm aktiv an den Synanon-Begegnungsgruppen teil und erlebte hautnah sowohl den intensiven Ausdruck von Gefühlen, vor allem von Wut, als auch die Nähe, die zwischen den Gruppenmitgliedern nach dem Ausdruck der Gefühle auftrat. Bemerkenswert fand er, dass Synanon auf die Verhaltensänderung als ersten Schritt bei der Behandlung von Drogenabhängigkeit besonderen Wert legte.

Basierend auf seiner Erfahrung bei Synanon schrieb Casriel 1966 sein erstes Buch, *So Fair A House*. Von 1962 bis 1965 war Casriel Mitbegründer der Daytop Lodge, einem Synanon-Zentrum in Westport, Connecticut, und des Daytop Village in New York, die Vorbilder für die vielen staatlich geförderten therapeutischen Gemeinschaften wurden, die in den darauf folgenden fünfzehn Jahren weltweit entstanden.

Im Herbst 1963 führte er eine Gruppenmethode, die auf seinen Erfahrungen bei Synanon basierte, für acht Patienten in seiner Privatpraxis ein. Die Methode war erstaunlich effizient und erfolgreich, sie konnte die Fortschritte aus den analytischen Einzelsitzungen dramatisch beschleunigen.[3]

»... Die Gruppe wurde zu einem unglaublichen Erfolg. Alle acht Patienten verhielten sich vollkommen anders als in den analytischen Sitzungen ... In der Gruppe waren die Reaktionen schneller, intensiver und emotionaler.«

1966 wurde Casriel Präsident der American Association of Psychoanalytic Physicians (Amerikanische Vereinigung Psychoanalytischer Ärzte), die zu dieser Zeit 350 bis 400 Mitglieder zählte. Er präsentierte auch die erste theoretische Arbeit über seinen therapeutischen Ansatz, den er im Daytop Village und in seiner Privatpraxis entwickelte. Diese trug er 1966 anlässlich der Jahresversammlung der American Psychiatric Association (Amerikanische Psychiatrische Vereinigung) vor.

Bis 1970 war Casriel dreimal mit seiner Privatpraxis umgezogen, um den wachsenden Strom an Patienten – zu diesem Zeitpunkt fast 600 Patienten pro Woche, die hauptsächlich an Gruppenarbeit und Marathonworkshops teilnahmen – unterzubringen. Im gleichen Jahr verließ er Daytop, um seine eigene Einrichtung, AREBA (Accelerated Re-education of Emotions, Behaviors, and Attitudes; deutsch: Forcierte Umerziehung von Gefühlen, Verhalten und Einstellungen), eine therapeutische Gemeinschaft für Drogenabhängige und andere Patienten, zu eröffnen. 1971 veröffentlichte er sein zweites Buch, *Daytop – Three Addicts and their Cure*.

Casriel entwickelte und veränderte die theoretische Grundlage der Bonding Psychotherapie aufgrund seiner klinischen Erfahrungen. In seinem dritten Buch *A Scream Away from Happiness* (1972) beschrieb er den damals aktuellen Stand seines Gruppenprozesses. Die letzte zusammenfassende Darstellung seines Gruppenprozesses ist im *Handbuch der Psychotherapie,* herausgegeben von Corsini (1983), nachzulesen.

Im August 1975 begann Casriel in andere Städte der Vereinigten Staaten und nach Europa zu reisen, um Workshops zu leiten, um anderen Psychotherapeuten den *New Identity Process,* wie damals die Bonding Psychotherapie bezeichnet wurde, zu vermitteln. Die Amerikanische Gesellschaft für den New Identity Process (American Society for the New Identity Process; heute American Society of Bonding Psychotherapy genannt) wurde 1977 gegründet und die Internationale Gesellschaft wurde 1981 ins Leben gerufen. In Europa wird die Bonding-Therapie vor allem in Belgien, Frankreich, Deutschland, Italien, Holland, Portugal und in der Schweiz angewendet.

1981 begann Casriel, eine überarbeitete Version des Buches *A Scream Away from Happiness* zu schreiben. Doch er wurde zu krank, um dieses Buch zu vollenden. Durch seinen frühen Tod wurde es nie veröffentlicht.

Zum Schluss eine kleine Anekdote, wie Casriel dazu kam, die so genannte »klassische Bondingtechnik« zu entdecken. Aus dieser Erfahrung ging die Ganzkörper-Bonding-Position hervor, bei der der Patient auf einer Matte liegt, ein anderer Patient über ihm kniet und den Kopf und die Schultern des »Bondee« in seine Arme bettet. Der Effekt ist ähnlich, wie wenn ein Elternteil ein Kleinkind in den Armen wiegt oder wie eine horizontale Umarmung. Diese Position beschrieb später der Analytiker Tillmann Moser[5] als eine idealtypische Form des Haltens, die ein Maximum an biologischem Schutz zur Verfügung stellt, damit man seine ängstigenden, wütenden oder schmerzhaften Gefühle ausdrücken kann. Diese Haltung wiederholt, simuliert oder symbolisiert den Halt, den eine Mutter dem der Panik oder dem Schmerz nahen, konvulsivischen schreienden Säugling geben kann, wenn sie ihn frontal an ihren eigenen Körper drückt oder ihm Anklammerung erlaubt.

»Am Ende einer langen Gruppensitzung oder eines Marathons stehen die Menschen auf und umarmen sich. An jenem Samstagabend umarmten sich die Gruppenmitglieder und eine Frau sagte zu mir: ›Lass mich dich umarmen.‹

Ich sagte: ›Danke. Ist schon gut‹, weil ich ihr nicht näher kommen wollte, da ich glaubte, das sei unprofessionell ...

Sie sagte: ›Lass mich dich umarmen.‹

Ich sagte: ›Nein. Es ist schon nach Mitternacht. Lass uns nach Hause gehen.‹

Sie sagte: ›Lass mich dich umarmen.‹

Ich sagte: ›Ich brauche wirklich keine Umarmung.‹

Sie sagte: ›Ist ja auch nicht für dich, sondern für mich.‹

Ich sagte: ›Wie meinst du das, für dich?‹

Sie sagte: ›Ich finde es schön, dich zu umarmen.‹

Ich sagte: ›Du findest es schön, mich zu umarmen?‹

Sie sagte: ›Was du schon wieder denkst.‹

Sie breitete ihre Arme aus, um mich zu umarmen, und ich machte einen Schritt zurück und fiel auf die Matte. Und dann sprang diese verrückte, unkontrollierbare Frau auf mich drauf – ein Verhalten, das eigentlich nicht angemessen war, schon gar nicht in der damaligen Zeit. Ich bekam große Angst und schaute schnell zur Tür, weil ich schon die Amerikanische Psychiatrische Vereinigung sah, wie sie hereinkam und mir meine Lizenz entziehen würde, und dann sah ich meine Mutter, wie sie den Kopf durch die Tür steckte und sagte: ›Aha, so verdienst du also dein Geld.‹ Dann fragte ich mich, was wohl meine Gruppenpatienten sagen würden, wenn sie ihren Psychiater mit dieser unkontrollierbaren Frau auf der Matte sehen würden.

Ich überlegte: ›Wie bekomme ich sie von mir runter? Sie möchte ja nichts Verrücktes tun, aber wie bekomme ich sie von mir runter, ohne ihre Gefühle zu verletzen?‹ Ich versuchte gerade sie wegzuzerren, als ich bemerkte, dass ein Gefühl in meiner Brust aufstieg. Ich wusste genug über den Prozess, um zu wissen, dass das Gefühl Schmerz sein musste. Ich spürte es noch nicht wirk-

lich als Schmerz, aber ich wusste, es war der Vorbote von Schmerz, und ich wurde neugierig. Ich dachte: ›Wo zum Teufel kommt das denn her?‹
Ich war wirklich neugierig und deswegen begann ich, die Schreiübung durchzuführen. Ich machte ›AHH, AHHH!‹, lauter und lauter. Als ich weitermachte, hörte ich meine intellektuelle, kritische Seite – und sie war extrem kritisch – zu meiner emotionalen Seite sagen: ›Jetzt hör schon auf damit. Was willst du beweisen – dass du an deinen eigenen Prozess glaubst? Hör auf! Was werden deine Patienten denken, wenn sie ihren eigenen Psychiater sehen, wie er hier um Mitternacht diese Geräusche macht?‹
All die kritischen Beobachter in mir sagten, ich solle endlich aufhören, aufhören, aufhören! Aber es gab einen anderen Teil in mir, der einfach nicht aufhören wollte, und die Schreie wurden lauter, lauter, lauter, und plötzlich hörte ich auf zu denken und fing einfach nur an zu fühlen. Zum einzigen Mal in meinem Leben erlebte ich das, was Psychiater eine Abreaktion nennen. Ich ging durch ein Gefühl von Zeitlosigkeit und Raumlosigkeit. Dann fühlte ich mich so, als ob ich in die Luft geworfen und wieder aufgefangen wurde und wieder in die Luft geworfen und wieder aufgefangen wurde. Ich hörte einen Mann lachen und pfeifen und klatschen und schreien. Ich hörte mich lachen und glucksen und ich hörte, wie ich rief: ›Onkel Wuui! Onkel Wuui!‹ So nannte ich mit zwei, drei Jahren meinen Onkel Louie, einen Mann, den ich selten sah und immer liebte. Und wenn ich ihn sah, dann schmerzte es in mir. Ich verstand es nicht. Ich wollte ihn sehen, aber ich wollte ihn auch nicht sehen, weil es eben dieses Gefühl in mir auslöste. Und immer wenn ich ihn dann sah, dann hatte ich dieses süße Gefühl von Sorge, Schmerz und Freude in mir.
Ich fühlte wieder, wie dieses Kleinkind in die Luft geworfen und wieder aufgefangen wurde, und wir lachten und glucksten und hatten viel Spaß miteinander. Dann wurde meine Aufmerksamkeit wieder auf die Frau gelenkt, die immer noch versuchte, mich zu umarmen. Und ich umarmte sie und erwiderte ihre Liebe. Dann

explodierte mein Bauch vor Schmerz. Bis heute weiß ich nicht, wie lange ich schrie. Als ich aufhörte, wusste ich, dass etwas wirklich Tiefgreifendes stattgefunden hatte. Ich wusste damals nicht, was es war. Es hat einige Wochen gedauert, es zu analysieren. Mir wurde bewusst, dass ich diese Frau liebte, und ich fühlte mich nicht schuldig dabei, ich fühlte mich nicht zu irgendetwas verpflichtet, ich schuldete ihr nichts, musste mich nicht schämen und es musste mir nicht peinlich sein. Die Freude beruhte auf Gegenseitigkeit.

Dieses Erlebnis veränderte mich wesentlich, und ich begann den gewonnenen Einblick bei meinen fortgeschrittensten Patienten einzubeziehen. Ich war freudig überrascht, dass auch sie ähnliche Erfahrungen gemacht hatten ... Es ist wichtiger, Zeit damit zu verbringen, Freude und Liebe zu erleben, als nur darüber zu reden ... Natürlich nahm mein Prozess von diesem Augenblick an eine Wendung ... Wenn ich also unbekümmert sage, legt euch auf eine Matte und nehmt euch in die Arme, weiß ich, dass ich von euch verlange, eure lebenslange Konditionierung zu durchbrechen. Aber genau diese muss durchbrochen werden, um herauszufinden, was die Natur uns fühlen lassen wollte, und das, was zu glauben ihr konditioniert wurdet, ist nicht die Wahrheit. Das, worauf wir konditioniert wurden zu glauben, es sei die Wahrheit, ist nur die Wahrheit unserer Kindheit. Es ist nicht die natürliche Wahrheit, weil die Natur wollte, dass wir Liebe füreinander empfinden ... Menschen sind keine Einzelgänger wie Katzen, wir sind Wesen mit dem Bedürfnis nach Nähe und Bindung. Wir brauchen einander, und dieses biologische Bedürfnis wurde von der Natur entwickelt, um uns dabei zu helfen zu überleben.«[4]

2 Grundlagen einer modernen BONDING PSYCHOTHERAPIE

Bondingtheorie

Das besondere Verdienst von Casriel war es, früh zu erkennen, dass ein großer Anteil von seelischen Problemen auf eine mangelhafte Befriedigung des Bondingbedürfnisses zurückzuführen ist. Für ihn waren seelische Störungen nicht Ausdruck einer Krankheit, sondern der defizitären Befriedigung des Bondingbedürfnisses. Unter Bonding verstand Casriel das Bedürfnis nach körperlicher Nähe und emotionaler Offenheit. Pointiert ausgedrückt kann man sagen, er betrachtete seelische Störungen als Mangelsyndrom. Aus diesem Grund war die frühere Bonding Psychotherapie auf dieses Ätiologiemodell zugeschnitten.

Heute geht man in der Bonding Psychotherapie davon aus, dass mindestens sieben psychosoziale Grundbedürfnisse befriedigt werden sollten. Diese psychosozialen Grundbedürfnisse werden in dem folgenden Abschnitt genau beschrieben. Allerdings nehmen die Bonding- und Bindungsbedürfnisse einen zentralen Stellenwert ein, da sie in unserer gegenwärtigen gesellschaftlichen Realität häufig missachtet werden. Dies bedeutet im Umkehrschluss, dass die Bonding Psychotherapie dann indiziert ist, wenn die zu behandelnden seelischen Störungen in einem Zusammenhang mit der mangelnden Befriedigung der psychosozialen Grundbedürfnisse stehen.

PSYCHOSOZIALE GRUNDBEDÜRFNISSE

Die Ursache von seelischen Störungen sah Casriel[1] nicht in einer »Pathologie der Triebe« wie Freud, sondern in überlebensorientierten Anpassungsleistungen[2] an schmerzhafte Beziehungserfahrungen, bei denen die Grundbedürfnisse verletzt worden sind.

Die wichtigsten seelischen Grundbedürfnisse können vorwiegend im zwischenmenschlichen Bereich befriedigt werden – es sind im Wesentlichen psychosoziale Bedürfnisse. Da in diesem Modell der mangelnden Befriedigung der psychosozialen Grundbedürfnisse als Ursache von seelischen Störungen eine große Bedeutung zukommt, ist es notwendig, sich mit einer Theorie dieser seelischen Grundbedürfnisse zu befassen.

Es sind viele Versuche gemacht worden, eine Hierarchie von seelischen oder psychosozialen Grundbedürfnissen zu erstellen. Folgende psychosoziale Grundbedürfnisse werden von verschiedenen Autoren für die Aufrechterhaltung von seelischer Gesundheit für wichtig gehalten und haben einen zentralen Stellenwert innerhalb der Bondingtheorie:

- Bedürfnis nach Bonding: körperliche Nähe[3] und emotionale Offenheit[4]
- Bedürfnis nach Bindung[5]
- Bedürfnis nach Autonomie[6]
- narzisstische Bedürfnisse nach Anerkennung und Selbstwert[7]
- Bedürfnis nach Identität[8]
- Bedürfnis nach körperlichem Wohlbehagen und Lust[9]
- Bedürfnis nach Sinn und Spiritualität[10]

7 psychosoziale Grundbedürfnisse

Aus dieser Sichtweise hat der Mensch folgende psychosoziale Grundbedürfnisse: das Bedürfnis, in Beziehungen anderen nahe und emotional offen zu sein; beim anderen geborgen zu sein; autonom zu sein; liebenswert zu sein; sich zugehörig zu fühlen; sich wohl zu fühlen und ein sinnvolles Leben zu führen.

Nach Grawe sind die Grundbedürfnisse evolutionäre Vorgaben. Wenn diese Vorgaben erfüllt werden, dann »gedeiht der Mensch, fühlt sich wohl, ist bei guter Gesundheit und wird sich mit höherer Wahrscheinlichkeit reproduzieren«.[11]

Ein seelisch kranker Mensch ist ein in seinen psychosozialen Grundbedürfnissen verletzter Mensch. Das Recht auf die Befriedigung der psychosozialen Grundbedürfnisse kann man in Analogie

Psychologische Menschenrechte

zu den Menschenrechten als ein psychologisches Menschenrecht betrachten. Diese Bedürfnisse haben eine neurobiologische Grundlage und gehören damit zu den unverzichtbaren Bestandteilen des menschlichen Lebens. Aus dieser Sichtweise ist ein Mensch mit seelischen Störungen in seinen psychologischen Menschenrechten verletzt. Aus diesen psychologischen Menschenrechten erwachsen auch psychologische Menschenpflichten, nämlich der achtsame Umgang in der Beziehungsgestaltung, bei der die Verletzbarkeit und die Notwendigkeit zur gegenseitigen Bedürfnisbefriedigung berücksichtigt wird.

> *Folgerung für die Bonding Psychotherapie*
> Verbesserung der Fähigkeit des Patienten zur reziproken Befriedigung der psychosozialen Grundbedürfnisse in ihrer Gesamtbilanz. Dies gelingt in einer achtsamen Beziehungsgestaltung.

Dysfunktionale emotionale Schemata

Passungsstörung

In der Kindheit ist der Mensch am verletzlichsten, weil er bei der Befriedigung seiner Bedürfnisse von seinen Bezugspersonen abhängig ist. Gelingt es der Bindungsperson im Rahmen einer Passungsstörung nicht, die Grundbedürfnisse des Kindes adäquat und ausreichend genug wahrzunehmen und zu befriedigen, kommt es zu einer Mangelerfahrung des Kindes. Eine einmalige Verletzung der Grundbedürfnisse hat keine langfristigen Folgen, bei häufiger oder permanenter Verletzung kann es jedoch zu einem kumulativen Beziehungstrauma kommen. Die schmerzlichen Erfahrungen dieses kumulativen Beziehungstraumas und die damit verbundenen zentralen Verunsicherungen bezogen auf das Selbst und den anderen werden verinnerlicht und in einem emotionalen Schema[12] repräsentiert.

Bei schweren Traumatisierungen allerdings, wie z.B. durch sexuellen Missbrauch etc., kann ein einmaliges Trauma zu langfristigen Folgen führen. Diese Erfahrung wird ebenfalls in einem emotionalen Schema repräsentiert. Wegen der Schwere der Traumatisierung nennt man dies ein »Traumaschema«.

Schemata sind nach Piaget[13] grundlegende Organisationseinheiten von psychischen Prozessen. In der Bonding Psychotherapie, für die eine emotionsfokussierende Vorgehensweise typisch ist, spricht man von einem emotionalen Schema. Man unterscheidet funktionale und dysfunktionale emotionale Schemata. In funktionalen emotionalen Schemata werden die positiven Erfahrungen bei einer gelungenen Befriedigung der Grundbedürfnisse repräsentiert, in dysfunktionalen emotionalen Schemata dagegen die negativen, schmerzlichen Erfahrungen bedingt durch eine Verletzung der Grundbedürfnisse.

Ein dysfunktionales emotionales Schema besteht aus verschiedenen Komponenten (z.B. negativen Emotionen, die sich auf die verletzten psychosozialen Grundbedürfnisse beziehen, und Kognitionen, die die zentralen Verunsicherungen in Bezug auf das Selbst und die anderen abbilden). Diese Komponenten, die im Abschnitt zur Schematheorie ausführlicher beschrieben werden, sind in Form eines Netzwerkes miteinander verbunden. Der Kern des emotionalen Schemas sind die Gefühle, die durch die Verletzung der psychosozialen Grundbedürfnisse hervorgerufen werden.

Psychosoziale Grundkonflikte

Durch die Verletzung der psychosozialen Grundbedürfnisse entstehen neben dem dysfunktionalen emotionalen Schema, in dem die traumatischen Erfahrungen gespeichert sind, auch so genannte Grundkonflikte. Der Ursprung des Grundkonfliktes ist ein früherer Beziehungskonflikt mit der Bindungsperson. Den Beziehungskonflikt kann man folgendermaßen beschreiben: Das Kind

Beziehungskonflikte

hat den Wunsch nach Befriedigung seiner psychosozialen Grundbedürfnisse und gleichzeitig Angst vor der verletzenden und verunsichernden Reaktion der Bindungsperson. Dieser frühere Beziehungskonflikt wird als intrapsychischer Konflikt verinnerlicht und in das Unbewusste verdrängt. Dieser unbewusste intrapsychische Konflikt kann dann später durch spezifische Auslöser aktiviert werden und sich auf die gegenwärtige Beziehungsgestaltung auswirken.

Beispiel
Der Mutter gelingt es nicht, sich auf die Nähewünsche ihres Kindes einzuschwingen. So kann es zur Verletzung der neurobiologisch verankerten Nähebedürfnisse des Kindes kommen. Das Kind verzichtet auf die Befriedigung der Nähebedürfnisse, zum einen, weil deren Erleben zu schmerzhaft wäre und zum anderen, weil durch diesen Verzicht die Beziehung zur Mutter konfliktfrei aufrecht erhalten werden kann. Das Bedürfnis nach Nähe und die Angst davor werden ins Unbewusste verdrängt. So wird der äußere Beziehungskonflikt zu einem unbewussten intrapsychischen Konflikt.

Um diese alten Verletzungen, die in einem dysfunktionalen emotionalen Schema (siehe S. 40f.) abgespeichert sind, nicht zu spüren, zeigt das Kind später als erwachsener Mann ein eher distanziertes Verhalten gegenüber anderen. Durch dieses Vermeidungsverhalten wird verhindert, dass das dysfunktionale emotionale Schema mit seinen schmerzlichen Gefühlen aktiviert wird. Wird dieses Verhalten zur Gewohnheit, dann wird es als ein »habituelles Beziehungsverhalten« bezeichnet.

In einer späteren Liebesbeziehung könnten dieser Konflikt und das damit verbundene dysfunktionale emotionale Schema wieder aktualisiert werden, wenn von der Partnerin mehr Nähe eingefordert werden würde. Die alte ins Unbewusste verdrängte Angst vor erneuter Verletzung der Nähebedürfnisse könnte wieder virulent werden. Den so aktualisierten Konflikt könnte man folgendermaßen beschreiben: »Obwohl ich Nähe möchte und früher darunter gelitten habe, dass ich sie nicht in dem von mir gewünschten Ausmaß bekommen habe, kann ich sie jetzt von meiner Freundin nicht annehmen.«

Dieser Konflikt, wie er in diesem Beispiel formuliert ist, wäre ihm allerdings nicht bewusst. Er würde die Nähewünsche seiner Freundin abwehren und folgende rationalisierende Forderung vortragen: dass er seine Freiheit liebe und Abstand brauche, ihre Nähewünsche als einengend erlebe, sie dies bitte respektieren solle, wenn sie die Beziehung zu ihm aufrechterhalten möchte, etc.

Entsprechend den sieben psychosozialen Grundbedürfnissen unterscheidet man in der Bonding Psychotherapie sieben Grundkonflikte, die alle mit einem spezifischen emotionalen Schema verknüpft sind:

- Grundkonflikt Bonding:
Nähewunsch und Wunsch nach emotionaler Offenheit versus Näheangst und Angst, Gefühle offen zu zeigen
- Grundkonflikt Bindung:
Bindungswunsch versus Angst vor Bindungsenttäuschung
- Grundkonflikt Autonomie:
Wunsch nach Autonomie versus Angst vor Autonomie und Liebesverlust
- Grundkonflikt Selbstwert:
Wunsch nach Anerkennung und Achtung versus Unfähigkeit, Anerkennung und Achtung anzunehmen
- Grundkonflikt Identität:
Wunsch nach Zugehörigkeit versus Angst vor Zugehörigkeit
- Grundkonflikt körperliche Integrität und Wohlbehagen:
Wunsch nach Integrität und Wohlbehagen versus die Unfähigkeit, für körperliche Integrität und Wohlbehagen zu sorgen
- Grundkonflikt Sinn und Spiritualität:
Wunsch nach Sinn- und spiritueller Orientierung versus Angst vor Sinn und spiritueller Orientierung.

7 Grundkonflikte

Dysfunktionale emotionale Schemata, die die schmerzlichen Erfahrungen der Verletzung psychosozialer Grundbedürfnisse repräsentieren, und die dazugehörigen Grundkonflikte stehen, wie aus dem obigen Beispiel hervorgeht, in einem engen funktionalem Zusammenhang: Die schmerzlichen Gefühle, die mit dem dysfunktionalen emotionalen Schema assoziiert sind, werden abgewehrt oder durch ausgedehnte Vermeidungsstrategien umgangen. So entsteht ein typischer intrapsychischer Konflikt, verbunden mit dem klassischen Konflikterleben: der Wunsch nach der Befriedigung der verletzten Grundbedürfnisse und die Gegensteuerung aus Angst vor der Aktivierung des emotionalen Schemas bei einer möglichen Befriedigung dieser Grundbedürfnisse. Diese

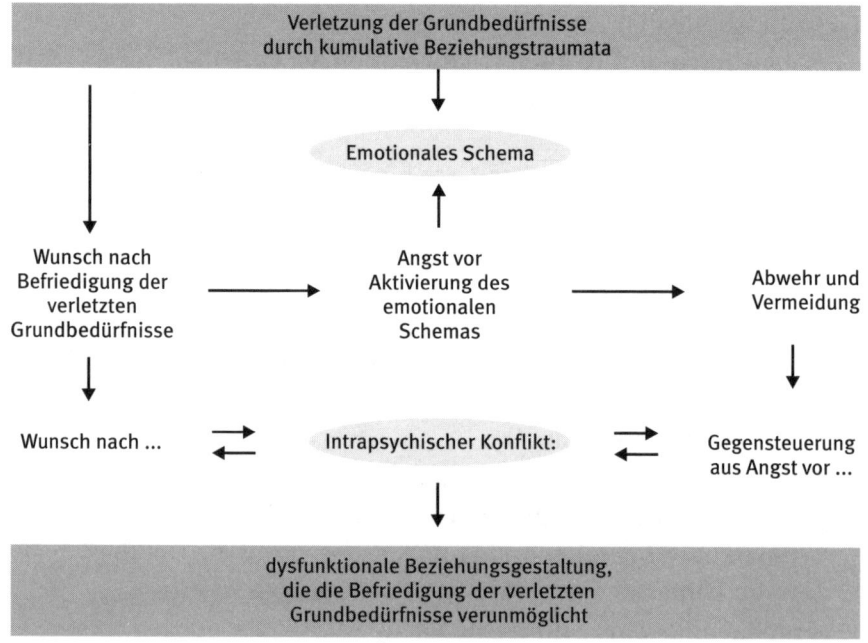

Abbildung 1: Zusammenhang zwischen emotionalem Schema und intrapsychischem Konflikt

Abwehr- und Vermeidungsstrategien haben auf der interpersonellen Ebene eine dysfunktionale Beziehungsgestaltung zur Folge, die wiederum die Befriedigung der Grundbedürfnisse verunmöglicht. Diese Zusammenhänge soll die Abbildung auf Seite 44 verdeutlichen.

Annäherungs- und Vermeidungssystem

Vor dem Hintergrund eines verinnerlichten dysfunktionalen emotionalen Schemas werden zukünftige Situationen, die dieses Schema aktivieren könnten, unbewusst im Gehirn durch das limbische System emotional als negativ bewertet. Denn die jetzigen Erfahrungen werden kontinuierlich und automatisch vom limbischen System mit den in der Vergangenheit gemachten Erfahrungen abgeglichen und entsprechend emotional bewertet. Eine negative emotionale Bewertung aktiviert das Vermeidungssystem, eine positiv ausgefallene Bewertung das Annäherungssystem.

Das Vermeidungssystem und das Annäherungssystem sind neurophysiologisch zwei voneinander getrennte Systeme, die auf verschiedenen neurologischen Substraten beruhen. Diese beiden Motivationssysteme interagieren miteinander mit der Tendenz der wechselseitigen Hemmung, können aber auch unabhängig voneinander aktiviert werden.[14]

Je häufiger das Vermeidungssystem oder Annäherungssystem gebahnt wird, umso leichter wird es aktiviert. In der Psychotherapie haben wir es mit Menschen zu tun, bei denen aufgrund der schmerzlichen Vorerfahrungen durch die Verletzung ihrer Grundbedürfnisse das Vermeidungssystem sehr stark gebahnt ist. Deshalb neigen sie automatisch dazu, viele Situationen, die für andere neutral oder lustvoll sind, emotional als negativ zu bewerten. Dies führt zur erneuten Aktivierung des Vermeidungssystems und zur Hemmung des Annäherungssystems – eine potenziell mögliche bedürfnisbefriedigende Erfahrung wird vermieden.

Motivationales Priming

Aus diesem Grund ist es in der Psychotherapie wichtig, durch Ressourcenaktivierung das Vermeidungssystem zu hemmen und das Annäherungssystem zu bahnen. Diese Bahnung des Annäherungssystems nennt man »motivationales Priming«.[15] Das motivationale Priming zur Aktivierung des Annäherungssystems und Hemmung des Vermeidungssystems erreicht man am besten dadurch, dass man dem Patienten dazu verhilft, möglichst viele bedürfnisbefriedigende Erfahrungen im Verlauf der Psychotherapie zu machen. Grawe[16] konnte zeigen, dass diese Vorgehensweise einen positiven Einfluss auf das Sitzungsergebnis hat. Es bestehen folgende Zusammenhänge zwischen dem Ausmaß des motivationalen Primings und dem Sitzungsergebnis:

- Das Sitzungsergebnis hängt davon ab, inwieweit es dem Therapeuten gelingt, die Grundbedürfnisse des Patienten implizit zu befriedigen.
- Positiv verlaufende Sitzungen unterscheiden sich von negativ verlaufenden Sitzungen nicht durch die Art der Problemaktivierung, sondern durch die Häufigkeit der bedürfnisbefriedigenden Erfahrung, die der Patient im Verlauf der Sitzung macht.

> ▶ *Folgerung für die Bonding Psychotherapie*
> Durch motivationales Priming im Rahmen der Therapie sollen Ressourcen zur Hemmung des Vermeidungssystems und zur Aktivierung des Annäherungssystems zugänglich gemacht werden.

Entwicklungspsychologie der psychosozialen Grundkonflikte

Entwicklungspsychologisch lassen sich den psychosozialen Grundbedürfnissen bestimmte basale Reifungsschritte zuordnen. Gelingen diese basalen Reifungsschritte nicht, dann entstehen so genannte Grundkonflikte, die im Folgenden dargestellt werden.[17]

Grundkonflikt Bonding

Entwicklungspsychologisch ist das zentrale Ziel der ersten Lebensmonate die Entwicklung des Bondingsystems durch die Synchronisierung des präverbalen Kontaktes, das Sich-Einschwingen (atunement) auf den anderen. Der Kontakt zwischen Mutter und Kind wird durch einen kreisförmigen, rhythmisch hin- und herschwingenden Austausch von Signalen, so genannte »cycles of interaction«, hergestellt. Dabei werden dem Säugling akustische Signale durch die Stimme, emotionale durch die Gefühle, sensorische durch den Hautkontakt und mimische Signale durch den Gesichtsausdruck vermittelt. Das Gehirn besitzt so genannte Spiegelneuronen – »mirror neurons«.[18] Mithilfe dieser Spiegelneuronen werden die bei einem anderen Menschen wahrgenommenen Signale so abgespeichert, dass sie nacherlebt und reproduziert werden können. So versucht der Säugling, die wahrgenommenen mütterlichen Signale durch Imitation zurückzuspiegeln.[19] Diese Fähigkeit ist die Keimzelle für das Bondingsystem. Das Bondingsystem ermöglicht durch den präverbalen Austausch von körperlicher Nähe und Emotionen eine Kontaktaufnahme zum anderen. Durch das gegenseitige Einschwingen aufeinander beginnt eine präverbale Kommunikation, der Entwicklungsbeginn der zukünftigen Kommunikationsfähigkeit.

Spiegelneuronen

Dies ist mit folgenden Kognitionen eines funktionalen emotionalen Schemas verbunden:

»Ich darf anderen nahe sein, ich darf leben, meine Existenz und meine Bedürfnisse und Gefühle sind eine Freude für andere, ich bin ein Geschenk, ich darf meine Gefühle kommunizieren.«

Das Thema dieses Grundkonfliktes ist aufgespannt in der Polarität zwischen Hinwendung und Bonding versus Rückzug und Vermeidung von Bonding: zwischen dem Wunsch nach körperlicher Nähe, emotionaler Offenheit, Kommunikation und Angst vor diesen Erfahrungen. Dieser Grundkonflikt ist mit folgenden Kognitionen im Rahmen eines dysfunktionalen emotionalen Schemas verbunden:

»Ich darf anderen nicht nahe sein, ich darf nicht leben, ich habe keine Berechtigung zum Dasein, meine Existenz und meine Gefühle und Bedürfnisse sind eine Last für andere, ich darf nicht mit anderen kommunizieren.«

Die zentrale Angst des emotionalen Schemas ist, sich selber zu verlieren, aufzuhören zu existieren und die Welt nicht mit anderen kommunikativ teilen zu dürfen. Der Leitaffekt des Schemas ist diffuse Erregung oder sich ausbreitende Leere.[20]
Diese können als sehr bedrohlich erlebt werden und Panik auslösen.

Grundkonflikt Bindung

Das Bindungssystem entwickelt sich vor dem Hintergrund der Erfahrung befriedigter Bondingbedürfnisse und des gelungenen Sich-Einschwingens als erste Form der Kommunikation. Bindung bedeutet die Erfahrung, dass man bei einem anderen in Krisensituationen Sicherheit, Schutz, Wohlbehagen erfahren kann. Entscheidend für das Kind ist die Erfahrung, in der Beziehungsperson, meist die Mutter, eine sichere Basis zu finden, die es bei Beunruhigung und Unwohlsein herbeirufen oder zu der es zurückkehren kann und von der es dann beruhigt und getröstet wird.

Dies ist verbunden mit einem funktionalen emotionalen Schema mit folgenden Kognitionen:
»Ich darf anderen vertrauen, die Beziehungswelt ist ein sicherer Platz, ich darf meine Gefühle und Bedürfnisse mit anderen teilen, ich darf um Hilfe bitten und muss nicht alles alleine bewältigen, wenn ich in Not bin.«

Der Grundkonflikt der Bindung beinhaltet die Überzeugung, dass die Bindung, die ich dringend brauche und die mir Sicherheit gibt, nicht verlässlich ist. Es entsteht ein dysfunktionales Schema mit den Kognitionen:
»Ich finde keine Sicherheit in der Beziehung zu anderen, folglich bin ich ausgeliefert und hilflos, die Beziehungswelt ist ein gefährlicher Ort, traue niemandem, bitte niemand um Hilfe, mach alles alleine.«

Die zentrale Angst des emotionalen Schemas ist es, den wichtigen anderen zu verlieren. Der Leitaffekt des Schemas[21] ist Schmerz, Traurigkeit, Wut, Enttäuschung und Hilflosigkeit.

Grundkonflikt Autonomie
Konnten sichere Bonding- und Bindungserfahrungen gesammelt werden, bildet sich auf dieser Grundlage das Autonomiesystem aus. Durch Neugier und Interesse im Zusammenhang mit der körperlichen Funktionslust kommt es zu einer Umorientierung hin zur äußeren Welt. Diese Welt wird im eigenverantwortlichen Handeln exploriert und erobert. Man macht die Erfahrung, dass man in der Lage ist, sich durch eigenen Willen und eigenes Handeln effektiv mit der äußeren Welt auseinander zu setzen. Dies ist verbunden mit einem funktionalen emotionalen Schema mit folgenden Kognitionen:
»Ich darf ich selbst sein, ich bin ich, die Welt ist ein spannender Ort, an dem es viel zu entdecken gibt, ich darf neugierig sein und meine äußere Welt entdecken.«

Bei dem Grundkonflikt der Autonomie ist diese Überzeugung gebrochen und man opfert sein Autonomiestreben zu Gunsten der sicheren Bindung zu anderen. Die zentrale Angst ist die, sich in der Auseinandersetzung mit den anderen selbst zu verantworten und zu behaupten und damit die Selbstverfügbarkeit oder die Zustimmung der anderen zu verlieren. Es entsteht ein dysfunktionales emotionales Schema mit den Kognitionen:

»*Ich darf nicht ich selbst sein, für Liebe muss ich den Preis des Selbstverlustes bezahlen, die Umwelt ist gefährlich.*«

Der Leitaffekt des Schemas[22] ist generalisierte Ängstlichkeit, anfallsartige Panik oder phobisch gebundene Angst.

Grundkonflikt Selbstwert
Werden die Bonding-, Bindungs- und Autonomieerfahrungen von den anderen liebevoll unterstützt und wertschätzend gespiegelt, dann entwickelt sich ein Gefühl der eigenen Kompetenz, Liebenswertheit, Würde und Selbstachtung. Dies ist mit folgenden Kognitionen eines funktionalen emotionalen Schemas verbunden:

»*Ich bin liebenswert, ich bin gut genug, so wie ich bin.*«

Durch diesen Grundkonflikt wird der eigene Selbstwert in Frage gestellt. Es entsteht ein dysfunktionales emotionales Schema mit folgenden Kognitionen:

»*Ich bin nicht liebenswert, ich bin nicht gut genug, ich muss mir Anerkennung durch Leistung erkaufen, ich bin nur liebenswert, wenn ich mich für andere unentbehrlich mache und mich für sie aufopfere.*«

Die zentrale Angst des Schemas ist es, die Anerkennung der anderen zu verlieren, sich zu blamieren, sein Gesicht zu verlieren. Der Leitaffekt des Schemas ist neben der großen Kränkungsbereitschaft die Scham.

Grundkonflikt Identität

Nachdem man in den vorausgegangenen Reifungsschritten über das Bonding zu anderen eine sichere Bindung aufgenommen und sich auf dieser Grundlage das Autonomie- und das Selbstwertsystem entwickelt haben, ist der nächste basale Schritt der Aufbau des Identitätssystems. Die kognitive, emotionale und soziale Reife ermöglicht es einem, im sozialen Netzwerk der Generationen, Geschlechter und sozialen Zuordnungen eine eindeutige Positionierung der eigenen Person vorzunehmen. Das hat die Eindeutigkeit und Konstanz der eigenen Rolle und damit der Identität zur Folge. Dies ist verbunden mit den folgenden Kognitionen eines funktionalen emotionalen Schemas:

> »Ich weiß, wer ich bin, wo ich hingehöre und wer die anderen sind.«

Positionierung in sozialen Netzwerken

Diese Überzeugung vermittelt Sicherheit und Unterstützung und man weiß, von welcher Position aus man seine Beziehungen gestalten kann. Denn das heranwachsende Kind muss sich in ein bereits bestehendes soziales System integrieren.

Bei dem Grundkonflikt der Identität gelingt es nicht, diese Klarheit zu erlangen – dies führt zu Verwirrungen und Verwicklungen in den Beziehungen. Damit verbunden sind die folgenden Kognitionen eines dysfunktionalen Schemas:

> »Ich weiß nicht, wer ich bin und wo ich hingehöre.«

Der Leitaffekt des Schemas[23] ist Verwirrung, Ratlosigkeit und Beschämung.

Grundkonflikt Sinn und Spiritualität

Nach der Bewältigung der vorausgegangenen Reifungsschritte können nun ein Wertesystem und ein spirituelles System aufgebaut werden. Die psychologische Reifung ist so weit fortgeschritten, dass es zu einer Auseinandersetzung mit der bestehenden Wertewelt kommt und man nun versucht, seine eigene Werteposition zu finden. Dies ist verbunden mit den Kognitionen:

»Ich weiß, was für mich wichtig ist, wofür es sich lohnt, mich zu engagieren und meine Fähigkeiten und Kräfte einzusetzen.«

Existenzielle Fragen Auf die existenziellen Fragen des Lebens bezüglich Geburt, Leiden und Tod versucht man, über einen eigenen Zugang zur Spiritualität eine Antwort zu finden. Dies ist verbunden mit folgenden Kognitionen eines funktionalen emotionalen Schemas:

»Ich finde eine eigene Position zu den existenziellen Fragen, woher ich komme, wozu ich lebe und wohin es nach dem Tod weitergeht, ich habe ein Gespür für meine innere Wahrheit und dafür, dass es etwas Größeres als mich selbst gibt.«

Bei dem Grundkonflikt Sinn und Spiritualität gelingt es nicht, auf die Sinnfragen und existenziellen Fragen eine Antwort zu finden. Dies ist verbunden mit einem dysfunktionalen emotionalen Schema mit folgenden Kognitionen:

»Das Leben ist sinnlos, es lohnt sich nicht, sich für etwas zu engagieren, das Leben ist kurz und beschissen wie eine Hühnerleiter.«

Der Leitaffekt des Schemas ist das Gefühl von Sinnlosigkeit, existenzielle Angst und Verzweiflung angesichts der unausweichlichen Endlichkeit des Lebens.

Grundkonflikt körperliches Wohlbehagen und Lust

Die organismische Antwort auf die erfolgreiche Bewältigung der oben genannten Grundkonflikte ist eine hohe innere Konsistenz (siehe *Konsistenztheorie*), die subjektiv in Form von körperlichem Wohlbehagen erlebbar ist. Wohlbehagen und Lebenslust sind die Früchte eines verantwortlichen Umgangs mit den Grundkonflikten – sie sind nicht nur Ziel, sondern auch Ergebnis eines verantwortlichen Umgangs mit sich selber und seinen psychosozialen Grundbedürfnissen. Dies ist verbunden mit folgenden Kognitionen eines funktionalen emotionalen Schemas:

»Ich bin verantwortlich für mein körperliches Wohlbehagen und meine Lust am Leben, körperliches Unwohlbehagen und Unlust haben einen Hinweischarakter, Störungen sind ein Aufruf innezuhalten und etwas zu ändern, das Leben macht Spaß.«

Bei dem entsprechenden Grundkonflikt gelingt es nicht, Wohlbehagen und Lust zu genießen. Das Erleben von Wohlbehagen und Lust wird durch hypochondrische Ängstlichkeit misstrauisch in Frage gestellt. Damit gehen folgende Kognitionen eines dysfunktionalen emotionalen Schemas einher:
»Mir darf es nicht gut gehen, wenn es mir zu gut geht, dann passiert etwas Schreckliches, mir darf es nicht gut gehen, wenn es einem anderen schlecht geht, das Leben ist eine Last.«

Der Leitaffekt des Schemas ist hypochondrische Ängstlichkeit, verbunden mit der Unfähigkeit zu genießen (Anhedonie).

Grundkonflikte im weiteren Verlauf des Lebens

Im weiteren Verlauf des Lebens wird die Fähigkeit, die eigenen Grundbedürfnisse zu befriedigen, immer mehr erweitert und differenzierter. In typischen Schwellensituationen wie z.B. Verlassen des Elternhauses, Berufsanfang, Heirat, etc. wird diese Fähigkeit modifiziert und an die jeweilige Situation angepasst. Was aber trotz aller Veränderungen im Lauf des Lebens gleich bleibt, ist die Notwendigkeit, die psychosozialen Grundbedürfnisse in ihrer Gesamtbilanz zu befriedigen, um sich wohl zu fühlen und Freude am Leben zu haben.

Gelingt diese Anpassung nicht, dann werden Grundkonflikte erlebbar. Sie sind eine Aufforderung zur adäquateren Bewältigung der momentanen Lebenssituation. So ist die Auseinandersetzung mit den psychosozialen Grundbedürfnissen und den daraus entstehenden Konflikten unter den sich verändernden Bedingungen des Lebens ein Prozess, der erst im Tod sein Ende findet.

Basale Reifungs-schritte	Grund-bedürfnis	Grundkonflikt	Dysfunktionale Kognitionen	Leitaffekt
Erstes Vierteljahr	Bonding	Wunsch nach versus Angst vor körperlicher Nähe und emotionaler Offenheit	»Ich darf nicht existieren. Ich darf die Welt nicht mit anderen teilen.«	Diffuse Erregung, sich ausbreitende Leere
1. Lebensjahr	Bindung	Bindungs-wunsch versus Bindungsangst	»Traue niemandem. Beziehungen sind ent-täuschend.«	Schmerz, Traurigkeit, Wut, Enttäuschung
2.-3. Lebens-jahr	Autonomie	Autonomie-wunsch versus Angst vor Autonomie	»Ich darf nicht ich selbst sein.«	Generalisierte Ängstlichkeit
2.-3. Lebens-jahr	Selbstwert	Wunsch nach Anerkennung versus Unfähigkeit, diese anzunehmen	»Ich bin nicht liebenswert.«	Scham

Tabelle 1: Entwicklungspsychologische Reifungsschritte und deren Zuordnung zu den psychosozialen Grundbedürfnissen und Grundkonflikten

Basale Reifungsschritte	Grundbedürfnis	Grundkonflikt	Dysfunktionale Kognitionen	Leitaffekt
3.-6. Lebensjahr	Identität	Wunsch nach versus Angst vor Zugehörigkeit	»Ich weiß nicht, wer ich bin und wohin ich gehöre.«	Verwirrung, Ratlosigkeit
6.-18. Lebensjahr	Sinn und Spiritualität	Wunsch nach versus Angst vor Sinn- und spiritueller Orientierung	»Das Leben ist sinn- und wertlos.«	Existenzielle Angst und Verzweiflung
Lebensspanne	Körperliche Integrität und Wohlbehagen	Wunsch nach versus Angst vor körperlicher Integrität und Wohlbehagen	»Wenn es mir zu gut geht, dann passiert etwas Schreckliches.«	Hypochondrische Ängstlichkeit

> **Folgerung für die Bonding Psychotherapie**
> Grundlage des Therapieprozesses ist die Diagnostik und therapeutische Bearbeitung der unbewussten intrapsychischen Grundkonflikte, die durch bestimmte belastende Lebenssituationen ausgelöst werden.

BASISEMOTIONEN UND EMOTIONALE OFFENHEIT

Emotionen, die in direktem Zusammenhang mit der Befriedigung oder Nichtbefriedigung eines psychosozialen Grundbedürfnisses stehen, nennt Casriel »Basisemotionen«. Werden die Grundbedürfnisse befriedigt, dann entstehen positive Basisemotionen (Freude) und damit funktionale emotionale Schemata, werden sie nicht befriedigt, entstehen negative Basisemotionen (Angst, Schmerz oder Wut) und dazugehörige dysfunktionale emotionale Schemata. Das Ausmaß der erlebten Freude, wenn Grundbedürfnisse befriedigt werden, ist proportional zum Grad des vorher erlebten Mangels.

5 Basisemotionen

Nach Casriel[24] gibt es fünf Basisemotionen: Schmerz, Angst, Wut, Liebe und Freude. Andere Emotionen resultieren aus Kombinationen dieser fünf. Die Basisemotionen werden an verschiedenen Stellen des Körpers erlebt: Schmerz im Bauch, Freude und Lust im Becken, Angst in der Kehle, Wut in der Brust, und Freude und Liebe im Herzen. Die Logik der Basisemotionen beschreibt Casriel folgendermaßen:

> »Emotionen sind, wenn sie nach der Logik des Intellekts beurteilt werden, nicht logisch. Emotionen können nicht zwischen gut oder schlecht unterscheiden. Emotionen unterscheiden nicht nach Zeit oder Ort oder Person oder Situation. Emotionen wissen nichts über Singular oder Plural. Emotionen haben nur eine Logik, auf

die sie reagieren, sehr genau, sehr präzise, und das ist die Logik von Freude und Schmerz. Man reagiert auf Dinge, die einem Freude verschaffen, und man reagiert auf Dinge, die einem Schmerz bereiten. Emotionen sind ehrlich, aber sie sind nicht immer berechtigt. Mit anderen Worten, wenn ich denke, die Marsmenschen kommen gleich herein, ist mein Gefühl Angst. Das Gefühl ist ehrlich, aber es ist nicht berechtigt.«[25]

> *Folgerung für die Bonding Psychotherapie*
> Der Patient soll seine Fähigkeit verbessern, die Basisemotionen differenziert wahrzunehmen (Affektdifferenzierung) und auszudrücken.

Basisemotionen und Physiologie

Bei einem tiefen Erleben der Basisemotionen wird das vegetative Nervensystem aktiviert. Das Vegetativum besteht aus zwei Teilsystemen: dem sympathischen und dem parasympathischen System. Mithilfe dieser beiden Teilsysteme werden körperliche und seelische Reize verarbeitet. Bei der Befriedigung der psychosozialen Grundbedürfnisse wird das parasympathische Nervensystem aktiviert, dies ist gekoppelt mit dem Erleben von Liebe, Freude und körperlichem Wohlbehagen. Bei einer mangelnden Befriedigung der Basisbedürfnisse wird dagegen das sympathische Nervensystem aktiviert, verbunden mit dem Erleben von Stress, Gefahr, Schmerz und körperlichem Unwohlbehagen.

Das Erleben von Schmerz und Gefahr aktiviert wiederum das Kampf- und Fluchtmuster. Dieses Kampf- und Fluchtmuster ist eine archaische Überlebensstrategie, bei der über das Cannon'sche Reflexbündel[26] eine Kettenreaktion von physiologischen Veränderungen in Gang gesetzt werden:

Cannon'sches Reflexbündel

> **Kampf- und Fluchtmuster**
> Die Verdauung wird gestoppt, Blut schießt ins Gehirn, die Muskeln spannen sich, das Gehirn gerät in einen Zustand höchster Erregung. Die Luft wird tief eingesaugt, der Blutdruck steigt, das Herz beschleunigt seinen Rhythmus. Da die peripheren Blutgefäße sich zusammenziehen, wird die Haut kalt und klamm. Von der Leber wird Glukose ins Blut abgegeben. Im Blutkreislauf wird die Anzahl der roten Blutkörperchen erhöht, um die Gerinnungsfähigkeit zu verbessern. Die Milz sondert weiße Blutkörperchen ab, die den Körper gegen Infektionen schützen sollen.

Normalerweise halten diese physiologischen Veränderungen nur so lange an, bis die Gefahr beseitigt ist. Danach kehrt der Organismus in den Zustand der Ruhe zurück und das parasympathische System übernimmt wieder die Führung.

Allerdings reagiert der Organismus mit dem gleichen Muster sowohl auf eine innere Gefahr als auch auf eine äußere Gefahr. Die mangelnde Befriedigung der psychosozialen Grundbedürfnisse kann von dem Organismus als eine innere Gefahr bewertet werden. Das sympathische System bleibt dann aktiviert und dies wird als Stress, Unlust, körperliches Unwohlbehagen erlebt.[27]

> ▶ *Folgerung für die Bonding Psychotherapie*
> Durch das Ausdrücken der Emotionen und die Befriedigung der psychosozialen Grundbedürfnisse wird eine Stressreduktion beim Patienten angestrebt.

Klassifikation von Emotionen

Basisemotionen sind primäre adaptive Emotionen, die direkt durch die Verletzung der psychosozialen Grundbedürfnisse mobilisiert werden. Daneben treten allerdings auch sekundär verformte Emotionen auf. Zum Beispiel kann die primäre Emotion Schmerz sein, als Reaktion auf die Verletzung der Bondingbedürfnisse nach Nähe und emotionaler Offenheit. Dies wird allerdings nicht bewusst erlebt, sondern Schmerz durch Wut abgewehrt und in Form von unempathischen Vorwürfen und Angriffen ausgedrückt. Da es zu einer therapeutischen Veränderung nur durch das Ausdrücken der primären Basisemotion und die Wahrnehmung der damit verbundenen psychosozialen Grundbedürfnisse kommt, ist es wichtig, über ein Klassifikationssystem von Emotionen zu verfügen. Dieses System soll dazu verhelfen, die überformten Emotionen zu erkennen und die darunter liegenden Basisemotionen zu klassifizieren. Greenberg[28] hat eine dreigliedrige Klassifikation von Emotionen vorgeschlagen, die sich klinisch sehr bewährt hat. Im Rahmen dieses Klassifikationssystems unterscheidet Greenberg folgende drei Arten von Emotionen:

- primäre adaptive Basisemotionen
- sekundäre Emotionen
- instrumentelle Emotionen

3 Arten von Emotionen

Primäre adaptive Emotionen sind die Basisemotionen, die durch die Verletzung der Grundbedürfnisse entstehen. Sie sind adaptive, überlebensorientierte emotionale Reaktionen auf diese Verletzungen. Es handelt sich dabei um spontane emotionale Reaktionen auf eine bestimmte Situation im Hier und Jetzt: Wut über die Verletzung der Autonomiebedürfnisse, Schmerz als Reaktion auf einen Verlust, Angst als Reaktion auf eine Gefahr, Freude als Reaktion auf die Befriedigung der Grundbedürfnisse oder das Erreichen von Zielen.

Sekundäre Emotionen sind nachgeordnete Reaktionen auf primäre Emotionen, die diese oft verschleiern. So kann z.B. Wut die primäre Emotion Angst verdecken. Manche Menschen wiederum weinen, wenn sie primär wütend sind.

Instrumentelle Emotionen zielen darauf ab, bei anderen Menschen etwas Bestimmtes zu erreichen. Zum Beispiel kann Traurigkeit benutzt werden, damit andere einem helfen. Gefühle werden instrumentalisiert, um bestimmte Ziele zu erreichen.

Sekundäre und instrumentelle Emotionen sind dysfunktional, weil sie die ursprünglichen funktionalen, primären Emotionen überdecken und diese nicht wahrgenommen werden. Die Fähigkeit, die primären Emotionen wahrzunehmen, sie von sekundären und instrumentellen Emotionen zu unterscheiden und sie in Bezug zu den Grundbedürfnissen zu stellen, wird als emotionale Intelligenz bezeichnet.[29]

Emotionale Intelligenz

> ▶ *Folgerung für die Bonding Psychotherapie*
> Die Therapie zielt auf eine Verbesserung der Emotionswahrnehmung, damit der Patient seine primären Emotionen erkennen kann und sie von den sekundären und instrumentellen Emotionen zu unterscheiden lernt (emotionale Intelligenz).

Emotionale Offenheit als eine strukturelle Fähigkeit

Casriel hat das Bedürfnis nach Nähe und emotionaler Offenheit als ein zentrales Grundbedürfnis beschrieben. Um emotional offen zu sein, muss man allerdings über bestimmte strukturelle Fähigkeiten verfügen. Der Begriff der strukturellen Fähigkeit stammt aus den psychodynamisch orientierten Verfahren. Die Ursache von seelischen Störungen wird in diesen Verfahren in unbewussten Konflikten oder in strukturellen Beeinträchtigungen gesehen.

Es werden sechs verschiedene strukturelle Fähigkeiten unterschieden: Selbstwahrnehmung, Selbststeuerung, Abwehr, Objektwahrnehmung, Kommunikation und Bindung. Strukturelle Beeinträchtigungen entstehen durch Beschädigung des Selbst aufgrund schwerwiegender kumulativer Beziehungstraumata. Eine solche Beschädigung des Selbst zeigt sich in dem mehr oder weniger ausgeprägten Unvermögen, über die genannten Fähigkeiten zu verfügen. Mithilfe der operationalisierten psychodynamischen Diagnostik (OPD)[30] werden diese strukturellen Beeinträchtigungen diagnostiziert.

OPD

Um über die Fähigkeit zur emotionalen Offenheit zu verfügen, müssen folgende strukturelle Fähigkeiten vorhanden sein: die Fähigkeit zur Affektdifferenzierung (Teilaspekt der Selbstwahrnehmung), die Fähigkeit zur Affekttoleranz (Teilaspekt der Selbststeuerung), Fähigkeit zum Ausdruck von objektbezogenen Affekten, das Verstehen fremder Affekte und Mitteilen eigener Affekte (Teilaspekte der Objektwahrnehmung). In der Sprache der OPD müssen also für die emotionale Offenheit folgende drei strukturelle Fähigkeiten vorhanden sein:

- Selbstwahrnehmung
- Selbststeuerung
- Objektwahrnehmung

In der folgenden Tabelle sind die notwendigen strukturellen Fähigkeiten noch einmal in ihrer Gesamtheit aufgeführt. Die Bezeichnungen, die im Rahmen der Operationalisierten Psychodynamischen Diagnostik verwendet werden, sind hervorgehoben dargestellt.

Affektdifferenzierung	Die Fähigkeit, eigene Gefühle wahrzunehmen und zu differenzieren
Selbststeuerung	Die Fähigkeit, den eigenen Selbstwert emotional zu regulieren
Affekttoleranz	Die Fähigkeit, eigene Gefühle zu akzeptieren und mit ihnen angemessen umzugehen
Impulssteuerung	Die Fähigkeit, eigene Gefühle wahrzunehmen und mit ihnen angemessen umzugehen
Objektbezogene Affekte	Die Fähigkeit, objektbezogene Gefühle wie Trauer, Dankbarkeit, Scham, Schuld, Freude, Wut, Angst, Schmerz, Liebe zu erleben und auszudrücken
Verstehen fremder Affekte	Die Fähigkeit, die Gefühle anderer differenziert wahrzunehmen
Mitteilen eigener Affekte	Die Fähigkeit, die eigenen Gefühle zutreffend und angemessen auszudrücken

Tabelle 2: Strukturelle Fähigkeiten als Grundlage emotionaler Offenheit

Aneignung struktureller Fähigkeiten

Viele Patienten verfügen zunächst nicht über diese strukturellen Fähigkeiten. Sie müssen im Verlauf der Therapie erst erworben werden. Ein Teil der Wirksamkeit der Bonding Psychotherapie besteht meiner Meinung nach auch darin, dass sich die Patienten im Therapieprozess diese strukturellen Fähigkeiten und damit die Voraussetzungen der emotionalen Offenheit aneignen.

In einer Untersuchung konnte Rudolf zeigen, dass der Erwerb dieser sieben strukturellen Fähigkeiten in einem empirisch gesicherten Zusammenhang mit einem guten Therapieergebnis steht.[31]

Erstaunlich bei diesem empirisch gewonnenen Ergebnis ist, dass alle relevanten Merkmale in einem Zusammenhang mit Gefühlen stehen. Dieses Ergebnis unterstreicht die Bedeutung der Fähigkeit, mit seinen eigenen Gefühlen und den Gefühlen von Beziehungspartnern umgehen zu können, für die Aufrechterhaltung von seelischer Gesundheit.

Das Konstrukt der »emotionalen Offenheit« könnte man diesen strukturellen Fähigkeiten zuordnen. Demnach wäre emotionale Offenheit die strukturelle Fähigkeit, die eigenen Gefühle differenziert wahrzunehmen, sie zu akzeptieren, mit ihnen angemessen umzugehen, sie anderen gegenüber auszudrücken, die Gefühle der anderen differenziert wahrzunehmen und mit Kränkungsfühlen so umzugehen, dass der eigene Selbstwert nicht gefährdet wird.

Die Ergebnisse von Rudolf, die das Konstrukt der emotionalen Offenheit unterstützen, sind für die Bonding Psychotherapie deshalb von großer Bedeutung, weil sie völlig unabhängig von deren theoretischen Annahmen gewonnen wurden.

> *Folgerung für die Bonding Psychotherapie*
> Emotionale Offenheit setzt die strukturellen Fähigkeiten voraus, die eigenen Gefühle wahrzunehmen, auszudrücken und in der Beziehung zu anderen adäquat mit ihnen umzugehen. Im Rahmen der Therapie soll der Patient einen Zuwachs dieser Fähigkeiten erreichen.

Tiefungsebenen des emotionalen Ausdrucks

Im Zuge seiner klinischen Erfahrung machte Casriel folgende Feststellung:

> »Ich erkannte immer deutlicher, dass die Gefühle in vollem Umfang ausgedrückt werden mussten, um eine therapeutische Wirkung zu haben.«[32]

Fokussieren von Emotionen

Diese Annahme wird heute von der empirischen Emotionsforschung unterstützt.[33] Es gibt eine Fülle von empirischen Belegen dafür, dass das Fokussieren von Emotionen, deren Ausdruck und Verarbeitung in direktem Zusammenhang mit einem guten Therapieergebnis stehen. Die Voraussetzung dafür ist eine Sicherheit gebende therapeutische Beziehung, in der der Patient seine negativen Emotionen explorieren und ausdrücken kann. Dabei korreliert das Therapieergebnis positiv mit dem Grad der Erlebenstiefe und der Höhe des Erregungsniveaus beim emotionalen Ausdruck.[34] Allerdings ist darauf zu achten, dass die primären adaptiven Emotionen beim emotionalen Ausdruck adressiert werden. Zusätzlich ist es wichtig, dass bei der Emotionsverarbeitung ein dualer, affektiv-kognitiver Prozess eingeleitet wird, bei dem die erlebten negativen Emotionen in einen kognitiven Zusammenhang mit der auslösenden sozialen Situation, mit den dysfunktionalen Kognitionen und den Bedürfnissen gestellt werden.

Die Tiefungsebenen des emotionalen Ausdrucks, wie sie in der Bonding Psychotherapie bei dem klassischen Vorgehen[35] angewandt werden, sind im Folgenden dargestellt. Das Ausdrücken von Wut auf den verschiedenen Tiefungsebenen steht als Beispiel für die anderen Basisemotionen.

Ebene I (intellektuelle Reflexion)
Auf dieser Tiefungsebene können die Gefühle wahrgenommen und verbalisiert werden, aber sie werden nicht emotional ausgedrückt. Es ist eher ein Sprechen *über* Gefühle, die intellektuell, ohne emotionale Beteiligung formuliert werden. Die Gefühle, die auf dieser Ebene vermittelt werden, haben oft einen sekundären oder instrumentellen Charakter. Die primären Gefühle werden meist nicht wahrgenommen.

Auf der ersten Ebene wird Wut eher sachlich, intellektuell und verbal ohne große emotionale Ladung ausgedrückt, z.B.: »Du machst mich wütend, weil ...«

Ebene II (minimaler emotionaler Ausdruck)

Emotionen und deren Ausdruck werden auf dieser Ebene mehr akzeptiert als auf der Ebene I. Gefühle werden erlebt und ausgedrückt. Es können z.b. Tränen fließen, aber der Körper ist dabei relativ unbeteiligt.

Auf dieser Ebene wird die Wut mit lauter Stimme geäußert. Die Wut dient dazu, Angst zu vermindern oder eine Gefahr zu beseitigen. Sie hat die Aufgabe, den anderen wegzustoßen und Abstand zu schaffen. Z.B.: »Geh weg!«, »Hau ab!«, »Verschwinde!«

Ebene III (Eingeweideebene)

Auf dieser Tiefungsebene werden die primären Gefühle voll ausgedrückt, der ganze Körper ist mit beteiligt. Er wird von den primären Emotionen wie Wut oder Schmerz durchgeschüttelt. Man ist bei dem Gefühlsausdruck vollständig involviert und nicht mehr Zuschauer seiner eigenen Gefühle. Der Realitätsbezug bleibt allerdings erhalten.

Diese Ebene III nennt man »gut level«, die so genannte »Eingeweideebene«, sie ist die Ebene der primären adaptiven Emotionen. Sie ist eine gewünschte Zieltiefe bei der klassischen Vorgehensweise des Bonding Psychotherapieprozesses.

Wut wird mit aller Kraft und dem ganzen Körper ausgedrückt, jedoch ohne Gewalttätigkeit. Tödliche Wut wird z.b. ausgedrückt mit dem Satz: »Ich hasse dich.«

Ebene IV (Identitätsebene)

Auf der Ebene IV, der so genannten Identitätsebene, verändert sich die Qualität des emotionalen Ausdrucks. Auf der Identitätsebene werden Gefühle nicht mehr angstgesteuert gegen jemanden gerichtet, wie in der projektiven Verarbeitung, sondern als Ausdruck der eigenen emotionalen Kraft, Selbstsicherheit und Identität erlebt. Auf dieser Ebene fühlt man sich berechtigt, seine Gefühle und Bedürfnisse auszudrücken. Man kann seine Gefühle akzeptieren und fühlt sich liebenswert mit diesen Gefühlen. Bei der klassischen Vorgehensweise der Bonding Psychotherapie ist die Realisierung dieser Identitätsebene ein weiteres Ziel im therapeutischen Prozess.

Auf dieser Ebene ist die Wut nicht mehr auf andere, also objektbezogen, sondern identitätsbezogen. Diese Identitätswut wird mit viel Selbstsicherheit ausgedrückt, z.B.: »Ich bin wütend, weil ich verletzt worden bin!«, »Ich lasse es nicht mehr zu, dass mir dies nochmals jemand antut!«, »Ich habe ein Recht, geliebt zu werden, ohne dafür einen Preis zu bezahlen!«, »Ich spüre die Kraft meiner Gefühle und kann sie benutzen, um mein Leben positiv zu gestalten!«

Zusammenfassend kann man sagen, dass die Ebenen I und II häufig die Spielorte der sekundären und instrumentellen Emotionen sind. Der emotionale Ausdruck auf diesen Ebenen führt zu gravierenden Missverständnissen in der Kommunikation mit anderen. Das Ziel bei dem klassischen Vorgehen in der Bonding Psychotherapie ist es, von den Ebenen I und II auf die Ebenen III und IV zu gelangen. Sie sind die Ebenen der primären adaptiven Emotionen. Nur diese Emotionen haben einen direkten Bezug zu den verletzten Grundbedürfnissen. Die therapeutische Wirkung, wie sie mit dem klassischen Vorgehen in der Bonding Psychotherapie angestrebt wird, entfaltet sich vorwiegend auf den Tiefungsebenen III und IV, weil hier die primären Basisemotionen in ihrem vollen Umfang ausgedrückt werden.

Therapeutischer Nutzen der emotionalen Tiefung

Das klassische Vorgehen im Bonding Psychotherapieprozess unterscheidet sich von manchen anderen psychodynamisch oder humanistisch orientierten Verfahren dadurch, dass die emotionalen

Sekundäre und instrumentelle Emotionen

Ebene I: Intellektuelle Reflexion
Gefühle werden wahrgenommen, aber nicht ausgedrückt, sondern verbal kommuniziert und intellektuell begründet.

Ebene II: Minimaler emotionaler Ausdruck
Die emotionale Beteiligung kann stark sein, aber der Körper bleibt davon relativ unberührt. Es fließen z.b. Tränen, der Gefühlsausdruck ist insgesamt jedoch eher flach.

Primäre adaptive Emotionen; Zielebenen der Bonding Psychotherapie

Ebene III: Eingeweideebene
Der ganze Körper ist stark am Gefühlsleben beteiligt. Der Realitätsbezug bleibt erhalten. Der Patient ist vollständig involviert, nicht mehr Zuschauer.

Ebene IV: Identitätsebene
Emotionen werden als Teil der eigenen Identität ausgedrückt und nicht mehr gegen die Umwelt gerichtet. Man kann seine Emotionen vollständig spüren und annehmen. Sie sind Ausdruck der eigenen emotionalen Kraft, Selbstsicherheit und Identität.

Abbildung 2: Emotionale Tiefungsebenen zur Reorganisation eines emotionalen Schemas

Emotionale Kommunikation

Tiefungsebenen III und IV angestrebt werden. Die meisten emotionalen Probleme in der Kommunikation mit anderen geschehen bei der Mitteilung der Gefühle auf den Ebenen I und II. Auf diesen Ebenen sind Gefühle häufig eine Mischung aus primären, sekundären und instrumentellen Emotionen.

Die über 40-jährige klinische Erfahrung mit dem klassischen Vorgehen in der Bonding Psychotherapie hat gezeigt, dass durch das Erreichen der Ebenen III und IV, die Ebenen der primären Basisemotionen, eine schnellere und wirksamere Reorganisation des emotionalen Schemas erreicht werden kann.

Auf den Ebenen III und IV wird eine emotionale Beteiligung erreicht, die notwendig ist, um die in den subkortikalen limbischen Strukturen gespeicherten emotionalen Erfahrungen vollständig zu aktivieren. Durch die massive Ausschüttung so genannter Neuromodulatoren und Neuropeptide werden dann die neuronalen Netze reorganisiert, die diese traumatischen emotionalen Erfahrungen in Form eines emotionalen Schemas repräsentieren.

Hinzu kommt, so zeigt es die klinische Erfahrung, dass auf dieser Tiefungsebene nach dem vollständigen Erleben der schmerzlichen Erfahrungen ein Umschalten von sympathisch-adrenerger Erregung zum parasympathischen System erfolgt. Dies bewirkt

Stressreduktion

eine erhebliche Stressreduktion und wird als tiefe Entspannung erfahren, häufig mit dem Erleben von Liebe, Freude und körperlichem Wohlbehagen.

Bei diesem emotionalen Prozess handelt es sich nicht um eine Regression, sondern um eine emotionale prozessuale Aktivierung des emotionalen Schemas, das diesen Basisemotionen zugrunde liegt. Die emotionale Prozessierung der Basisemotionen ist ein wichtiger Schritt zur Reorganisation des emotionalen Schemas. Danach erfolgen weitere, vorwiegend kognitive Schritte zur Schemaveränderung.

In der Bonding Psychotherapie wird bei dem klassischen Vorgehen aus folgenden drei Gründen Wert darauf gelegt, dass der Patient die emotionalen Tiefungsebenen III und IV (und so die Aktivierung der primären Basisemotionen des dysfunktionalen emotionalen Schemas) erreicht:

1. Der Patient soll seine adaptiven primären Emotionen (Schmerz, Angst, Wut, Freude und Liebe) erfahren, um sie später erfolgreich nutzen zu können – Erwerb der Fähigkeit zur Affektwahrnehmung und Affektdifferenzierung
2. Er soll die Gefühle als zu sich gehörig und als Ausdruck seiner Identität erleben.
3. Er soll die Fähigkeit zur Affektregulation und Affekttoleranz verbessern, indem er die Gefühle vollständig erlebt, ohne von ihnen überwältigt zu werden.

Dazu eine Anmerkung von Casriel anlässlich eines Fernsehinterviews:

»In den ersten zehn Jahren meiner psychiatrischen Arbeit hörte ich zu und die Menschen erzählten. Sie redeten über ihre Gefühle. Dann entwickelte ich Methoden, um diese Gefühle sehr schnell in ihnen entstehen zu lassen. Nachdem ich ihnen zehn Jahre lang zugehört habe, wie sie schrien, fand ich heraus, warum sie schrien. Es war das Gefühl, allein zu sein, nicht gut genug zu sein, Gefühle des Unglücklichseins und der Leere ...«[36]

George Rynick[37] hat anhand des Konzepts der vier emotionalen Ebenen die Basisgefühle Wut, Schmerz, Angst und Freude beschrieben. Im Rahmen der Therapie sind die verschiedenen Ebenen prozessuale Schritte, um die Identitätsebene zu erreichen. Im Idealfall sollten die Emotionen auf der Identitätsebene verankert werden, damit sie ohne Projektion und Schuldzuweisungen kommuniziert werden können.

Die Tabelle auf der gegenüberliegenden Seite soll dies verdeutlichen. In dieser Tabelle beschreibt die Ebene V die Auswirkung der Identitätsebene auf die Beziehungsgestaltung.

Folgende Einstellungen verhindern es, die Ebenen III und IV zu erreichen:
- »Wenn ich die Kontrolle über meine Gefühle verliere, werde ich verrückt!«
- »Wenn ich meine Wut nicht kontrolliere, könnte ich jemanden töten oder getötet werden!«
- »Wenn ich meinen Schmerz zulasse, wird er nie mehr aufhören!«
- »Wenn ich meine Gefühle zeige, wird niemand mehr mich lieben!«
- »Wenn ich diese Gefühle zeige, dann verliere ich meine Daseinsberechtigung!«
- Andere biographisch oder kulturell erworbene Einstellungen bezüglich des Ausdrucks von Gefühlen

> *Folgerung für die Bonding Psychotherapie*
> Beim klassischen Vorgehen der Bonding Psychotherapie werden die primären Emotionen des emotionalen Schemas auf den Tiefungsebenen III und IV emotional prozessiert. So lässt sich eine optimale Stressreduktion, Emotionsregulation und Reorganisation des emotionalen Schemas erreichen.

Tabelle 3: Die vier Ebenen des Ausdrucks von Gefühlen und deren Auswirkung auf die Beziehungsgestaltung ▷

	Wut	Schmerz	Angst	Freude
Ebene I Intellektuelle Reflexion	Pseudosachlich mit feindseligem, ironischem, sarkastischem Unterton	Klagen, resignative Hilflosigkeit	Ängstlichkeit und Hilflosigkeit, diffuse Ängstlichkeit	Vordergründige Nettigkeit
Ebene II Minimaler emotionaler Ausdruck	Zurückweisender Ärger, alternierend mit ängstlich anklammerndem Verhalten	Hilfloser Schmerz, dem man hoffnungslos ausgeliefert ist	Hilflose Angst	Manipulative, verführerische Freude
Ebene III Eingeweideebene	Voller Ausdruck der Wut ermöglicht das Spüren der eigenen Kraft	Voller Ausdruck des Schmerzes ermöglicht das Entstehen von positiven Gefühlen	Voller Ausdruck der Angst ermöglicht die Zurückgewinnung der eigenen Kraft	Voller Ausdruck der Freude ermöglicht die Freude, mit anderen zu teilen
Ebene IV Identitätsebene	Wut als konstruktive Kraft zur Veränderung	Schmerz als motivationale Kraft, positive Dinge zu tun	Angst als Alarmsignal, um Gefahren abzuwenden	Freude als Kraft, ein erfülltes und sinnvolles Leben zu führen

Auswirkung auf die Beziehungsgestaltung

	Wut	Schmerz	Angst	Freude
Ebene V Beziehungsebene	Konstruktiver Umgang mit Konflikten	Benennung der verletzten psychosozialen Grundbedürfnisse	Aufzeigen der Grenzen der Belastbarkeit von Beziehungen	Freude, Spaß und Liebe als Zeichen einer erfüllten Beziehung

VERÄNDERUNG DURCH REORGANISATION EMOTIONALER SCHEMATA

In diesem Abschnitt soll auf die Theorie des emotionalen Schemas näher eingegangen werden. Zunächst folgt jedoch ein kurzer geschichtlicher Abriss über die Entwicklung der Schematheorie ausgehend von dem ABC-Modell von Casriel.

Für Casriel[38] lag der »Schlüssel zur Veränderung« in der Erarbeitung der Zusammenhänge zwischen Verhalten, Gefühlen, Grundbedürfnissen und Kognitionen.

Die Mehrheit der Individuen, die an seelischen Störungen leiden, sind nach Casriel nicht krank, sondern sie leiden an Symptomen des emotionalen Verhungerns. So, wie man einem körperlich Verhungernden leibliche Nahrung gibt, so gibt man einem emotional Verhungernden seelische Nahrung, damit er seine psychosozialen Grundbedürfnisse befriedigen kann.

Allerdings reicht es nicht aus, die emotionalen Bedürfnisse nur passiv zu befriedigen. Damit es zu einer dauerhaften Beseitigung der emotionalen Störungen kommt, muss ein Umstrukturierungsprozess in Gang gesetzt werden. Dieser Umstrukturierungsprozess hat die Aufgabe, Gedanken, Gefühle und Verhalten des Individuums so zu verändern, dass es selbst in der Lage ist, seine psychosozialen Grundbedürfnisse zu befriedigen. Diesen Umstrukturierungsprozess beschrieb Casriel in seinem ABC-Schema.

ABC-Schema

Nach Casriels ABC-Schema des »dreiseitigen Menschen« organisiert der Mensch sein Erleben in einem freien Wechselspiel von Emotionen (**A**ffects), Verhalten (**B**ehavior) und Gedanken (**C**ognitions).[39] Ein erfolgreicher Umstrukturierungsprozess muss diese drei Komponenten einbeziehen. Nach Casriel tragen bei einem emotional Gesunden Gedanken und Emotionen dazu bei, die

Wahrnehmung und das Verhalten so zu organisieren, dass das Erleben von Freude und Wohlbehagen maximiert und das Erleben von Unlust und Unwohlbehagen minimiert wird. Am besten wird das Lustempfinden durch die Befriedigung der Grundbedürfnisse maximiert.

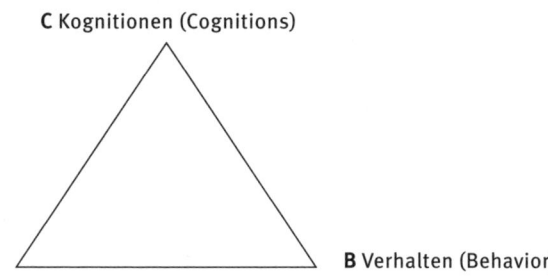

Abbildung 3: Das ABC-Schema von Casriel (1972)

Den Erfolg seiner Methode führte Casriel unter anderem darauf zurück, dass bei der Bonding Psychotherapie – im Gegensatz zu anderen Methoden seiner Zeit – mit allen drei Komponenten des Schemas gearbeitet wurde.

Schematheorie

Dieses ABC-Modell hat zwar Casriel nicht explizit als Schema bezeichnet, aber es entspricht dem, was in der Schematheorie als ein solches benannt wird. Die Schematheorie wird in vielen therapeutischen Ansätzen angewandt. Zum Beispiel beziehen sich die humanistischen[40] als auch die psychodynamischen[41] und kognitiv-behavioralen[42] Verfahren auf schematheoretische Grundlagen. Die einen richten den Schwerpunkt ihrer Interventionen auf das emotionale Erleben, die anderen auf die Aufdeckung unbewusster Prozesse und die dritten auf das Verhalten.

Schemata sind implizite Organisationsformen von Erfahrungen höherer Ordnung, die so lange unbewusst bleiben, bis sie prozessual aktiviert und durch bewusste Aufmerksamkeitslenkung exploriert werden. Schemata bilden sich einerseits aus früheren Beziehungserfahrungen mit der psychosozialen Umwelt, andererseits steuern diese Schemata die Beziehungsgestaltung in der Gegenwart. Sie sind Produkt und Produzent unserer Beziehungserfahrungen.[43] Schemata bestimmen selektiv, was wir wahrnehmen und nach welchen Kategorien wir unsere Wahrnehmung organisieren.

In der Kindheit hatte die Entwicklung von Schemata eine adaptive Funktion, um das Überleben in dysfunktionalen Beziehungen zu ermöglichen. Heute allerdings sind sie scheiterungsfixiert, weil sie die adäquate Befriedigung der psychosozialen Grundbedürfnisse verunmöglichen. Denn durch ein dysfunktionales Schema wird die Umgebung selektiv, im Sinne des Schemas wahrgenommen. So versorgt man sich ständig mit Erfahrungen, die das Schema bestätigen.

Dysfunktionales Schema

Emotionale Schemata

Die Theorie des emotionalen Schemas wurde von Greenberg, Rice und Elliot entwickelt.[44] In einem dysfunktionalen emotionalen Schema werden nach der Bonding Psychotherapietheorie die schmerzlichen Erfahrungen und die zentralen Verunsicherungen bezogen auf das Selbst und den anderen repräsentiert, die durch die kumulative Verletzung der Grundbedürfnisse entstanden sind. Im Gegensatz zu dem Konzept der kognitiven Schemata bilden nicht die Kognitionen den Kern des emotionalen Schemas, sondern die Emotionen. Das emotionale Schema besteht aus einzelnen Komponenten, die miteinander in Form eines Netzwerkes verbunden sind. Dies bedeutet, dass durch die Aktivierung eines Elementes die anderen mit beeinflusst werden.

Durch einen spezifischen auslösenden Reiz in einem bestimmten sozialen Kontext wird das emotionale Schema aktiviert. Eine solche Aktivierung wird subjektiv als »wunder Punkt« erlebt, d.h. man fühlt sich emotional getroffen. Dieses subjektive Gefühl des Getroffenseins kann als emotionales Signal dafür verstanden werden, dass ein emotionales Schema aktiviert wurde.

Wunder Punkt

In Anlehnung an Leijessen[45] hat ein emotionales Schema folgende Grundkomponenten:
- Kern des emotionalen Schemas:
  Gefühle, die durch den »wunden Punkt« aktiviert werden.
- Körperliches Element:
  Körperempfindungen als vegetative Reaktion auf die erlebten Gefühle.
- Symbolische oder konzeptuelle Elemente:
  Dysfunktionale Kognitionen in Bezug auf sich und andere.
- Spirituelles Element:
  Sinnbezogene Bedeutungen
- Motivationale Elemente:
  Verletzte psychosoziale Grundbedürfnisse
- Verhaltenselemente:
  Handlungsintentionen und Beziehungsgestaltung

Fügt man diese zusätzlichen Grundkomponenten dem ABC-Schema des »dreiseitigen Menschen« von Casriel hinzu, dann wird dieses erweitert zu einem Schema des »sechsseitigen Menschen«.

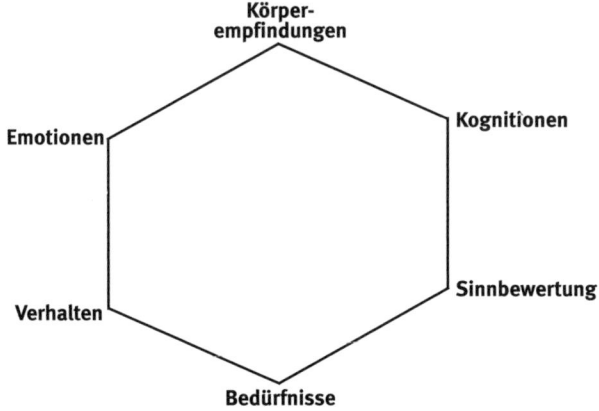

Abbildung 4: Schema des »sechsseitigen Menschen«

Die Abbildung auf S. 75 dient dazu, die Erweiterung des »dreiseitigen Menschen« zum »sechsseitigen Menschen« zu veranschaulichen. In der Bonding Pychotherapie wird allerdings bevorzugt folgende Darstellung des emotionalen Schemas benutzt:

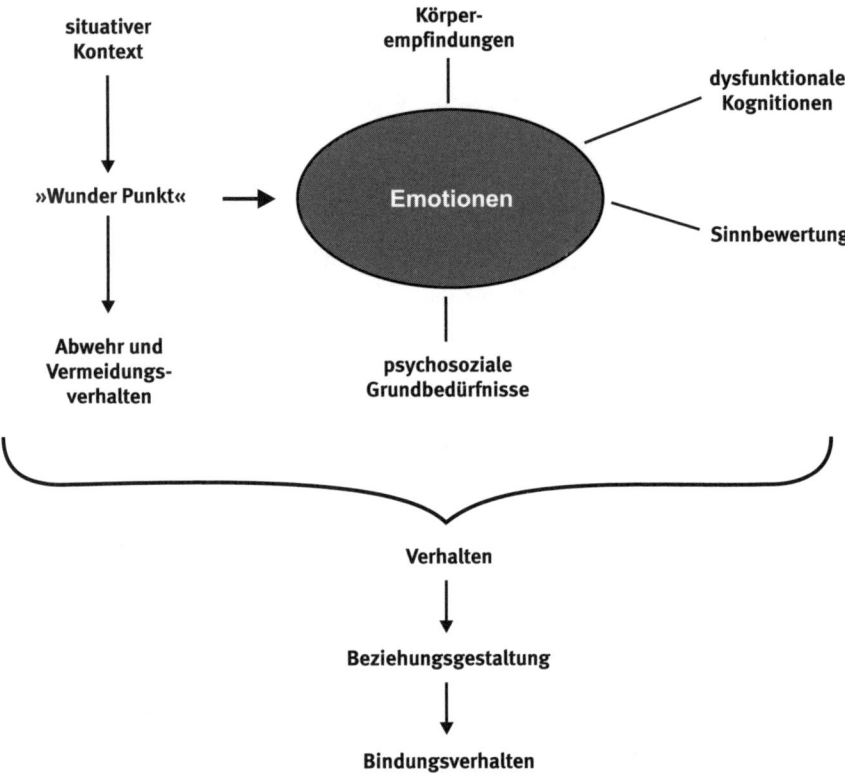

Abbildung 5: Grundkomponenten des emotionalen Schemas

Beispiel

Bezogen auf das genannte Beispiel des jungen Mannes mit dem Grundkonflikt Nähe, den er vor dem Hintergrund seiner Beziehungserfahrungen mit der Mutter verinnerlicht hat (siehe Seite 42f.), könnte das diesen Erfahrungen zugrunde liegende dysfunktionale emotionale Schema folgendermaßen aussehen:

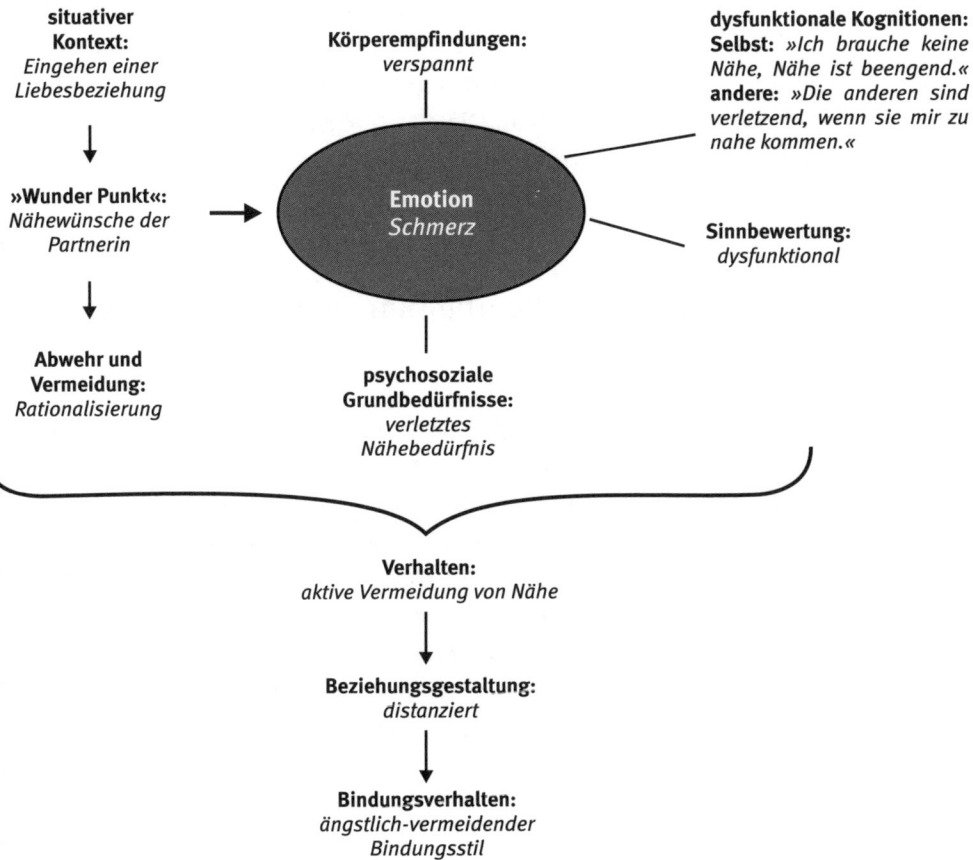

Abbildung 6: Dysfunktionales Schema bei dem Grundkonflikt Bonding

Aktivierung eines emotionalen Schemas

Werden in der Gegenwart durch spezifische Reize frühere traumatische Erfahrungen getriggert, kommt es zur Aktivierung des dysfunktionalen emotionalen Schemas. So werden subjektiv in »unpassenden Situationen« dysfunktionale emotionale Prozesse in Gang gesetzt, die mithilfe von Abwehrstrategien begrenzt oder durch Vermeidung verhindert werden. Durch diese Abwehr- und Vermeidungsstrategien wird auch das Bewusstwerden des emotionalen Schemas vermieden.

Abwehr

Unter dysfunktionalen emotionalen Prozessen versteht man Fehlkonstruktionen auf bestimmte auslösende Reize, die auf früheren traumatischen Erfahrungen durch die Verletzung der Grundbedürfnisse beruhen. Diese »wunden Punkte«, die durch die Abwehr und das Vermeidungsverhalten geschützt werden, sind Bestandteil eines emotionalen Schemas.

Therapeutische Bearbeitung eines emotionalen Schemas

Bei einer optimalen therapeutischen Emotionsverarbeitung sollten alle Elemente des emotionalen Schemas durch bewusste Aufmerksamkeitslenkung exploriert werden. Schwierigkeiten in der Emotionsverarbeitung treten dann auf, wenn eines oder mehrere dieser Elemente vernachlässigt werden.[46] Der Verarbeitungsprozess ist emotionsfokussiert, d.h. ausgehend von den ausgelösten Gefühlen und der Aktivierung des emotionalen Schemas sollen alle Elemente des Schemas durch bewusste Aufmerksamkeitslenkung emotionsgeleitet im Hier und Jetzt exploriert werden.

Emotionsfokussierte Verarbeitung

> **Folgerung für die Bonding Psychotherapie**
> Reorganisation des dysfunktionalen emotionalen Schemas durch die Prozessierung der Emotionen auf Tiefungsebene III und IV. Exploration aller Komponenten des Schemas durch bewusste Aufmerksamkeitslenkung. Durch Ressourcenaktivierung sollte dem Patienten dazu verholfen werden, sein Vermeidungsverhalten aufzugeben, damit er in der Lage ist, seine Grundbedürfnisse zu befriedigen.

GLÜCK UND WOHLBEFINDEN

Casriel glaubte, dass Menschen dazu bestimmt sind, glücklich zu sein und Freude und körperliches Wohlbehagen zu erleben:

> »Ich sehe die Menschen nicht als krank an, also kann ich sie nicht gesund machen. Ich sehe sie als unglücklich an. Schon vor langer Zeit habe ich mich von dem medizinischen Modell ›von krank zu gesund‹ getrennt, und ich habe ein menschlicheres Modell gewählt, ›von unglücklich zu glücklich‹. Ich weiß nun, dass wir uns selbst beibringen können, glücklich zu sein – uns nicht nur ›gut‹ zu fühlen, oder neutral, sondern fähig zu sein, zu erleben, was die Franzosen *joie de vivre* nennen, diese Freude am Leben, die sich am äußersten Ende der Wohlbehagenskala befindet. Ich finde es viel schwerer und ich sehe Menschen, die größere Angst davor haben, in einem Zustand der Freude oder des Glücklichseins zu leben, als in einem Zustand, der ›gut‹ ist. Sie fühlen sich nicht berechtigt, glücklich zu sein, aber sie fühlen sich berechtigt, sich ›gut‹ zu fühlen ... Man kann wirklich glücklich sein ... Tatsächlich ist es so, dass die glücklichsten Menschen die verantwortungsvollsten sind, denn in einem Zustand der Verantwortungslosigkeit kann man das Glücklichsein nicht aufrechterhalten.«[47]

Das Ziel der Bonding Psychotherapie ist es nicht einfach nur, gesund zu werden oder die Abwesenheit von schmerzhaften, angsterfüllten oder wütenden Emotionen zu erreichen, sondern das Ziel ist, glücklich zu sein und sich wohl zu fühlen.

»Ein glücklicher Mensch ist autonom, erfolgreich, fehlbar, fähig, Dinge aus der richtigen Perspektive zu sehen, fähig, Liebe zu geben und anzunehmen, Bedürfnisse auszudrücken und diese Bedürfnisse in einer verantwortungsvollen Art und Weise zu befriedigen.«[48]

In seinen Workshops hat Dan Casriel immer wieder darauf hingewiesen, dass das Ziel der Bonding Psychotherapie nicht nur die Reduktion der Symptome ist, sondern das Erlangen von Wohlbehagen und Lebensfreude.

»Hör auf, die Pferdescheiße zu analysieren, reite das Pony! Du kannst deine ganze Zeit damit verbringen, die Pferdescheiße zu sammeln, aufzuhäufen, zusammenzupacken, in Scheiben zu schneiden, zu erhitzen, einzufrieren, zu mikroskopieren, zu analysieren, und immer wieder wird dabei herauskommen: Das ist Pferdescheiße.
Man lernt nicht, ein Pony zu reiten, wenn man sich mit Pferdescheiße beschäftigt. Beginne nie mit Hühnerscheiße, wenn du eine neue Hühnersuppe kochen willst. Verschwende nicht deine Zeit und Energie, dich zu lange mit deinen früheren traumatischen Beziehungserfahrungen zu beschäftigen. Drücke die historischen Gefühle aus, dies wird dir helfen, dich besser zu fühlen. Verschwende aber nicht deine Energie, um immer wieder in die alten Geschichten hineinzuregredieren. Nutze deine Zeit und Energie, an dir zu arbeiten, damit du dich wohler fühlen und mehr Spaß und Vergnügen haben kannst.«[49]

Konsistenztheoretische Kernannahmen

Das von Casriel geforderte Streben nach Glück und Wohlbefinden wird durch die Konsistenztheorie untermauert. Das so genannte Lust/Unlustprinzip besagt, dass das Verhalten des gesunden Menschen von dem Streben nach Lust und Wohlbehagen und dem Vermeiden von Unlust und Unwohlbehagen bestimmt wird. Dieses Lust-/Unlustprinzip wird heute anhand der Ergebnisse der neurobiologischen Forschung[50] durch das Prinzip der Konsistenz bzw. Inkonsistenz ergänzt.

Grawe[51] entwickelte aus diesem Prinzip die Konsistenztheorie. Mit Konsistenz ist die Stabilität der gleichzeitig ablaufenden psychischen Prozesse im Gehirn gemeint. Die Sicherung der Konsistenz ist eine unverzichtbare Aufgabe des Gehirns, um die innere Ordnung der parallel ablaufenden Vorgänge zu gewährleisten. Sie ist das oberste Prinzip des psychischen Funktionierens. Konsistenz als Metabegriff ist den einzelnen Grundbedürfnissen und dem Lust-/Unlustprinzip übergeordnet. Es ist mehr als ein Bedürfnis, sondern eine unverzichtbare Systemerfordernis des Gehirns.

Konsistenz als Systemerfordernis

Das Verhalten von gesunden Menschen wird durch das Streben nach Erhöhung der Konsistenz und Verminderung der Inkonsistenz bestimmt. Gelingt es nicht, diese innere Ordnung herzustellen, dann entsteht eine Inkonsistenz. Ein hohes Maß an Inkonsistenz gefährdet die wirkungsvolle Auseinandersetzung des Individuums mit seiner Umgebung zur Befriedigung seiner Grundbedürfnisse.[52]

Die Inkonsistenz wird subjektiv als Unwohlbehagen (»Etwas stimmt nicht mit mir«), die Konsistenz wird dagegen als inneres Wohlbehagen (»Alles ist in Ordnung, ich fühle mich rundum mit mir und meiner Umwelt wohl«) erlebt. Stellen wir bei der Begrüßung die Frage: »Wie geht es Dir?«, dann fragen wir nach der Konsistenz. Antwortet der andere: »Mir geht es gut«, dann bekommen wir eine Auskunft über seine Konsistenz. Bekommen wir dagegen die Antwort: »Mir geht es nicht so gut«, dann erfahren wir etwas über seine Inkonsistenz.

Nach dem konsistenztheoretischen Modell wirkt Psychotherapie unter anderem dadurch, dass sie die Konsistenz des psychischen Geschehens erhöht, indem sie dem Individuum dazu verhilft, besser im Einklang mit seinen psychosozialen Grundbedürfnissen zu leben. Für die Psychotherapie besonders relevante Grundbedürfnisse sind laut Grawe[53] die Bedürfnisse nach
- Bindung,
- Autonomie/Kontrolle,
- Selbstwerterhöhung,
- Lustgewinn/Unlustvermeidung.

In der Bonding Psychotherapie werden diese Grundbedürfnisse erweitert um die Bedürfnisse nach
- Bonding,
- Identität,
- Sinn und Spiritualität.

Die konsistenztheoretischen Kernannahmen besagen Folgendes: Treten Grundkonflikte auf, dann führt dies zur Aktivierung von Vermeidungsverhalten. Dieses verhindert die Befriedigung der Grundbedürfnisse. Die Inkonsistenzspannung und das schlechte Wohlbefinden nehmen zu, bis hin zum Auftreten von psychopathologischen Symptomen. Die psychosozialen Bedürfnisse bleiben weiterhin unbefriedigt und die Inkonsistenz und das Unwohlbehagen nehmen weiter zu. So wird die Symptomatik verstärkt, verbunden mit einer Zunahme des Unwohlbehagens. Es entsteht ein Circulus Vitiosus.

Konsistenztheoretisches Störungs- und Veränderungsmodell

Tritt eine Inkonsistenz auf, dann ist es die wichtigste Aufgabe des psychischen Funktionierens, die Konsistenz wiederherzustellen. Gelingt dies nicht, entstehen nach der Konsistenztheorie psychische Störungen. Die auftretende Inkonsistenz korreliert mit geringem Wohlbehagen, einer Zunahme der Symptombelastung und erhöhten interpersonellen Problemen.[54]

Die Inkonsistenz wird häufig durch die Aktivierung eines emotionalen Schemas und die dazugehörigen Grundkonflikte bei der Befriedigung der psychosozialen Grundbedürfnisse verursacht. Aus diesem Grunde besteht die therapeutische Aufgabe darin, das emotionale Schema und die Grundkonflikte zu bearbeiten, damit der Patient in die Lage versetzt wird, seine psychosozialen Grundbedürfnisse zu befriedigen. So kommt es zu einer Zunahme der Konsistenz und dies geht einher mit gesteigertem Wohlbefinden, Abnahme der Symptombelastung, besserer interpersoneller Beziehungsgestaltung, geringerem Konfliktniveau, weniger dysfunktionalen Gedanken und mehr Realisierung von Ressourcen.[55]

Der eigentliche Nährboden für die Entwicklung psychischer Störungen ist also die Nichterfüllung der psychosozialen Grundbedürfnisse. Die Störung selbst ist wiederum nicht vereinbar mit der Befriedigung dieser Bedürfnisse.

So entsteht ein Circulus Vitiosus: Die mangelnde Befriedigung der Grundbedürfnisse ist der Nährboden für die Entwicklung einer Störung, diese Störung wiederum ist unvereinbar mit der Befriedigung der Grundbedürfnisse. Der Mangelzustand (und die damit verbundene Inkonsistenzspannung) nimmt zu und dieser wiederum kann zu neuen Störungen im Sinne einer erhöhten Co-Morbidität führen.[56]

Circulus Vitiosus

Die Befriedigung der Grundbedürfnisse sichert am besten die Konsistenz der psychischen Prozesse. Menschliche Grundbedürfnisse bilden daher den obersten Sollwert der psychischen Akti-

Konsistenz-sicherung als primäre Aufgabe vität. Sie haben eine zentrale Stellung, sie sind die Standards, an denen sich die gesamte psychische Aktivität ausrichtet. Deshalb hat die Psychotherapie die primäre Aufgabe, die Konsistenz des psychischen Geschehens zu erhöhen und dem Individuum zu helfen, im Einklang mit seinen Grundbedürfnissen zu leben.[57]

Da die psychosozialen Grundbedürfnisse nur in der Beziehung mit wichtigen anderen befriedigt werden können, spielen dysfunktionale Beziehungserfahrungen, in denen die Befriedigung dieser Bedürfnisse nicht möglich war, bei der Entstehung von seelischen Störungen eine bedeutsame Rolle.

> ▶ *Folgerung für die Bonding Psychotherapie*
>
> Der Patient soll in die Lage versetzt werden, durch Befriedigung der psychosozialen Basisbedürfnisse eine Erhöhung der Konsistenz, eine Verbesserung des Wohlbefindens und der Beziehungsgestaltung sowie eine Symptomreduktion zu erreichen. Förderung und Betonung der Wichtigkeit des Strebens nach Glück und Wohlbefinden für die seelische Gesundheit.

Bindungstheorie

Bevor in diesem Kapitel die Aspekte der Bindungstheorie dargestellt werden, die für die Bonding Psychotherapie wichtig sind, soll versucht werden, die beiden Grundbedürfnisse Bonding und Bindung in ihren Gemeinsamkeiten und Unterschieden zu definieren. Oft werden sie synonym verwendet, aber im Sprachgebrauch der Bonding Psychotherapie kommen den Begriffen »Bonding« und »Bindung« ganz spezifische Bedeutungen zu.

<small>Bonding versus Bindung</small>

Casriel[1] verstand unter Bonding das Bedürfnis nach körperlicher Nähe und emotionaler Offenheit. Emotional wird die Befriedigung des Bondingbedürfnisses mit Freude und Liebe erlebt. Liebe ist für Casriel nur ein momentanes Gefühl ohne einen Verpflichtungscharakter. Er definierte sie als ein Gefühl, »nicht mehr und nicht weniger, nicht als etwas, was man versprechen, widerrufen, aufrechterhalten kann; es handelt sich nicht um eine Verpflichtung und auch nicht um eine Beziehung, sondern nur um ein *momentanes Gefühl.*«[2]

Das Bedürfnis nach *Bonding* befähigt uns, anderen emotional und körperlich nahe zu kommen. Aus dieser Annäherung kann eine Bindung entstehen.

Das Bedürfnis nach *Bindung* hat wie das Bondingbedürfnis eine biologische Wurzel. Es ermöglicht, bei einer wahrgenommenen Gefahr Schutz, Geborgenheit und Sicherheit bei einer Bindungsperson zu suchen.[3] Das räumliche Ziel des Bindungsverhaltens ist körperliche Nähe, das emotionale Ziel ist das Erleben von Sicherheit und Geborgenheit.

Eine sichere Bindung bildet eine »sichere Basis«, von der aus das Kind die Welt explorieren kann. Das Bedürfnis nach Bindung ist, wie alle anderen psychosozialen Bedürfnisse auch, ein lebenslanges Bedürfnis und nicht nur auf die Kindheit begrenzt.[4]

Während unter Bonding das Bedürfnis nach körperlicher Nähe und emotionaler Offenheit verstanden wird, beschäftigt sich die Bindungstheorie mit den Interaktionen zwischen den Bindungspersonen, den möglicherweise auftretenden Interaktionsstörungen und den dazu gehörigen Emotionen. Bowlby, der Begründer der Bindungstheorie, sieht die Emotionen als wichtige Motivatoren in der Psychologie des Bindungsverhaltens. Er schreibt: »The psychology and psychopathology of emotions is (...) in large part the psychology and pathology of affectional bonds.«[5] Die Bindungstheorie stellt einen übergeordneten theoretischen Bezugsrahmen bereit, um Beziehungen besser verstehen zu können.[6]

Feinfühligkeit

Die Bindungstheorie betrachtet die Feinfühligkeit der Eltern den Kindern gegenüber als einen zentralen Faktor für eine sichere Bindung. Die Säuglingsforschung vermutet, dass ein hoher Grad des »sich Einfühlens« die Entwicklung eines stabilen Selbstgefühls fördert.[7] Holmes sieht in der Fähigkeit der Eltern, sich einzufühlen, und der »Fähigkeit, Widerspruch ohne Strafe oder exzessive Angst zu tolerieren«, eine Voraussetzung für eine sichere Bindung.[8] Aber auch die Fähigkeit des Bondings beinhaltet das sich empathisch Einfühlen und die Akzeptanz des Gefühlszustandes des Kindes.

Zusammenfassend kann man sagen, dass das Grundbedürfnis Bonding eine präverbale oder verbale Kontaktaufnahme durch Austausch von körperlicher Nähe und Gefühlen ermöglicht. Aus diesem Kontakt, wenn er gelingt, kann ein Bindungswunsch entstehen. Aus dieser Perspektive wäre die Fähigkeit zum Bonding die Voraussetzung zur Befriedigung der Bindungswünsche. Wenn zwei erwachsene Personen sich reziprok ihre Bindungsbedürfnisse befriedigen, dann gehen sie eine gegenseitige länger andauernde Beziehung ein, die für beide bindend und verpflichtend ist. Sie übernehmen Beziehungsverantwortung in dem Sinne, dass sie sich gegenseitig verpflichten, einander in Not und Krisenzeiten beizustehen, um das Gefühl von Sicherheit und Geborgenheit zu gewährleisten.

Gemeinsamkeiten	
Körperliche Nähe, emotionale Offenheit, Feinfühligkeit	
Unterschiede	
Bondingbedürfnis	Bindungsbedürfnis
Bedürfnis nach körperlicher Nähe und emotionaler Offenheit	Bedürfnis nach einer sicheren Beziehungsbasis, die Geborgenheit und Sicherheit gewährleistet
aus der Befriedigung des Bondingbedürfnisses mit einem anderen erwächst kein Verpflichtungscharakter	aus der Befriedigung des Bindungsbedürfnisses mit einem anderen erwächst ein Verpflichtungscharakter
kurzfristige Übernahme von Beziehungsverantwortung	langfristige Übernahme von Beziehungsverantwortung
Annäherung an den anderen	Eingehen einer langfristigen Beziehung

Tabelle 4: Gemeinsamkeiten und Unterschiede zwischen Bonding- und Bindungsbedürfnis

Als gemeinsames Merkmal weisen die beiden Konstrukte »Bonding« und »Bindung« das Bedürfnis nach körperlicher Nähe auf. Sie unterscheiden sich allerdings darin, was durch die körperliche Nähe erstrebt werden soll, also in ihren Zielkomponenten. Beim Bonding ist dies emotional offener Kontakt ohne eine Beziehungsverpflichtung, bei Bindung dagegen Sicherheit und Geborgenheit, verbunden mit der Verpflichtung zur Übernahme von gegenseitiger, länger andauernder Beziehungsverantwortung.

Trotz aller Bemühungen, diese beiden Grundbedürfnisse voneinander zu differenzieren, muss man sich klar machen, dass beide

Körperliche Nähe

eine große Schnittmenge aufweisen. Beide Konstrukte, Bonding wie Bindung, weisen auf die Bedeutung der körperlichen Nähe und Berührung hin. Aus theoretischen und praktischen Gründen ist eine Differenzierung angebracht, um den großen klinischen Erfahrungsschatz, der in den letzten 40 Jahren seit Bestehen der Bonding Psychotherapie angesammelt wurde, zu bewahren.

Dem Grundbedürfnis nach Bindung kommt in dem Ätiologiemodell der Bonding Psychotherapie eine zentrale Bedeutung zu. Die Bindungsforschung beschäftigt sich mit dem Bindungsverhalten, dessen Zuordnung zu bestimmten Bindungsstilen und deren intrapsychischen Repräsentationen. Ein wichtiges Ziel der Bonding Psychotherapie besteht darin, unsichere Bindungsrepräsentationen in sichere zu verändern.

BINDUNGSTHEORETISCHE GRUNDLAGEN

Die Bindungstheorie erwuchs aus dem Bestreben Bowlbys[9], ein umfassendes Erklärungsmodell für die Ursprünge psychopathologischer Störungen von Kindern und Erwachsenen zu entwickeln.[10] Bindung lässt sich durch einen emotionalen Kern gefühlter Sicherheit und wahrgenommenen Schutzes vor Gefahren in Gegenwart der Bindungsperson definieren.[11]

Das Konstrukt des Bindungssystems ist als zusammenhängendes Muster von Verhaltensweisen und Emotionen konzipiert. Mit diesem System wird die Suche und die Aufrechterhaltung von Nähe reguliert. Das räumliche Ziel des Bindungsverhaltens ist Nähe, das Gefühlsziel ist Sicherheit.[12] Das Prinzip, leidvolle Gefühle zu äußern oder sich an diese erinnern zu können, und dann diese Gefühle zum Anlass zu nehmen, um bei einer vertrauten Person um Hilfe, Unterstützung oder Trost zu bitten, scheint ein wesentliches Merkmal von Bindungssicherheit während des gesamten Lebenslaufes zu sein.[13]

Das Bindungssystem ist angeboren und anderen bedürfnisregulierenden Systemen wie Nahrungsaufnahme und Sexualität ebenbürtig. Das System wird deaktiviert, wenn ein Zustand der Sicherheit erreicht ist.

Bindungssystem und Selbstbehauptungssystem

Komplementär zum Bindungssystem entwickelt sich das Selbstbehauptungssystem. Beide Systeme müssen in der Balance gehalten werden. In der sicheren, ungestörten Bindung erhält das Kind Trost, Fürsorge oder Schutz, wenn es danach verlangt, es kann aber auch seiner Neugier und seinen sozialen Wünschen nach neuen Bekanntschaften nachgehen, ohne von der Bindungsperson ungebührlich gehindert oder dafür bestraft zu werden.[14]

Physiologische und neurophysiologische Aspekte der Sensualität

Sowohl bei dem Bindungsbedürfnis als auch bei dem Bondingbedürfnis spielt nicht sexuell motivierte körperliche Nähe eine große Rolle. In der Bonding Psychotherapie wird unterschieden zwischen sexuell und nicht sexuell motiviertem Körperkontakt. Körperkontakt ohne sexuelle Intentionen wird nach einem Vorschlag von Walther Lechler als *Sensualität* bezeichnet. Sensuelle körperliche Berührung hat eine große Auswirkung auf seelische und körperliche Gesundheit. Darauf soll im folgenden Abschnitt näher eingegangen werden.

Harlow[15] konnte schon in den 50er- und 60er-Jahren in Versuchen mit Rhesusaffen zeigen, wie sich ungünstige, pathogene frühkindliche Erfahrungen auf die psychische und physische Gesundheit auswirken. Harlow wollte herausfinden, was genau ein neugeborenes Äffchen an seine Mutter bindet. Dazu wurde das neugeborene Äffchen nach seiner Geburt von seiner leiblichen Mutter getrennt und sollte zwischen zwei künstlichen Ersatzmüttern wählen. Die eine Ersatzmutter, eine Puppe, hatte einen Kopf aus Holz und einen Torso aus Metalldraht, in dem eine Milchflasche mit einem Schnuller angebracht war. Die andere künstliche Ersatzmutter hatte keine Milch, sondern einen Torso mit »Fell« aus weichem Frottee. Dieses weiche Fell war entscheidend für das Bindungsverhalten. Das Fell als Surrogat für »sensuellen Körperkontakt« vermittelte dem Affenkind ein Gefühl von Geborgenheit und nahm ihm die Angst. »Auch Affen leben nicht von Milch allein«, resümierte Harlow.

Nahm man dem Affenkind die Stoffmutter weg und ersetzte sie durch die milchgebende Metallmutter, legte sich das Äffchen bei Gefahr auf den Boden, schrie und erstarrte vor Angst. Erwachsene Affen, die sozial depriviert aufgewachsen waren, zeigten stereotype Bewegungen und eine hohe Ängstlichkeit und Reizbarkeit. Die Konzentration des Stresshormons Korticoliberin in der Hirnflüssigkeit war erhöht.[16] Auch die Struktur der Basalganglien war verändert. Tyrosinhydroxylase, ein wichtiges Enzym zur Biosynthese von Noradrenalin und Dopamin, war in der Konzentration herabgesetzt.[17] Offensichtlich führen traumatische Erfahrungen in der frühen Kindheit bei Primaten zu strukturellen und chemischen Veränderungen des Gehirns.

Sensueller Körperkontakt

Frühgeborene Menschenkinder, die dreimal am Tag eine Viertelstunde gestreichelt und massiert wurden, wuchsen um 50% schneller als solche, die nicht berührt wurden. Sie gediehen auch in jeder Hinsicht besser. Berührung und sensueller Körperkontakt sind offensichtlich für das Gedeihen von Primatenkindern unverzichtbar. Durch sensuelle Berührungsreize werden wichtige Enzyme des Stoffwechsels gebildet.[18] Neuere neurobiologische Forschungen ergaben, dass die Produktion von Endomorphinen die neurochemische Grundlage für das Bindungsverhalten darstellt.[19] Bei Primaten wird durch nicht sexuellen Körperkontakt und emotionale Zuwendung und Fürsorge die Produktion der Endomorphine mit ihrer schmerzlindernden, euphorisierenden und stressreduzierenden Wirkung angeregt.[20] Ein Mangel an Sensualität vermindert die Endomorphinproduktion. Diese verminderte Produktion wird subjektiv als Trennungsangst und Hilflosigkeit erlebt.

Alles weist darauf hin, dass die Bindung zwischen Mutter und Kind durch sensuelle Berührungsreize bestimmt wird. Die frühen Berührungs- und Bindungserfahrungen und die damit verbundenen Sinneseindrücke und Gefühle werden im Langzeitgedächtnis in Form von neuronalen Netzen gespeichert. Diese Netze werden erst sehr viel später mit dem Begriff »Mama« oder »Papa« im semantischen Gedächtnis in Verbindung gesetzt. Die im impliziten emotionalen Gedächtnis mit dem Begriff »Mutter« assoziierten positiven Erfahrungen vermitteln eine Art zwischenmenschliches »Urvertrauen« oder bei entsprechenden negativen Erfahrungen ein »Urmisstrauen«. Alles, was uns später berührt, und uns nur entfernt an die Gedächtnisinhalte erinnert, die mit diesen neuronalen Repräsentationen verknüpft sind, wird den ganzen Komplex der emotionalen und körperlichen Erinnerungen aktivieren. Urvertrauen

Durch den persönlichen sensuellen Kontakt zwischen dem Säugling und der Bindungsperson – in der Regel die Mutter – wird ein Gen aktiviert, welches das Hormon Oxytocin produziert. Es war bekannt, dass dieses Hormon den Milchfluss beschleunigt und die Gebärmutter nach der Geburt wieder verkleinert. Erst kürzlich wurde entdeckt, dass dieses Hormon auch dazu dient, die Bindung zwischen Mutter und Säugling zu stabilisieren. Überraschenderweise fand man auch bei Vätern nach der Geburt ihres Kindes eine vermehrte Produktion von Oxytocin. Im Rahmen von größeren Untersuchungen hat man herausgefunden, dass das Gen für Oxytocin immer dann aktiviert wird, wenn Menschen eine starke emotional besetzte Bindung eingehen (z.B. sich verlieben). Oxytocin verstärkt offensichtlich Verhaltensweisen, die die Bindung sichern.[21]

Neben der massiven Auswirkung von körperlicher Nähe (Sensualität) auf das physiologische und neurophysiologische Geschehen gibt es weitere Hinweise, wie das Bindungssystem Einfluss auf das biologische Geschehen hat. In der Literatur wird mehrfach erwähnt, dass das Bindungssystem eine biologische Funktion erfüllt und auf einer neurobiologischen Basis beruht.[22] Tierexperimentelle Befunde ergeben Hinweise, dass diese Basis funktionell im Bereich des limbischen Systems anzusiedeln ist.[23]

Neurobiologische Grundlage

»Bindung besitzt eine feste neurobiologische Grundlage und verlangt artgerechte Behandlung für eine adäquate Entwicklung. Sie wird durch frühe Erfahrungen geformt und hat erhebliche Auswirkungen auf Funktionen des Erwachsenenalters. Das System reift im sich entwickelnden Organismus und vereint verschiedene art- und entwicklungsgemäße Erfahrungen. Sowohl die neurobiologische Entwicklung als auch Veränderungen dieser Erfahrungen dürften die Ausgestaltung der Bindung maßgeblich formen.«[24]

Beim Menschen gibt es ein Wechselspiel zwischen physiologischen Prozessen und dem Bindungssystem, wobei insbesondere kardiovaskuläre, immunologische und endokrine, d.h. auf das Hypophysen-Nebennierensystem bezogene, Reaktionen betrachtet wurden.

Die Erfahrungen der Bonding Psychotherapie zeigen, dass sich Sensualität, also nichtsexuelle körperliche Nähe und Berührungen im Sinne der Befriedigung der Nähebedürfnisse des Bonding- und Bindungssystems, positiv auf den Therapieverlauf auswirkt. Dies ist vor dem Hintergrund des oben geschilderten physiologischen und neurophysiologischen Geschehens nicht verwunderlich.

Folgerung für die Bonding Psychotherapie
Förderung des nichtsexuellen körperlichen Kontaktes (Sensualität), um die Nähebedürfnisse des Bonding- und Bindungssystems zu befriedigen.

Inneres Arbeitsmodell oder Bonding- und Bindungsrepräsentanzen

Die Bindungserfahrungen, einschließlich des Einfühlungsvermögens und der Reaktivität der Bindungsperson und der von ihr vermittelten Sicherheit, werden verinnerlicht. Die innere Repräsentanz all dieser Erfahrungen und die damit verbundene Bindungsqualität bezeichnete Bowlby als »inneres Arbeitsmodell« (inner working model). Im Rahmen der Bonding Psychotherapie wird das innere Arbeitsmodell für die verinnerlichten Bonding- und Bindungserfahrungen als »Bondingrepräsentanz« und »Bindungsrepräsentanz« bezeichnet.

Verinnerlichung von Bindungserfahrungen

Diese Arbeitsmodelle stellen einen Rahmen dafür bereit, inwieweit jemand in Beziehungen Nähe und Sicherheit von einem Bindungspartner erwarten kann, und inwieweit jemand sich selbst der Zuwendung, der Liebe und Aufmerksamkeit wert fühlt, also Nähe zulassen kann.

Diese Modelle sind prinzipiell offen für neue Erfahrungen und Veränderungen. Aber sie leiten zukünftige Erwartungen und das Erleben intimer Beziehungen so, dass neue Erfahrungen wiederum stabilisierend auf die Modelle zurückwirken können.

BINDUNGSSTILE BEI KINDERN

Die Ausprägung eines bestimmten Bindungsmusters beim Kind ist weitgehend abhängig von den ursprünglichen Eigenschaften der primären Bindungsperson und ihren Reaktionen gegenüber dem Kind.[25] Als Resultat der Internalisierung von unterschiedlichen Bindungserfahrungen gibt es verschiedene Bindungsstile.

Die Bindungsstile wurden durch eine standardisierte Beobachtung in der »Fremden Situation« erfasst. Die standardisierte Situation war folgendermaßen strukturiert:

Durch zwei kurze Trennungen von der Bindungsperson wird das Bindungssystem aktiviert, unterschiedliche Bindungsstrategien zeigen sich vor allen Dingen in der Wiedervereinigungsphase. Man konnte folgende Strategien beobachten:

Strategie A (unsicher-vermeidend gebunden)
Diese Kinder ließen sich durch die Trennung nicht aus der Fassung bringen, gaben Erkundungsverhalten nicht auf, vermieden oder ignorierten aber die Mutter in der Wiedervereinigungsphase.

Strategie B (sicher gebunden)
Diese Kinder zeigten Erkundungsverhalten, wenn die Mutter anwesend war, schränkten dieses ein, wenn die Mutter abwesend war, suchten in der Wiedervereinigungsphase aktiv die Nähe der Mutter, konnten schnell und effektiv beruhigt werden, wenn sie verunsichert waren. Sie bauten positive Interaktionen mit der Mutter auf, waren kooperativ bei mütterlichen Anforderungen.

Strategie C (unsicher-ambivalent gebunden)
Trennung belastete diese Kinder extrem, wenn sie überhaupt durchführbar war. In der Wiedervereinigungsphase verhielten sie sich widersprüchlich: Sie suchten die Nähe der Mutter, weinten aber und/oder waren gleichzeitig wütend auf sie.

Strategie D (desorganisiert)
Zehn Prozent der Kinder waren nicht klassifizierbar: Kinder, die sich ungleichmäßig oder unpassend bewegten und stereotype Bewegungen zeigten. Ihre Stimmung war bedrückt und sie zeigten Furcht vor der Bindungsperson. In der Wiedervereinigungsphase suchten sie Nähe, vermieden aber den Kontakt:

- Sie sahen die Mutter nicht an,
- drehten den Kopf weg,
- waren steif und wenig anschmiegsam,
- zeigten aber keinen offenen Kontaktwiderstand.

Die Verhaltensweisen wirkten desorganisiert und desorientiert und es wurde keine klare Bindungsstrategie verfolgt, wie z.b.:
- Unsicher-vermeidend gebundene Kinder zeigen keinen Trennungsschmerz, um vorhersehbare Zurückweisung zu vermeiden.
- Sicher gebundene Kinder suchen und finden Sicherheit bei der Bindungsperson.
- Bei unsicher-ambivalent gebundenen Kindern ist das Bindungsverhalten permanent aktiviert, um Trennung zu vermeiden.

Mütter der desorganisiert gebundenen Kinder hatten oft den Tod einer Bindungsperson nicht verarbeitet und keine Trauerarbeit geleistet. Oder es lagen Scheidung, Misshandlungen oder Drogenmissbrauch des Partners vor.

Diese Bindungsstrategien sind kulturübergreifend validiert worden.[26]

Kulturübergreifende Muster

Um Dramatisierungen vorzubeugen: Unsicher gebundene Kinder sind keine psychopathologischen »Fälle«, sondern sie repräsentieren Teilbereiche aus dem breiten Spektrum der Normalität. Langzeituntersuchungen zeigen, dass diese Kinder später nicht kränker sind als sicher gebundene, aber ein erhöhtes Risiko aufweisen, bei zusätzlichen Belastungsfaktoren psychopathologisch relevante Probleme zu entwickeln.[27]

BINDUNGSSTILE BEI ERWACHSENEN

Main und Mitarbeiter haben das *Adult Attachment Interview* (AAI) entwickelt, um die Arbeitsmodelle von Erwachsenen zu ihren Bindungspersonen zu erfassen.[28]

Abgefragt wird in dem AAI das Verhalten bei:
- Kummer,
- Zurückweisung,
- Trennung und Verlusten.
- Zusätzlich wird beurteilt, inwieweit das Verhalten der Bindungsperson ihr Verhalten beeinflusst hat.

Bei Erwachsenen ergaben sich drei Hauptstrukturen von Arbeitsmodellen:

1. autonome Struktur
2. distanzierte Struktur
3. verstrickte Struktur

Arbeitsmodell der Autonomen

Dieses Arbeitsmodell entsteht aus sicheren Kindheitsbindungen oder durch eine tief greifende Verarbeitung von negativen Kindheitserlebnissen (z.B. durch Psychotherapie). In diesem Arbeitsmodell hat Bindung einen hohen Stellenwert. Erfahrungen mit der Bindungsperson werden als wesentlich für die eigene Entwicklung angesehen.

Integrierte Kindheitsgeschichte

Erwachsene mit diesem Arbeitsmodell haben eine gute Erinnerungsfähigkeit an ihre Kindheit und sind sich in realistischer Weise ihrer positiven und negativen Emotionen gegenüber ihren Eltern bewusst. Sie können liebevolle und belastende Erinnerungen mit adäquatem Affekt erzählen, so dass der Eindruck einer kohäsiven integrierten Kindheitsgeschichte entsteht, in der sich eine starke Identität entfalten konnte.

Die Kinder dieser Erwachsenen haben einen sicheren Bindungsstil, da Letztere über eine gute Differenzierungsfähigkeit hinsichtlich verschiedener Gefühle und Bedürfnisse der Kinder verfügen.[29] Diese sicher gebundenen Kinder machen die Erfahrung, dass sie offen Angst, Wut oder Autonomie- und Bindungswünsche ausdrücken können, ohne von der Mutter zurückgewiesen zu werden. Die Väter spielen bei der Vermittlung von Bindungsstilen eine wesentlich geringere Rolle als die Mütter, vorausgesetzt, die Mutter ist die primäre Bindungsperson, wie es in unserer Kultur üblich ist.

Arbeitsmodell der Distanzierten

Diese Menschen haben wenig Erinnerung an ihre Kindheit, neigen aber zur Idealisierung der Eltern und deren Erziehungsmethoden, ohne dies näher belegen zu können. Erfahrungen mit fehlender Nähe und Unterstützung durch die Eltern sind offensichtlich, die daraus resultierende emotionale Belastung wird verleugnet, ebenso wie ihre möglichen Auswirkungen auf die Entwicklung der eigenen Persönlichkeit. Sie sind stets um Unabhängigkeit bemüht und verlassen sich auf ihre eigene Stärke.

Verleugnung emotionaler Belastung

Die Kinder dieser Menschen entwickeln meist einen ängstlich-vermeidenden Bindungsstil, da die Mutter hauptsächlich ein autonomes und selbstständiges Verhalten ihres Kindes fördert und seine Anlehnungsbedürfnisse eher zurückweist. So ist das Bindungssystem dieser Kinder ständig aktiviert. Wenn weder Wut noch Angst die gewünschte Reaktion der Mutter auslösen kann, sucht sich das Kind in der Abwendung von der Mutter einen Ausweg oder vermeidet von vornherein Situationen, die das Bindungssystem aktivieren könnten.[30]

Arbeitsmodell der Verstrickten

Diese Menschen werden geradezu überflutet von Kindheitserinnerungen; sie wirken verstrickt in eine problematische Kindheitsgeschichte, in der Idealisierung, Wut und Abhängigkeit nebeneinander bestehen, und sie kämpfen noch als Erwachsene um die Anerkennung ihrer Eltern. Sie hatten meist schwache, ängstliche und inkompetente Mütter, die sie als Kind zwar nicht abwiesen, aber in Notfällen oft selbst in Panik gerieten, was bei dem Kind zu vermehrtem anklammernden Verhalten führte, da die Unsicherheit der Mutter die Angst des Kindes nicht reduzierte. Diese inkompetenten Mütter binden die Kinder an sich, um ihr eigenes narzisstisches Gleichgewicht aufrechtzuerhalten, so dass eine Ablösung des Kindes kaum möglich ist.

Inkompetente Mütter

Diese Mütter haben meist ambivalent gebundene Kinder, die zwar immer wieder die Nähe der Mutter suchen, sich dann aber zornig abwenden und sich nicht trösten lassen. Die Reaktionen der Mutter sind für diese Kinder insofern unvorhersagbar, dass sie mehr von deren eigenem Erleben als vom Verhalten des Kindes bestimmt werden. Diese Mütter sind gegenüber ihrem Baby überaufmerksam, was ein Ausdruck ihrer Unsicherheit und unbewältigter Angst sein kann, vielleicht aber auch darauf beruht, dass sie sich kein zutreffendes Bild von ihrem Kind machen können. Ihre inkohärenten Bindungsrepräsentanzen führen zu Fehlinterpretationen des kindlichen Verhaltens und daraus folgenden Fehlreaktionen.[31]

> ▶ *Folgerung für die Bonding Psychotherapie*
> Der Therapeut sollte in der Lage sein, zu seinem Patienten eine sichere Bindung herzustellen. Vor dem Hintergrund dieser »sicheren Basis« kann der Patient seine negativen und positiven Gefühle bezogen auf seine ursprünglichen Bindungspersonen explorieren und so eine Verbindung zu seiner Biographie herstellen.

INTERGENERATIONELLE WEITERGABE VON BINDUNGSSTILEN

Der Zusammenhang zwischen dem Arbeitsmodell der Erwachsenen und der Bindungsqualität zu ihren eigenen Kindern ist erstaunlich hoch. In mehreren Untersuchungen konnte eine generationsübergreifende Stabilität für Mütter von 75% bis 82% und für Väter von 60% bis 68% gefunden werden.[32]

Nur durch prospektive Studien lässt sich klären, inwieweit die elterlichen Bindungsrepräsentationen unabhängig von dem interaktionellen Angebot des Kindes sind. Sowohl die retrospektiven als auch die prospektiven Studien[33] kommen zu denselben Ergebnissen: Es gibt einen signifikanten Zusammenhang zwischen der Qualität der elterlichen Bindungsrepräsentationen, eingeschätzt durch das Erwachsenen-Bindungsinterview (AAI), und der kindlichen Bindungsqualität.

Fonagy et al. konnten zeigen, dass 75% der in der Schwangerschaft als autonom eingeschätzten Mütter sicher gebundene Kinder hatten, während 75% der als unsicher eingeschätzten Mütter nach einem Jahr unsicher gebundene Kinder hatten.[34]

Insgesamt zeichnet sich folgendes Bild ab:
- Autonome Mütter haben sicher gebundene Kinder.
- Distanzierte Mütter haben unsicher-vermeidend gebundene Kinder.
- Verstrickte Mütter haben ambivalent gebundene Kinder.
- Mütter mit unbewältigten Traumata haben desorganisiert gebundene Kinder.

Das Verbindungsglied zwischen den elterlichen Beziehungsrepräsentanzen und der kindlichen Bindungsqualität besteht in:
1. der mütterlichen Feinfühligkeit,
2. der mütterlichen Einstellung in Bezug auf ihre eigenen Kindheitserfahrungen.

Dies sind zwei verschiedene Begrifflichkeiten, die eine beschreibt konkretes Verhalten (Feinfühligkeit), die andere mentale Repräsentationen.

Feinfühligkeit und Containment

Die Korrelationen zwischen Feinfühligkeit und Bindungsrepräsentationen sind signifikant, aber nicht besonders hoch. Das Konzept der Feinfühligkeit ist analog zum Konzept des Containment-Begriffes von Bion. Unter »Containment« wird die Fähigkeit der Mutter verstanden, die Gefühle des Kindes – insbesondere negative Gefühle – nicht nur zu verstehen und zu beantworten, sondern durch ihre Antwort gleichzeitig so zu verändern, dass sie für das Kind erträglich werden. Containment ist eine Form der Regulierung negativer Gefühle, die von der Mutter vorgenommen und allmählich vom Kind internalisiert wird.

Feinfühlige Mütter spiegeln nicht nur die Gefühle des Kindes, sondern signalisieren zugleich mit dem Spiegelungsprozess, dass sie diese Gefühle auch verändern können.

Distanzierte Mütter gehen mit negativen Gefühlen des Kindes typischerweise so um, dass sie das Kind mit einem Spielzeug ablenken. So kann das negative Gefühl bewältigt werden, aber diese Mütter sind wenig erfolgreich in der Affektspiegelung, denn sie lenken vom Affekt ab. Distanzierte Eltern haben in der Kindheit erfahren, dass negative Gefühle eher unterdrückt als ausgedrückt werden sollen. Diese Einstellung behalten sie als Erwachsene bei.

Verstrickte Mütter reagieren auf den negativen Affekt des Kindes, aber sie sind schwach in der Vermittlung von Copingstrategien.

Sichere Mütter haben eine ausgewogene Mischung zwischen Affektspiegelung und der Vermittlung von Copingstrategien zur Veränderung der Affekte.

Affektbewältigung

> *Folgerung für die Bonding Psychotherapie*
> Der Therapeut sollte über die Fähigkeit des Containments verfügen, d.h. Gefühle adäquat empathisch zu spiegeln und dem Patienten dazu zu verhelfen, sie zu verändern.

Selbstreflexion

Fonagy und seine Forschungsgruppe haben dem Bindungsinterview eine so genannte »Self-Reflecting-Scale« hinzugefügt.[35] Diese Skala soll erfassen, inwieweit die Eltern in der Lage sind, sich ihren Säugling als ein geistig-seelisches Wesen vorzustellen. Die Hypothese ist, dass die kindliche Bindungsqualität eine Funktion des Grades ist, in dem sich Eltern in die vermuteten seelischen Zustände des Kindes hineinversetzen können und diese Einfühlung in »körperliche Handreichungen übersetzen, die das Kind versteht«.[36]

Es zeigte sich, dass die sicher gebundenen Mütter hohe Werte auf der Self-Reflecting-Scale erzielen, vermeidende eher niedrige. Der Vorhersagewert der Skala für die Bindungsqualität des Kindes ist genauso groß wie der des gesamten Bindungsinterviews. Diese Skala ist besonders aussagekräftig für Mütter, die im Bindungsinterview von vielen schlechten Kindheitserlebnissen berichteten, aber aufgrund der kohärenten Art und Weise, wie sie darüber sprachen, als autonom eingestuft wurden. Dies legt den Schluss nahe, dass über sich und das Kind in einer eher »psychologischen« Weise nachzudenken einen Schutzfaktor darstellt, der die »Risikogruppe« autonomer Mütter mit schlechter Kindheitserfahrung davor bewahrt, diese Erfahrungen in der Interaktion mit ihren Kindern auszuagieren. Die Fähigkeit zu »mentalisieren« wäre also ein Puffer oder eine Neutralisierungsmöglichkeit, die hilft, die Interaktionen mit dem Kind abzufedern. Bei Müttern mit guten Kindheitserfahrungen ist ein solcher Puffer nicht nötig.

Zusammenfassend kann man sagen: Das Bindungsmuster der Mutter wird mit einer Wahrscheinlichkeit von 80% auf die nächste Generation übertragen. Noch bessere Vorhersagen ergeben sich, wenn man die Fähigkeit zur Selbstreflexion und die Fähigkeit, das Innere eines anderen zu reflektieren, mit einbezieht. Damit wird deutlich, dass sich das Kind an die Bindungsverhaltensweisen der Mutter anpasst.

> *Folgerung für die Bonding Psychotherapie*
> Eine Förderung der Selbstwahrnehmung und Selbstreflexion erfolgt nicht nur aus individualtherapeutischen Gründen, sondern auch, um eine Weitergabe der unsicheren Bindungsrepräsentationen an die nächste Generation zu verhindern.

Phantasien und Einstellungen

Cramer hat darauf aufmerksam gemacht, dass auch Inhalte und unbewusste Phantasien von den Eltern auf das Kind übertragen werden.[37] Das mütterliche Interaktionsverhalten wird von ihren unbewussten Phantasien und Einstellungen gespeist. So werden spezifische Themen auf das Kind übertragen (z.B. »Kinder sind lästig«). Diese sind für die weitere Entwicklung des Kindes von ebenso großer Bedeutung wie seine Bindungsqualität.

Auch wenn eine Mutter im Erwachsenen-Bindungsinterview als autonom eingeschätzt wird, kommt es nicht selten vor, dass eines ihrer Kinder sicher, das andere aber unsicher an sie gebunden ist. Geschwister haben z.B. nur in 50% bis 65%, Zwillinge sogar nur in 30% bis 50% der Fälle denselben Bindungstypus.[38] Dieser Sachverhalt lässt sich mit den mütterlichen Phantasien begründen, mit denen sie das Kind belegt. Wird das eine Kind in der Phantasie mit den ungeliebten Eigenschaften z.B. des Vaters belegt und werden die eigenen gut phantasierten Selbstanteile auf das andere Kind übertragen, so kann man verstehen, warum eine autonome Mutter mit dem einen Kind weniger feinfühlig umgeht als mit dem anderen. Dies macht deutlich, dass die Analyse solcher Phantasien für die Erklärung der weiteren Entwicklung des Kindes genauso wichtig sind, wie die Messung der interaktiven Feinfühligkeit und der Erhebung der Bindungsrepräsentationen und -muster.

DIAGNOSTIK DER BINDUNGSSTILE BEI ERWACHSENEN

Bindung bei Erwachsenen äußert sich in anderer Form als bei Kindern. In partnerschaftlichen Beziehungen sind die Systeme Bindung, Sexualität und Fürsorge eng miteinander verknüpft.[39] Da die Bindungsfigur in der Regel zugleich sexueller Partner ist, kann das Suchen nach Nähe auch aus einem Bedürfnis nach Sexualität resultieren. Bindungen bei Erwachsenen sind in der Regel reziprok, d.h. jeder Partner gibt und empfängt im gleichen Maße Schutz und Nähe. Entscheidend ist, dass beide Partner für sich ein Gefühl der Sicherheit und Geborgenheit in der Beziehung erleben.

Allerdings haben Partnerschaften auch einiges mit der Mutter-Kind-Beziehung gemeinsam:
- Der Partner stellt die wichtigste Bezugsperson dar.
- Die Trauer bei einer Trennung ist vergleichbar mit den Gefühlen, die ein Kind bei der Trennung von der Mutter erlebt.
- Ebenso vergleichbar ist die Angst vor Verlust bei einer drohenden Trennung.

Ein wichtiges Ziel der Bonding Psychotherapie ist es, das unsichere Bindungsverhalten von erwachsenen Patienten in sicheres Bindungsverhalten zu verändern. Um dies zu erreichen und die Veränderung messen zu können, braucht man diagnostische Instrumente, um am Anfang der Therapie die Bindungsunsicherheit und im Verlauf der Therapie die Zunahme der Bindungssicherheit erfassen zu können. Es gibt zwei Formen der Bindungsdiagnostik: die kategoriale und die dimensionale Bindungsdiagnostik. Diese sollen im Folgenden dargestellt werden.

Kategoriale Diagnostik

Bartholomew und Horowitz[40] schlagen ein Modell zur Bindungsdiagnostik vor, das auf der Idee von Bowlby[41] beruht, dass Kinder frühere Bindungserfahrungen in Form eines »inneren Arbeitsmodells« verinnerlichen.

Diese inneren Repräsentanzen beurteilen:
- ob die Bindungsperson zu denjenigen Menschen gehört, die auf Forderungen nach Unterstützung und Schutz reagiert oder nicht;
- ob das Selbst zu den Personen gehört, auf die andere, insbesondere die Bindungsperson, auf eine hilfreiche Art und Weise reagieren.

Das erste Urteil betrifft das Bild des Kindes von den anderen. Das zweite Urteil betrifft das Bild, dass das Kind von sich selber hat. Diese beiden Urteile des Arbeitsmodells werden durch negative oder positive Felder dichotomisiert, so dass ein Vierfelderschema (siehe Abb. 7) entsteht.

Sicherer Bindungsstil
Die Zelle I reflektiert ein positives Selbstwertgefühl und die Erwartung, dass andere Menschen im Allgemeinen akzeptierend und zugewandt sind, dies entspricht einem »sicheren Bindungsstil«.

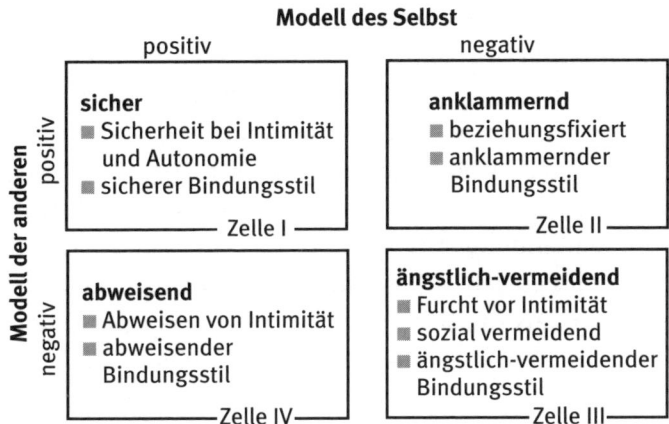

Abbildung 7: Vierfelderschema der kategorialen Diagnostik

Merkmale des sicheren Prototyps: Intime Freundschaften werden hoch eingeschätzt. Es besteht die Fähigkeit, nahe Beziehungen aufrechtzuerhalten, ohne die persönliche Autonomie zu verlieren. Gespräche über Beziehungen und darauf bezogene Themen sind gekennzeichnet durch Kohärenz und Aufmerksamkeit (Nachdenklichkeit).

Anklammernder Bindungsstil
Zelle II deutet auf ein Gefühl von geringem Selbstwert, kombiniert mit einer positiven Bewertung anderer Menschen hin. Dies führt dazu, dass die entsprechende Person Selbstakzeptanz zu erreichen sucht, indem sie Akzeptanz durch wichtige Bezugspersonen erfährt. Dies entspricht dem so genannten »anklammernden Bindungsstil«.

Merkmale des anklammernden Prototyps: Diese Personen engagieren sich übermäßig in nahen Beziehungen. Das persönliche Wohlgefühl hängt davon ab, ob sie von anderen akzeptiert werden. Es besteht eine Tendenz zur Idealisierung anderer Personen, und wenn sie über Beziehungen sprechen, sind sie inkohärent und äußerst emotional.

Ängstlich-vermeidender Bindungsstil
Zelle III zeigt ein beeinträchtigtes Selbstwertgefühl in Kombination mit der Erwartung negativen und zurückweisenden Verhaltens vonseiten anderer. Durch die Vermeidung enger Kontakte mit anderen ermöglicht es dieser Bindungsstil der Person, sich gegen die erwartete Zurückweisung zu schützen. Dies entspricht dem »vermeidenden Bindungsstil«.

Merkmale des ängstlich-vermeidenden Prototyps: Nahe Beziehungen werden aus Angst vor Zurückweisung, aus persönlicher Unsicherheit und aus einem Misstrauen gegenüber anderen vermieden.

Abweisender Bindungsstil
Zelle IV deutet auf ein gewisses Gefühl der Liebenswürdigkeit sich selbst gegenüber, das aber verknüpft ist mit negativen Einschätzungen anderer. Personen mit diesem Stil schützen sich selbst vor Enttäuschungen durch die Vermeidung enger Beziehungen und durch das Aufrechterhalten eines Unabhängigkeits- und Unverwundbarkeitsgefühls.

Merkmale des abweisenden Prototyps: Die Wichtigkeit naher Beziehungen wird heruntergespielt. Die Emotionalität ist eingeschränkt und betont werden Unabhängigkeit und Selbstvertrauen. Es besteht ein Mangel an Klarheit und Glaubwürdigkeit, wenn über Beziehungen gesprochen wird.

Die verschiedenen Bindungsstile implizieren unterschiedliche interpersonelle Probleme. Die Zellen I und II legen eine freundliche Orientierung gegenüber anderen Menschen nahe, die Zellen III und IV dagegen eine feindselige und kalte Orientierung.

Die Beurteilung einer normalen Population ergab, dass
    47% einen sicheren Bindungsstil,
    18% einen abweisenden,
    14% einen anklammernden und
    21% einen ängstlich-vermeidenden Bindungsstil hatten.[42]

Dimensionale Diagnostik

Die älteren Fragebogenverfahren zur Bindungsdiagnostik arbeiten mit dem kategorialen Ansatz. Inzwischen hat sich allerdings das dimensionale Verfahren durchgesetzt. Die neueren englisch- und deutschsprachigen Fragebögen bilden zwei orthogonale Funktionen ab: die Angst vor Nähe und die Angst vor Trennung bei Bindungsunsicherheit, respektive keine Angst vor Nähe sowie Trennung bei Bindungssicherheit.[43]

<small>Angst vor Nähe
Angst vor Trennung</small>

Dimensional lassen sich die prototypischen Bindungsstile demnach zwei Dimensionen zuordnen: Angst vor Trennung und Zulassen von Nähe. Diese beiden Dimensionen stehen mit den vier Bindungsstilen in enger Beziehung.

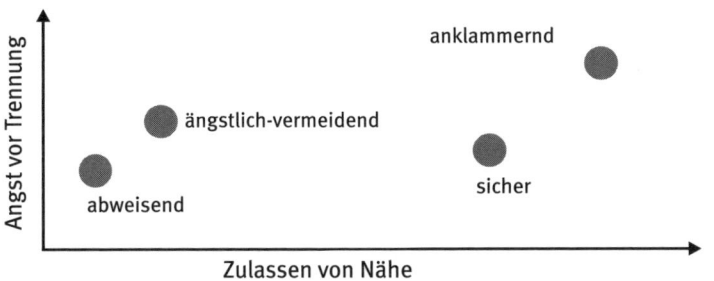

Abbildung 8: Bindungsstile als Funktion der beiden Variablen »Angst vor Trennung« und »Zulassen von Nähe«[44]

Der *sichere Prototyp* lässt sich durch die Suche nach Nähe in Verbindung mit wenig Ängsten vor Trennung charakterisieren.

Der *anklammernde Prototyp* zeichnet sich durch die Suche nach Nähe sowie vorhandene Trennungsängste aus.

Der *abweisende Prototyp* ist durch die Vermeidung von Nähe im Zusammenhang mit wenig Ängsten vor Trennung definiert.

Der *ängstlich-vermeidende Prototyp* lässt sich durch die Vermeidung von Nähe in Verbindung mit ausgeprägten Trennungsängsten beschreiben.

Eine dritte Dimension mit der Bezeichnung »zwischenmenschliches Vertrauen« wurde von Collins & Read identifiziert.[45] Diese Dimension war mit Angst vor Trennung negativ und mit Zulassen von Nähe positiv korreliert. Zwischenmenschliches Vertrauen lässt sich daher als allgemeines Maß für Bindungssicherheit interpretieren.

Bindungsskalen
Steffanowski führte eine Reanalyse zur Konstruktion von Bindungsskalen der bislang bekannten RQS-Skalen (*Relationship Questionaire Scale* von Griffin & Bartholomew, 1994) durch.[46] Durch itemanalytische Verfahren ließen sich aus 30 Items drei neue Skalen bilden:
- Angst vor Nähe
- Fehlendes zwischenmenschliches Vertrauen
- Angst vor Trennung

Der Vorteil der Bindungsskalen liegt darin, dass man mit den einzelnen Skalen direkte Ansatzmöglichkeiten zur therapeutischen Veränderung in Richtung eines sicheren Bindungsstiles hat. Wenn es im Verlauf der Therapie gelingt, die Angst vor Nähe und Trennung zu mildern und das zwischenmenschliche Vertrauen zu erhöhen, dann verändert sich der Bindungsstil in Richtung eines sicheren Bindungsverhaltens. Durch den RQS hat man einen Selbstbeurteilungsfragebogen zur Hand, in dem sich die einzelnen Bindungsskalen in ihrer Ausprägung gut grafisch darstellen lassen.

Inhaltliche Interpretation der Skalen
Die einzelnen Skalen werden folgendermaßen inhaltlich interpretiert:

Bindungsskala Angst vor Nähe	
Niedrige Werte	**Erhöhte Werte**
Bei Wunsch nach Nähe wird Bindungsverhalten offen gezeigt	Vermeidung von Bindungsverhalten
Wenig Angst bei menschlicher Nähe	Man hat Angst vor Verletzung beim Herstellen von nahen Kontakten
Man kann anderen nahe kommen, ohne Angst vor Verletzung	Nähe wird als bedrohlich erlebt
Es wird selten geäußert, dass andere zu viel Nähe wünschen	Aus Angst vor Verletzung wird der Wunsch nach Nähe nicht geäußert
Man kann leicht zwischenmenschliche Nähe herstellen, die als angenehm und wohltuend erlebt wird	Unwohlsein bei Nähe

Bindungsskala fehlendes zwischenmenschliches Vertrauen	
Niedrige Werte	**Erhöhte Werte**
Vertrauen in der Beziehung	Kein Vertrauen aus Angst vor Zurückweisung
Man fühlt sich im allgemeinen geschätzt und akzeptiert	Zweifel von anderen Menschen akzeptiert zu werden
Positive Erwartungshaltung, dass andere Menschen bei Bedarf erreichbar sind und einen unterstützen	Misstrauen gegenüber anderen

Tabelle 5: Inhaltliche Interpretation der Bindungsskalen

Bindungsskala Angst vor Trennung

Niedrige Werte	Erhöhte Werte
Die Person hat ein positives Modell vom Selbst, sie sieht sich als liebenswert an	Wunsch nach gefühlsmäßig sehr engen Beziehungen, bei gleichzeitiger Angst, verlassen zu werden
Wenig Angst, verlassen zu werden oder nicht genug Liebe zu erhalten	Man hat Sorge, nicht genug geliebt zu werden
Wenig Sorge, allein zu sein	Man ist ungern allein
Man fühlt sich auch ohne enge gefühlsmäßige Beziehung wohl	Kein Angewiesensein auf ständige Bestätigung von außen, da die Zuneigung der anderen sicher ist
Keine Tendenz zu symbiotisch verschmelzenden Beziehungen	Wunsch nach symbiotischer Verschmelzung unter Aufgabe der Unabhängigkeit
Selbstsicherheit in Beziehungen, die anderen ihre Freiheit lässt	Negatives Selbstbild, daher Neigung zu ängstlich-anklammerndem Verhalten

Tabelle 5 (Forts.): Inhaltliche Interpretation der Bindungsskalen

Bindungskonflikte

Die einzelnen Bindungsskalen kann man vor dem Hintergrund der Konflikttheorie als Konflikte beschreiben. Dabei entspräche ein erhöhter Wert auf der Bindungsskala »Angst vor Nähe« einem Nähekonflikt, den man folgendermaßen formulieren könnte: Nähewünsche versus Angst vor Nähe.

Ein erhöhter Wert auf der Bindungsskala »Angst vor Trennung« würde auf einen Trennungskonflikt hindeuten: Wunsch nach Trennung versus Angst vor Trennung.

Ein erhöhter Wert auf der Bindungsskala »mangelndes zwischenmenschliches Vertrauen« gibt einen Hinweis auf einen interpersonellen Vertrauenskonflikt: Wunsch nach Vertrauen versus Misstrauen im zwischenmenschlichen Bereich.

Diese Konflikte nennt man in der Bonding Psychotherapie Bindungskonflikte, also Konflikte, die aus den Bindungsskalen abgeleitet werden können. Daraus entsteht die therapeutische Aufgabe, dass diese Bindungskonflikte diagnostiziert und einer gezielten Bearbeitung zugänglich gemacht werden sollten.

Bindungskonflikte

> ▶ *Folgerung für die Bonding Psychotherapie*
> Diagnostik der Bindungsskalen mit dem RQS und gezielte Bearbeitung der daraus abgeleiteten Bindungskonflikte.

Dimensionale Diagnostik der Bindungsstile mit den Bindungsskalen des RQS

Um die Ergebnisse aus der dimensionalen Diagnostik der Bindungsskalen in eine kategoriale Diagnostik der Bindungsstile zu übersetzen, werden die Bindungsskalen den Bindungsstilen folgendermaßen zugeordnet:

	wenig Angst vor Trennung niedrige Skalenwerte (T<50)	**ausgeprägte Angst vor Trennung** hohe Skalenwerte (T>50)
wenig Angst vor Nähe niedrige Skalenwerte (T<50)	sicherer Prototyp	anklammernder Prototyp
ausgeprägte Angst vor Nähe hohe Skalenwerte (T>50)	abweisender Prototyp	ängstlich-vermeidender Prototyp

Tabelle 6: Zuordnung der Bindungsstile zu den Skalen Angst vor Nähe und Angst vor Trennung

In einem zweiten Schritt werden diese typischen Profile der einzelnen Bindungsstile den Bindungsskalen (Angst vor Trennung, Angst vor Nähe sowie fehlendes zwischenmenschliches Vertrauen und Wunsch nach Unabhängigkeit) zugeordnet.

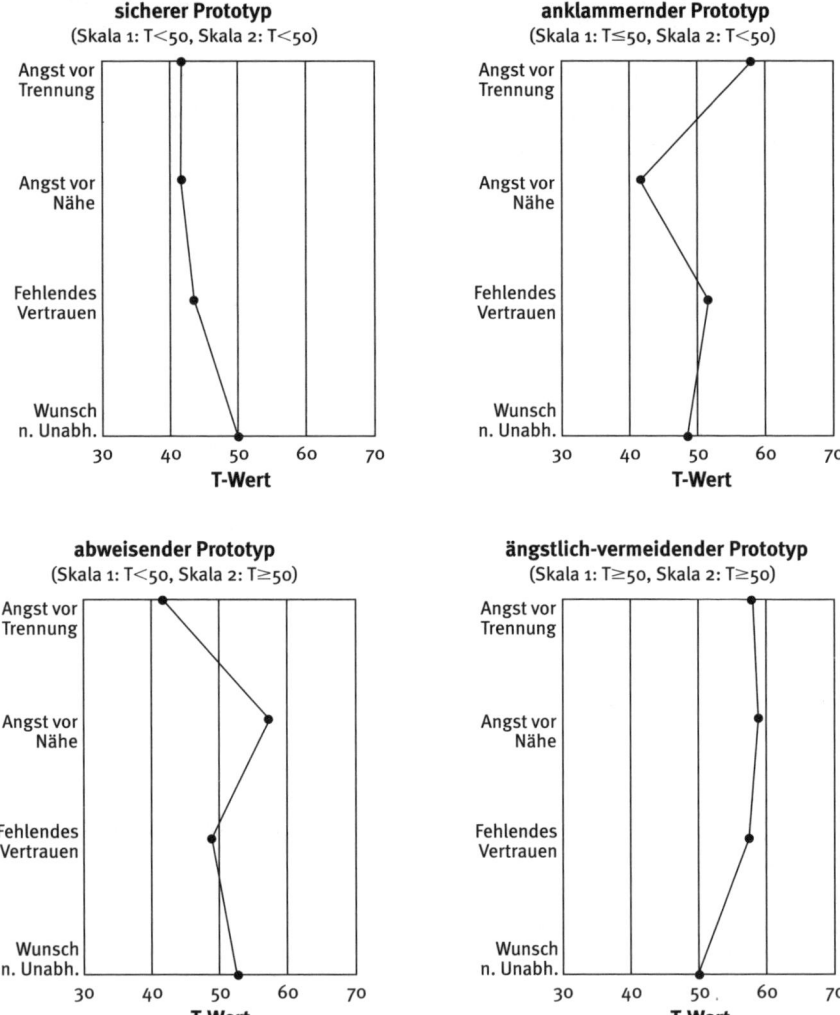

Abbildung 9: Prototypische RQS-Skalenprofile: Zuordnung der dimensionalen Diagnostik der Bindungsskalen zu den vier Bindungsstilen (Steffanowski, 1999)

> *Folgerung für die Bonding Psychotherapie*
> Zur Diagnostik und Veränderungsmessung des Bindungsstiles werden die RQS-Skalen (*Relationship Questionaire Scale* von Griffin & Bartholomew, 1994) benutzt.

BINDUNG IN PAARBEZIEHUNGEN

In Paarbeziehungen hängt die Beziehungsqualität von der Bindungssicherheit ab. Da die Bindungsrepräsentationen prinzipiell veränderbar sind, ist es sinnvoll, die Bindungssicherheit zu einem bestimmten Zeitpunkt und bezogen auf eine bestimmte Bezugsperson zu erfassen.

Zur Erfassung der Bindungsrepräsentationen in Paarbeziehungen wurde von Grau ein dimensionaler Fragebogen entwickelt.[47] Dieser Fragebogen beruht auch wie der RQS auf den beiden Dimensionen: Angst vor Trennung und Vermeidung von Nähe. Die Validität dieser beiden Dimensionen wurde in mehreren Studien nachgewiesen.[48]

Beide Skalen sind unabhängig vom Alter, Geschlecht und von der Beziehungsdauer. Beide Skalen korrelieren negativ mit: Beziehungszufriedenheit, positiven Emotionen, positiver Kommunikation, Zärtlichkeit und sexueller Zufriedenheit. Sie korrelieren entsprechend positiv mit: Konfliktbelastung und negativen Emotionen.[49] Personen mit einem hohen Wert auf der Skala Angst vor Trennung fordern beim Streit mit dem Partner mehr Zuwendung, während Personen mit hohen Werten auf der Skala Angst vor Nähe mehr Freiheit einfordern und eine geringere Bereitschaft haben, eine Partnerschaft auf lange Sicht zu planen.[50]

Unsicher gebundene Personen berichten über geringe sexuelle Zufriedenheit, Überwiegen der negativen Emotionen, geringes Vertrauen und geringe Bindungsbereitschaft. Das Streitverhalten des Partners wird als verletzend und die Bemühungen des Partners um Zärtlichkeit und Kommunikation werden als unzureichend erlebt.

Personen, die in hohem Maße Nähe vermeiden, bemühen sich wenig um die Partnerschaft und sind nur wenig bereit, die Beziehung in intensiver Weise fortzusetzen. Personen mit hoher Angst vor Trennung erleben sich in den Beziehungen als unterlegen, diejenigen, die Nähe vermeiden, als überlegen. Beide Personen fühlen sich ungerecht behandelt. Das Erleben von Gerechtigkeit scheint eine Domäne von sicher gebundenen Paaren zu sein.[51]

Allgemein wird in Studien über Paarbeziehungen die Partnerschaft von sicher gebundenen Personen als dauerhafter und positiver dargestellt als die von unsicher gebundenen.[52] Erstere erleben sich glücklicher und zufriedener, fühlen sich stärker an den Partner gebunden und haben mehr konstruktive Möglichkeiten zur Konfliktlösung zur Verfügung.[53]

Brennan, Clark & Shaver untersuchten den Umgang mit körperlicher Berührung und Sexualität bei Erwachsenen in Abhängigkeit zu ihren Bindungsstilen.[54]

Körperliche Berührung
Sicher und unsicher-ambivalent gebundene Personen benutzen körperliche Berührungen, um ihren Gefühlen Ausdruck zu geben. Sie zeigen kaum Vermeidungsverhalten in Bezug auf körperliche Berührung. Die unsicher-ambivalent Gebundenen benutzen Berührungen, um sich der Fürsorge des anderen zu vergewissern. Sie möchten mehr Berührung, als sie von anderen erhalten. Die Gruppe der vermeidend Gebundenen (ängstlich-vermeidend und abweisend Gebundene) berichten über einen mäßigen Berührungsmangel in ihren Beziehungen.

Sexualität

Die sicher und ängstlich-ambivalent Gebundenen bevorzugen liebevolle und zärtlich getönte Sexualität. Die sicher Gebundenen zeigen im Gegensatz zu den ängstlich-vermeidend und abweisend Gebundenen eine Bevorzugung von normalem sexuellen Verhalten, die abweisend Gebundenen eher promiskuitives sexuelles Verhalten.

Gefühle nach der Sexualität

Die sicher Gebundenen erleben im Vergleich zu den unsicher Gebundenen positive Gefühle nach dem Sex. Die ängstlich-vermeidend Gebundenen erleben am häufigsten negative Gefühle nach dem Sex, gefolgt von den unsicher-ambivalent und den abweisend Gebundenen.

> ▶ *Folgerung für die Bonding Psychotherapie*
> Um die Beziehungsqualität in Paarbeziehungen zu erhöhen, ist es erforderlich, gezielt die Vermeidung von Nähe, die Angst vor Trennung und das mangelnde zwischenmenschliche Vertrauen zu bearbeiten.

BINDUNGSBEZOGENE AUFGABEN DES PSYCHOTHERAPEUTEN

Ein Therapeut, der wie in der Bonding Psychotherapie die Bindungstheorie anwendet, muss die Voraussetzungen dafür schaffen, dass der Patient in der therapeutischen Beziehung seinem inneren Arbeitsmodell nachspüren und diese gewonnenen Erkenntnisse und Erfahrungen neu strukturieren kann.[55]

Psychotherapeutische Aufgaben

Bowlby[56] hat fünf psychotherapeutische Aufgaben formuliert:
1. Der Therapeut muss als sichere Basis fungieren, von der aus der Patient die verschiedenen unglücklichen und schmerzhaften Aspekte seines Lebens explorieren kann.
2. Der Therapeut muss dem Patienten in dieser Exploration beistehen und ihn anregen, seine Beziehungsgestaltung zu wichtigen Bezugspersonen zu überprüfen.
3. Insbesondere muss die Beziehung zum Therapeuten kontinuierlich überprüft werden, da in dieser die Beziehungen zu den früheren Bindungsfiguren reinszeniert werden.
4. Die gegenwärtigen Wahrnehmungen und Erwartungen müssen auf die früheren Erfahrungen zurückgeführt werden.
5. Schließlich gelte es, mit dem Patienten zu erarbeiten, dass seine Bilder oder Modelle von sich selbst und anderen für die Gegenwart und Zukunft inadäquat und nicht zu rechtfertigen seien.

Die therapeutische Beziehung aus bindungstheoretischer Sicht

Aufbauend auf Bowlbys Postulaten differenziert Holmes verschiedene Aspekte der therapeutischen Beziehung, die aus bindungstheoretischer Sicht relevant sein können.[57]

- Das Konzept der sicheren Basis ist von großer Bedeutung für das Verständnis der therapeutischen Beziehung. Sie ist der beste Prädiktor für das Ergebnis einer Psychotherapie.[58]
- Die Bedeutung des Affekts und der Affektverarbeitung ist ein zentrales Thema der Psychotherapie. Ein feinfühliger Therapeut hat die wichtige Aufgabe, Emotionen des Patienten akzeptierend aufzugreifen und damit für den Patienten handhabbar zu machen.
- Die Bedeutung der Kognitionen in Zusammenhang mit dem inneren Arbeitsmodell wird besonders hervorgehoben.
- Verlusterleben sowie Trauer und die Wut, die mit Verlusten verbunden sind, sollen in der Therapie zum Ausdruck gebracht und durchgearbeitet werden.

Da die Bonding Psychotherapie als eine Gruppenmethode konzipiert wurde, ist es die Aufgabe des Therapeuten, die Gruppenprozesse so zu steuern, dass ein vertrauensvolles Klima der emotionalen Offenheit, gegenseitigen Akzeptanz und zwischenmenschlichen Wärme und des Vertrauens entsteht. Gerade bei dem »klassischen Vorgehen« (siehe *Praxis der Bonding Psychotherapie*, S. 226) werden bevorzugt die Bindungsskalen Angst vor Nähe und mangelndes zwischenmenschliches Vertrauen aktualisiert und emotional bearbeitet. Diese Aktualisierung ist oft verbunden mit dem Durcharbeiten von Schmerz und Wut, die im Zusammenhang mit Verletzungen der Grundbedürfnisse und der Trauer über Verlusterlebnisse entstanden sind.

Erfahrungsgemäß entsteht durch dieses therapeutische Vorgehen ein Gruppenklima, das den einzelnen Gruppenteilnehmern als »sichere Basis« dient, um ihre Emotionen explorieren, ausdrücken und in einen Zusammenhang mit ihren verinnerlichten Arbeitsmodellen stellen zu können.

> *Folgerung für die Bonding Psychotherapie*
>
> Ein wesentlicher Zielparameter der Bonding Psychotherapie ist es, das unsichere Bindungsverhalten – auf den Bindungsskalen gekennzeichnet durch Angst vor Nähe und Trennung sowie durch mangelndes zwischenmenschliches Vertrauen – in Richtung eines sicheren Bindungsverhaltens zu verändern.
>
> Dies gelingt nur in einem gruppentherapeutischen Klima der emotionalen Offenheit, Akzeptanz, der zwischenmenschlichen Wärme und des Vertrauens.

FÄHIGKEIT ZUR REGULATION VON EMOTIONEN

Das Bindungsverhalten wirkt sich neben der Art der Beziehungsgestaltung auch auf die Regulation der Emotionen aus. In einer sicheren Bindung wird bei Leid, Erkrankung und Erschöpfung die Nähe zu einer verlässlichen Bindungsperson gesucht. Das Ziel des Bindungsverhaltens ist es, ein Gefühl von Sicherheit und Geborgenheit durch die Verarbeitung der negativen Gefühle wiederzuerlangen. Zum Beispiel erwirbt sich ein Kind durch dieses Verhalten eine wirksame Strategie im Umgang mit negativen Gefühlen und emotionalen Belastungen. Im weiteren Lebensverlauf werden diese emotionsregulierenden Beziehungserfahrungen in einem inneren Arbeitsmodell verinnerlicht und führen so zu einer selbstständigen Regulation von Emotionen ohne die direkte Anwesenheit der Bindungsperson.

Verarbeitung negativer Gefühle

So wird durch die Verinnerlichung eine vormals externale Bewältigungsstrategie von negativen Emotionen zu einer internalen Strategie. Izard und Harris konnten zeigen, dass die Fähigkeit zur Emotionsregulation ein wesentliches Merkmal zur Aufrechterhaltung von psychischer Gesundheit ist.[59]

Selbstbehauptungssystem und Aversionssystem

Die Regulation von Emotionen bedeutet, emotionale Spannungszustände so zu verändern, dass man einen mittleren Modus der Spannung erreicht. Diese Spannungszustände wurden in der Säuglingsforschung gut untersucht. Nach Lichtenberg[60] unterscheidet man folgende Spannungszustände:

1. *Low tension state:* Zustand niederer Spannung, ruhige Wachheit.

2. *Moderate tension state:* mäßige Spannung, wache Aufmerksamkeit, aktiver reizsuchender Zustand mit optimalen Voraussetzungen für die Aufnahme von Informationen.

In vielen Experimenten wurde gezeigt, dass in diesem reizsuchenden Zustand problemlösende Impulse auftraten, die offensichtlich eine genetische neurophysiologische Grundlage haben. Ein großer Teil der neueren Säuglingsforschung wurden im Zustand mäßiger Spannung durchgeführt.

3. *High tension state:* hohe Spannung, Zustand des Schreiens, dieser Zustand hat eine geringe Informationsbearbeitung zur Folge. Bei Risikosäuglingen tritt dieser Zustand häufig auf.

Auch die Ergebnisse der Säuglingsforschung deuten offensichtlich darauf hin, dass der Säugling von Geburt an über zwei Reaktionssysteme verfügt: das Annäherungssystem und das Vermeidungssystem:

- Das *Annäherungssystem* wird durch gewöhnliche Stimuli aktiviert. Es führt zur Aktivierung von Interesse, Reizsuche, Kontingenzlernen und Kompetenzlust. Es besteht ein Zustand mäßiger Spannung.
- Das *Vermeidungssystem* wird durch aversive, dystone Stimuli aktiviert und erzeugt aversive Reaktionen. Es führt zur Hemmung des Annäherungssystems. Das aktivierte Vermeidungssystem zeigt sich in Unlust, Wut, Angriffsverhalten, Rückzug und Devitalisierung.[61] Es besteht ein Zustand hoher Spannung.

Bei einer gelungenen Emotionsregulation sollte das Vermeidungssystem mit seiner hohen Spannung, negativen Gefühlen und geringer Informationsverarbeitungskapazität deaktiviert und das Annäherungssystem mit seiner mäßigen Spannung, seinen positiven Gefühlen und hoher Informationsverarbeitungskapazität aktiviert werden.

Emotionsregulation bei den verschiedenen Bindungsstilen

Neben der Entwicklung eines sicheren Bindungsstils durch die Bonding Psychotherapie ist ein weiteres Ziel die Veränderung der emotionalen Integrationsfähigkeit im Sinne einer positiven Emotionsregulation.

Durch das intensive emotionale Durcharbeiten der alten Beziehungstraumata werden viele negative und schmerzliche Gefühle evoziert und der Bearbeitung zugänglich gemacht. Durch den Ausdruck der Emotionen auf einem hohen Erregungsniveau und mit großer Erlebenstiefe wird das Vermeidungssystem mit seiner hohen Spannung deaktiviert, das Annäherungssystem wird zusätzlich durch das motivationale Priming aktiviert und so ein emotionales Level erreicht, das neurophysiologisch zur Reorganisation alter neuronaler Strukturen notwendig ist.

In der sicheren Umarmung des anderen (siehe *Praxis der Bonding Psychotherapie* S. 227) wird das biologisch determinierte Bindungsverhalten aktiviert und die Erfahrung gemacht, dass man seine Gefühle mit anderen teilen kann und dabei getröstet wird, das erlittene Leid bearbeitbar und veränderbar ist. Um die emotionale Integrationsfähigkeit des sicheren Bindungsstils wieder herzustellen, ist es notwendig, körperliche und emotionale Nähe zuzulassen, damit eine emotional korrigierende Erfahrung gemacht werden kann: Kummer, Schmerz und andere negative Emotionen werden durch diese Form der Zuwendung in Trost, Sicherheit, Liebe und Freude transformiert. Die Erfahrung, dass negative Gefühle, wenn sie in die Beziehung eingebracht werden, keine Zurückweisung mehr zur Folge haben, sondern dass man bei anderen Menschen Trost finden kann, soll dadurch in das innere Arbeitsmodell verankert werden.

Transformation negativer Emotionen

Im Folgenden sollen die verschiedenen Emotionsregulationsmodelle bezüglich der einzelnen Bindungsstile dargestellt werden.

Sicherer Prototyp
Häufigkeit in der Normalbevölkerung 47%, in der Klinikpopulation 19,5% (Psychosomatische Klinik Bad Grönenbach). Das innere Arbeitsmodell einer sicheren Bindung entstand durch Vertrauen in die Verfügbarkeit der Bindungsperson, auch bei kurzfristiger Trennung. Die Mutter wurde als sichere Basis erlebt. Entsprechend besteht eine hohe Fähigkeit zur Regulation und Bewältigung von negativen Emotionen: Das Kind sucht eindeutig Trost bei der Bindungsperson, lässt sich schnell und wirksam beruhigen und setzt das Erkundungsverhalten fort. Negative Gefühle aktivieren das Bindungsverhalten, das eine positive Lösung, nämlich Trost und damit Beendigung des Leidens ermöglicht. Negative Gefühle werden mit diesem Arbeitsmodell in eine positive gefühlsmäßige Erwartung über einen guten Ausgang integriert. Das Arbeitsmodell entsteht aus sicheren Kindheitsbindungen oder durch eine tief greifende Verarbeitung von negativen Kindheitserlebnissen (z.B. Psychotherapie).

Emotionsregulation
Negative Gefühle lösen Bindungsverhalten aus, das Trost und Beendigung des Leidens sowie das Entstehen von Sicherheit, Liebe und Freude ermöglicht. Negative Gefühle werden in eine positive gefühlsmäßige Erwartung über einen guten Ausgang integriert.

Ängstlich-vermeidender Prototyp
Häufigkeit in der Normalbevölkerung 21%, in der Klinikpopulation 59%.
Der ängstlich-vermeidende Prototyp hat Furcht vor Intimität und vermeidet enge Beziehungen aus Angst vor Zurückweisungen, gekoppelt mit mangelndem Selbstvertrauen, sozialer Unsicherheit, mangelndem zwischenmenschlichen Vertrauen und Trennungsangst. Dieser Prototyp wird die Hauptzielgruppe in der Bonding Psychotherapie sein. Die Bonding Psychotherapie mit ihrem

dichten Näheangebot verhindert das Vermeidungsverhalten dieser Patienten. Durch die Aufgabe des Vermeidungsverhaltens werden emotional die biographischen kumulativen Beziehungstraumata reaktiviert und emotional durchgearbeitet.

Das innere Arbeitsmodell dieses Prototyps entstand in der Beziehung zu einer zurückweisenden Bindungsperson. So entwickelten diese Patienten Strategien zur Vermeidung solcher schmerzhaften Zurückweisungen. Sie zeigen ihre Verunsicherung nicht mehr und suchen keinen Trost, keine Zuwendung und körperliche Nähe bei der Bindungsperson, weil keine Auflösung der Verunsicherung möglich war. Die Fähigkeit zur Emotionsregulation ist eingeschränkt, es werden keine positiven Erwartungen aufgebaut und negative Gefühle werden nicht mehr ausgedrückt.

Emotionsregulation
Negative Gefühle, die in der Beziehung auftreten, lösen kein Bindungsverhalten aus, das Trost und Beendigung des Leids ermöglicht. Es besteht keine positive Erwartung über einen guten Ausgang. Die negative Erwartung in Form von Angst vor Enttäuschung und Zurückweisung wird durch ein ängstlich-vermeidendes Verhalten abgewehrt. Die Angst vor Enttäuschung und Zurückweisung wird funktionalisiert in Form einer »Phobie vor Nähe«, um die Beziehung zu kontrollieren.

<small>Phobie vor Nähe</small>

Dieses Muster ist dysfunktional, weil es die Befriedigung der Bindungsbedürfnisse nicht ermöglicht und Schmerz und Leid nicht in Sicherheit, Liebe und Freude transformiert werden. Dieser Bindungsstil hat die höchste Lebensunzufriedenheit, weil die Patienten in Kontakt mit ihrer Sehnsucht nach Bindung sind. Das Vermeidungssystem ist chronisch aktiviert. Es besteht eine hohe Spannung, erhöhter Cortisolspiegel, kein problemlösendes Beziehungsverhalten und gering ausgeprägte Informationsverarbeitung.

Anklammernder Prototyp
Häufigkeit in der Normalbevölkerung 14%, in der Klinikpopulation 15%, also annähernd gleich groß.

Der anklammernde Prototyp engagiert sich übermäßig in nahen Beziehungen. Sein geringes Selbstwertgefühl wird kompensiert durch die Idealisierung anderer. Es hängt von der Akzeptanz des Selbstwertspenders ab und so entsteht eine starke interpersonelle Abhängigkeit. Das innere Arbeitsmodell entstand in der Beziehung zu einer in ihrer Zuwendung nicht berechenbaren Bindungsperson, die keine sichere Basis zur Verfügung stellen konnte. Aus diesen Gründen ist das Bindungssystem chronisch aktiviert. Dies führt zu einer mangelnden Entwicklung der Autonomie und einer forcierten interpersonellen Abhängigkeit.

Die Patienten erleben Trennung als sehr belastend. Wenn sie in innerer Not sind, suchen sie Nähe und Trost, sind aber nicht tröstbar. Sie verhalten sich widersprüchlich: Einerseits suchen sie Nähe und fordern diese vorwurfsvoll-anspruchlich ein, andererseits sind die Nähe und der Trost nie genug. Dieses Verhalten bezeichnet man im angloamerikanischen Sprachgebrauch treffend als »dependent-demanding«.

Emotionsregulation
Die negativen Erwartungen in Form von Trennungsangst oder Verlustängsten werden abgewehrt durch ein verzweifeltes anklammerndes Verhalten. Dies kann aber keine Sicherheit vor Verlust der Beziehung garantieren, sondern löst beim Gegenüber durch die »Vereinnahmung« eher das Bestreben nach Distanzierung aus, was wiederum die Trennungsangst verstärkt. Diese Patienten suchen Trost, aber die Zuwendung ist nie genug und sie erscheinen unersättlich. (»Es gibt nicht so viele Pelze, um einen Neurotiker zu wärmen.«) Das Bindungssystem ist chronisch aktiviert. Es besteht kein problemlösendes Beziehungsverhalten und eine geringe Informationsverarbeitung. Schmerz und Angst werden funktionalisiert, um durch ein regressives, hilfloses Verhalten die Beziehung

»Es ist nie genug.«

zu kontrollieren. Negative Gefühle, die in der Beziehung auftreten, lösen kein Bindungsverhalten aus, das Trost und eine Beendigung des Leids ermöglicht. Es besteht keine positive gefühlsmäßige Erwartung über einen guten Ausgang.

Bei Menschen mit diesem Bindungsmuster besteht die Gefahr eines Scheiterns der Bonding Psychotherapie dadurch, dass diese Patienten ihren »anklammernden Bindungsstil« durch das Setting der körperlichen Nähe und der Umarmung ausagieren und damit verfestigen können. Allerdings ist ihr Widerstand daran zu erkennen, dass das Näheangebot nie genug ist und sie letztendlich auch die im therapeutischen Rahmen erfahrene Nähe nicht annehmen können. Aus diesem Grund hat es sich bewährt, die Trennungsangst nicht durch Mattenarbeit prozessual zu aktivieren, sondern durch eine Nähe-Distanz-Übung. Ihr anspruchlich-forderndes Verhalten, verbunden mit starken Symbiosewünschen bei gleichzeitiger unbewusster Verweigerung, die Nähe anzunehmen, die sie fordernd einklagen, ist als passiv-aggressives Äquivalent anzusehen.

Abweisender Prototyp
Häufigkeit in der Normalbevölkerung 18% und in der Klinikpopulation 6,5%.

Die Wichtigkeit naher (enger) Beziehungen wird von diesen Personen heruntergespielt. Die Emotionalität ist eingeschränkt und betont werden Unabhängigkeit und Selbstvertrauen. Es besteht ein Mangel an Klarheit und Glaubwürdigkeit, wenn über Beziehungen gesprochen wird. Ihr mangelndes Selbstwertgefühl wird durch die Aufwertung der eigenen Person bei gleichzeitiger Abwertung der anderen kompensiert. Durch die Vermeidung enger Beziehungen und das Aufrechterhalten eines Unabhängigkeits- und Unverwundbarkeitsgefühls schützen sie sich vor Enttäuschungen. Das Selbstbehauptungssystem ist chronisch aktiviert und das Bindungssystem massiv eingeschränkt.

Diese Menschen haben als Erwachsene das Arbeitsmodell der Distanzierten. Sie erinnern sich kaum an Ereignisse der Kindheit. Sie wissen nicht und können nicht nachempfinden, was sie damals gefühlt haben. Sie idealisieren die Eltern, Situationen von mangelnder Nähe und Zurückweisung werden nicht erkannt. In ihrem Selbstbild halten sie sich für stark und unabhängig. Nähe und Bindung bedeuten ihnen nicht viel. Diese Patienten nehmen weniger häufig Psychotherapie in Anspruch, weil sie die enge Bindung zum Therapeuten fürchten.

Ihre Fähigkeit zur Emotionsregulation ist gering, da sie von ihren Gefühlen weitestgehend abgeschnitten sind. Emotional ist ihnen Wut und die damit verbundene Gereiztheit und Spannung am ehesten zugänglich. Da sie emotionalen Schmerz nicht oder nur wenig empfinden können, kommen sie mit ihren Bedürfnissen nicht in Kontakt. Gefühle sind für sie nicht handlungsleitend, sondern störend. Die Spannung setzen sie in Aktivität, motorische Unruhe und Leistungsbereitschaft (»workaholic«) um. Da sie wenig mit sich und ihren Gefühlen und Bedürfnissen in Kontakt sind, suchen sie starke äußere Reize, um sich zu spüren. Entspannung und Erholung gelingen ihnen kaum. Dieses dauernde Angewiesensein auf starke äußere Reize wird auch als »sensation seeking syndrom« bezeichnet.

Emotionsregulation
Negative Gefühle, die in der Beziehung auftreten, lösen kein Bindungsverhalten aus, das Trost und Beendigung des Leids ermöglicht. Es besteht keine positive gefühlsmäßige Erwartung über einen guten Ausgang. Die negativen Erwartungen von Verletzungen und Zurückweisungen werden durch ein abweisendes, distanziertes Verhalten abgewehrt. Das Vermeidungssystem ist chronisch aktiviert. Es besteht eine innere hohe Spannung sowie ein erhöhter Cortisolspiegel und Sympathikotonus.

Chronisches Vermeidungsverhalten

Diesen Menschen mangelt es an problemlösendem Beziehungsverhalten. Die Kapazität der Informationsverarbeitung ist herabgesetzt. Wut, Aktivität und Kampfbereitschaft in Form von konkurrierendem Verhalten werden funktionalisiert, um die Beziehung zu kontrollieren.

> **Folgerung für die Bonding Psychotherapie**
> Die Therapie erfordert eine spezifische, auf die verschiedenen Bindungsstile zugeschnittene Vorgehensweise, damit die Emotionsregulation im Sinne einer Transformation von negativen in positive Emotionen gelernt werden kann. Betonung der Wichtigkeit der Fähigkeit zur Emotionsregulation für die Aufrechterhaltung von seelischer Gesundheit.

Theorie des Bedürfnisses nach Spiritualität und Sinn

Die Einführung von Spiritualität als ein menschliches Grundbedürfnis wird im Feld der Psychotherapie sehr kontrovers diskutiert. Dies geschieht auch vor dem Hintergrund, dass viele Patienten in ihrer religiösen oder spirituellen Sozialisation traumatische Erfahrungen gemacht haben.

Andererseits kann eine positiv erfahrene Spiritualität erhebliche Ressourcen zur Bewältigung von seelischen Problemen bereitstellen. Diese Ressourcen, wenn vorhanden, sollten in der Psychotherapie genutzt werden. Aus diesem Grund entschloss sich die internationale Bonding Psychotherapie Gesellschaft auf der internationalen Bonding Psychotherapie Konferenz in Lissabon 2003, Spiritualität als ein Grundbedürfnis in ihre Theorienbildung mit einzubeziehen. Dies nicht zuletzt auch deswegen, weil die Bonding Psychotherapie geschichtlich von ihren ersten Anfängen an durch die Synanon-Bewegung dem 12-Schritte-Programm der Anonymen Alkoholiker sehr nahe stand. Chuck Dederich, der Begründer der Synanon-Bewegung, war selber ein anonymer Alkoholiker. Auch Walther Lechler, der einen wesentlichen Beitrag zur Verbreitung der Bonding Psychotherapie in Europa und insbesondere in Deutschland geleistet hat, hat das 12-Schritte-Programm in sein Klinikmodell integriert, das als »Bad Herrenalber Modell« internationale Beachtung erfuhr. Das 12-Schritte-Programm vertritt einen konfessionsneutralen Transzendenzbegriff. Die Anonymen Alkoholiker glauben an eine »höhere Macht«, wie sie jeder Einzelne für sich auch verstehen mag.

Konfessionsneutraler Transzendenzbegriff

Die Psychotherapie ist gut beraten, einen konfessionsneutralen Transzendenzbegriff zu benutzen. Denn die Aufgabe der

Abstinenzregel

Psychotherapie ist es, falls es der Patient wünscht, nur das Fenster zur Transzendenz zu öffnen. Wohin der Patient sich transzendiert, ist nicht Gegenstand der Psychotherapie, dies obliegt allein der Entscheidung des Patienten. Auch hier gilt die Abstinenzregel, die besagt, dass sich der Therapeut jeglicher weltanschaulicher Einflussnahme zu enthalten hat.

Im folgenden Abschnitt soll eine Theorie des Grundbedürfnisses Spiritualität dargestellt werden. Diese Darstellung soll auch dazu beitragen, eine konstruktive Diskussion über die Möglichkeiten und Grenzen des Einbezugs von Spiritualität in die Bonding Psychotherapie zu eröffnen.

SPIRITUELLE INTELLIGENZ

Es gibt Wissenschaftler, die die religiösen Strukturen des Gehirns erforschen – so genannte »Neurotheologen«.[1] Der Neurologe Ramachandran von der University of California fand durch Untersuchungen mit dem Positronen-Emissions-Tomographen einen »God Spot« (Gottesmodul) im Temporallappen des Gehirns.[2] Amen kam zu vergleichbaren Ergebnissen und bestätigte die Existenz eines »spirituellen Zentrums« im Temporallappen.[3] Dieser Fleck flackert immer dann auf, wenn spirituelle Themen besprochen werden. Natürlich ist der »God Spot« kein Beweis für die Existenz Gottes, aber er zeigt, dass sich das Gehirn dazu hinentwickelt hat, »letzte Fragen« zu stellen und eine Sensibilität für umfassende Sinn- und Wertefragen zu entwickeln. Vor dem Hintergrund dieser Forschungsergebnisse postulierten Zohar und Marshall eine spirituelle Intelligenz.[4] Diese spirituelle Intelligenz (SQ) unterscheidet sich von der rationalen Intelligenz (IQ) und der emotionalen Intelligenz (EQ). Die rationale Intelligenz (IQ) wird benutzt, um logische und strategische Probleme zu lösen. Golemann fasste in den neunziger Jahren die Ergebnisse vieler Neurowissenschaftler zusammen und zeigte, dass die emotionale Intelligenz genauso wichtig ist wie die rationale Intelligenz.[5] Mithilfe des EQ können wir unsere Gefühle und Bedürfnisse (Motivationen) wahrnehmen, wir entwickeln Empathie und Mitgefühl, um angemessen auf Freude und Schmerz zu reagieren. Golemann konnte zeigen, dass der EQ die Grundlage für den effizienten Gebrauch des IQ ist.

Anfang diesen Jahrhunderts gab es eine Fülle von Befunden, die darauf hinweisen, dass es ein drittes Q gibt, nämlich den SQ (spirituelle Intelligenz). Mit SQ ist die Intelligenz gemeint, mit deren Hilfe wir Sinn- und Wertprobleme angehen und lösen können und in der Lage sind, unser Leben in einen größeren, reichhaltigeren Sinnzusammenhang zu stellen. Diese Werte sind nicht in den relativen Standards einer bestimmten Kultur verankert, in der so genannten Mainstream-Realität, sondern in einer höheren Ordnung, die durch die Transzendenzerfahrung erstmals erfahren wird und die man sich in weiteren spirituellen Erfahrungsschritten mehr und mehr erschließt.[6]

Die Anbindung an diese höhere Ordnung befähigt uns, starre Regeln durch Mitgefühl und Verständnis zu lockern, aber auch zu erkennen, wo Mitgefühl und Verständnis ihre Grenzen haben. Wenn wir uns mit Fragen nach Gut und Böse beschäftigen, dann benutzen wir den SQ. Der SQ ist unsere höchste Intelligenz und wir benötigen sie, damit wir unseren IQ und EQ wirkungsvoll einsetzen können.

BEDÜRFNIS NACH SPIRITUALITÄT UND SINN

Spiritualität drückt den eigenen Lebensstil aus, der von der Erfahrung einer persönlichen Beziehung zu einer außerhalb der eigenen Existenz befindlichen höheren Wirklichkeit geprägt ist. Allen spirituellen Ansätzen ist gemeinsam, dass sie das Leben an einer letzten Wirklichkeit festmachen. Diese Wirklichkeit wird in den verschiedenen Traditionen mit unterschiedlichen Namen benannt: das Absolute, Allah, Brahman, Dharmakaya, Gott, Großer Geist, das Eine, Waheguru etc.[7]

Transzendenzerfahrung

Die Erfahrung dieser letzten Wirklichkeit nennt man die Erfahrung der Transzendenz. Mit Transzendenz ist die innere Wahrnehmung des menschlichen Bezogenseins auf eine überweltliche, unendliche Wirklichkeit, vermittelt durch die Erkenntnis der menschlichen Endlichkeit, gemeint.[8] Von Uslar spricht von der Transzendenzerfahrung als spiritueller Ur-Erfahrung, die er folgendermaßen beschreibt:

>»Es gibt etwas in uns, worin wir unser eigenes Sein transzendieren, etwas, wo wir uns selbst überschreiten und eine Beziehung zu einem Absoluten haben, das wir nicht selbst sind und das doch zu unserem Sein gehört.«[9]

Diese Transzendenzerfahrung ist eine Erkenntnismodalität, die im Gegensatz zum kognitiven Wissen um spirituelle Glaubensinhalte steht. Sie ist eine Erfahrung, die über das Alltagsbewusstsein hinausgeht. Die Person akzeptiert eine höhere Wirklichkeit, der sie sich anvertrauen kann und mit der sie sich zutiefst verbunden erlebt. Diese Form des spirituellen Vertrauens kann man als »transpersonales Vertrauen«[10] bezeichnen. Durch die spirituelle Dimension des Menschen als Mitte der Person, die in der religiösen Sprache die Gottesebenbildlichkeit *(imago dei)*, die Stimme Gottes *(vox dei)*, der göttliche Same, das spirituelle Selbst oder das transpersonale Selbst genannt wird, haben wir auch eine intuitive Wahrnehmungsfähigkeit für unsere »innere Wahrheit« zur Verfügung. Wir ahnen oder fühlen intuitiv, was für uns richtig und

Innere Wahrheit

»stimmig« ist. Diese Wahrnehmungsfähigkeit der inneren Wahrheit ist das Ethos des Gewissens.

Maslow untersuchte gesunde Menschen, um dem Wesen der Gesundheit näher zu kommen:

»Als ich begann, die psychische Gesundheit zu untersuchen, wählte ich die hervorragendsten und gesündesten Personen aus, die besten Exemplare der menschlichen Art, die ich finden konnte, und untersuchte ihre Eigenschaften.«[11]

Er untersuchte unter anderem historische Persönlichkeiten wie Lincoln, Jefferson, Roosevelt, W. James, Albert Schweitzer, Buber, Russel etc. Die Analyse dieser Persönlichkeiten brachte 18 Merkmale hervor, mit denen sowohl sich selbst verwirklichende Menschen als auch eine »gesunde Gesellschaft« charakterisiert werden können:

- Sie besitzen eine bessere Wahrnehmung der Realität.
- Sie können sich selbst, andere und die Natur akzeptieren.
- Sie besitzen Natürlichkeit, Spontaneität und Einfachheit.
- Sie sind problemorientiert.
- Sie haben ein Bedürfnis nach Privatheit.
- Sie sind autonom, aktiv und wachstumsorientiert.
- Sie besitzen eine unverbrauchte Wertschätzung.
- Sie wurden von mystischen Erfahrungen geprägt.
- Sie besitzen ein Gemeinschaftsgefühl.
- Sie haben intensive interpersonelle Beziehungen.
- Sie haben eine demokratische Charakterstruktur.
- Sie besitzen eine starke ethische Veranlagung.
- Ihr Humor ist philosophisch, nicht feindselig.
- Gesunde Menschen sind ohne Ausnahme kreativ.
- Sie leisten Widerstand gegen Anpassung.
- Sie haben viele kleinere menschliche Schwächen und Unvollkommenheiten.
- Sie besitzen ein hohes Maß an Akzeptanz.
- Auflösung von Dichotomien: Polaritäten werden im Inneren verschmolzen und zu einer Einheit synthetisiert.

Maslow beschrieb seine Erfahrungen mit diesen Menschen mit folgenden Worten:

»Ich habe viele Lektionen von diesen Menschen gelernt, aber eine ist hier von besonderer Bedeutung: Ich fand, dass diese Menschen häufig berichteten, so etwas wie mystische Erlebnisse gehabt zu haben *(peak experiences)*, Momente von tiefer Ehrfurcht, Momente intensivsten Glücks oder sogar der Verzückung, Ekstase oder Seligkeit. Ich sage Seligkeit, weil das Wort Glück manchmal zu schwach ist, um diese Erfahrung zu beschreiben.

Das Wenige, das ich bis dahin über mystische Erfahrungen gelesen hatte, brachte ich mit Religion in Verbindung, mit Visionen des Übernatürlichen. Und wie die meisten Wissenschaftler hatte ich ungläubig die Nase darüber gerümpft und alles als Unsinn abgetan, als Halluzination oder Hysterie vielleicht, als höchstwahrscheinlich pathologisch ... Aber die Menschen, die mir das erzählten oder über solche Erfahrungen schrieben, waren nicht krank. Es waren die gesündesten Menschen, die ich finden konnte «.[12]

Maslow kommt zu dem Schluss:

»(...) ohne das Transzendente wird der Mensch gewalttätig, nihilistisch, hoffnungslos, apathisch. Wir brauchen etwas Größeres als uns selbst, um Ehrfurcht zu empfinden.«[13]

Spiritualität als Wirkfaktor der Psychotherapie

Spiritualität, Glaube und Sinnfindung scheinen ein vergessener Wirkfaktor in der Psychotherapie zu sein. In Europa hat man weitgehend vergessen, dass zwischen Spiritualität und Gesundheit ein direkter Zusammenhang besteht. In den letzten dreißig Jahren wurde in den USA in mehr als 200 Studien nachgewiesen, dass konsequent gläubige Menschen gesünder als Atheisten sind (sie haben z.B. ein um 40% geringeres Bluthochdruckrisiko und weisen mit doppelter Wahrscheinlichkeit ein starkes Immunsystem auf).[14]

In der Harvard Medical School werden Einführungskurse über Spiritualität und Medizin gehalten. Würde man das Zusammenspiel Körper-Geist besser verstehen und die Ressourcen der Spiritualität besser nutzen, so rechnet der Harvard-Mediziner Benson vor, so könnte die Hälfte aller stressbedingten Arztbesuche unterbleiben. Dies würde allein in den USA eine Einsparung von 50 Milliarden Dollar jährlich bedeuten.[15]

1993 hat das National Institute für Healthcare Research vier Bände zur klinischen Forschung über spirituelle Themen vorgelegt. Die Auswertung dieser Arbeit belegt beeindruckend, dass der Glaube an Gott die Gesundheit positiv beeinflusst: weniger Suizide, Drogen- und Alkoholmissbrauch, Gesetzesdelikte, Scheidungen, und in den Ehen von gläubigen Menschen herrscht eine größere Zufriedenheit. Von 212 Studien, die den Einfluss spiritueller Faktoren auf die körperliche Gesundheit untersuchen, bescheinigen 160 einen günstigen Einfluss der Spiritualität auf die Gesundheit, 37 einen gemischten oder keinen Einfluss und 15 negative Effekte.

Bleschner und Mitarbeiter konnten zeigen, dass die beiden Konstrukte »Selbstwirksamkeit« und »transpersonales Vertrauen« einen großen Einfluss auf das Therapieergebnis haben.[16] Diese beiden Konstrukte sind komplementäre Lebenskonzepte: Selbstwirksamkeit beschreibt das eigene aktive Wirken, und das transpersonale Vertrauen erfasst die Durchlässigkeit für spirituelle Erfahrungen und die Akzeptanz einer höheren Wirklichkeit, der man sich anvertrauen kann und mit der man sich zutiefst verbunden fühlt. Die Zusammenhänge zwischen Therapieergebnis und den Konstrukten der Selbstwirksamkeit und des transpersonalen Vertrauens sind folgende:

Die Kombination aus hoher Selbstwirksamkeit und großem transpersonalem Vertrauen ergibt die besten Therapieergebnisse.

Selbstwirksamkeit

Transpersonales Vertrauen

Hohe Selbstwirksamkeit hat einen positiven Einfluss auf das Therapieergebnis. Großes transpersonales Vertrauen ohne Selbstwirksamkeit und die Kombination geringe Selbstwirksamkeit und niedriges transpersonales Vertrauen führen zu keinen therapeutischen Veränderungen. Bemerkenswert bei dieser Studie war, dass die Kombination von hoher Selbstwirksamkeit und großem transpersonalem Vertrauen einen doppelt so hohen Effekt auf die Therapieergebnisse hatte, wie eine hohe Selbstwirksamkeit alleine. Diesen Effekt sollte man, wenn der Patient über spirituelle Ressourcen verfügt, nicht verschenken. Dieses Ergebnis konnte in einer weiteren Studie (N: 148) an einer Akutklinik für Psychotherapeutische Medizin (Cadeceaus Klinik in Bad Bevensen) repliziert werden.

Spiritualität als Bewältigungsform

Spirituelles Verhalten kann eine Bewältigungsfunktion gerade bei kritischen und lebensbedrohenden Situationen haben. Man spricht von der spirituellen Bewältigungsform als eine eigene Bewältigungskategorie, die nicht auf andere Formen der Bewältigung reduzierbar ist.[17] Diese spirituelle Bewältigungsstrategie verändert nicht nur die psychische Befindlichkeit, sondern hat auch Einfluss auf körperliche Symptome. Die regressionsanalytische Auswertung der Daten von 106 HIV-positiven Männern ergab, dass die Depressionswerte umso niedriger und die Anzahl der CD4+ Zellen[18] umso größer waren, je häufiger religiöse Formen der Problembewältigung zum Einsatz kamen.[19]

Es gibt viele Autoren, die eine direkte Einbeziehung spiritueller Aspekte in den psychotherapeutischen Prozess befürworten.[20] Allerdings liegen nur wenige kontrollierte Untersuchungen vor, in denen therapeutische Standardformen mit Behandlungsvarianten verglichen werden, die speziell auf den spirituellen Hintergrund der Patienten abgestimmt sind.

Sinnfindung und Lebenszufriedenheit

Spirituelle Grundbedürfnisse schließen das Bedürfnis nach Sinn und nach Zugehörigkeit zu einem größeren Ganzen ein. Der Mensch versucht in seiner perspektivischen Sicht, den Sinn des übergreifenden Ganzen zu sehen. Durch die Sinngerichtetheit erfahren wir das Dasein in spezifischen Situationen als »stimmig« oder »sinnvoll«.

Bühler untersuchte Lebensläufe und fand, dass in vielen Lebensgeschichten der Sinn eine bedeutsame Rolle spielt.[21] Im Rückblick sprechen viele Menschen davon, dass sie ihrem Leben einen Sinn geben konnten oder dass sie diesen Sinn nicht gefunden haben. Ein Leben ohne Sinn wird als wertlos und leer empfunden. Sie fand, dass Menschen, die ein erfülltes Leben führen, letztlich zwei Ziele verfolgt haben: Geben und Nehmen von Liebe sowie Engagement in schöpferischer Tätigkeit.[22] Denn nur ein sinnerfülltes Leben führt auf lange Sicht zu Lebensfreude und Lebenszufriedenheit und optimiert menschliches Wohlbehagen.[23]

Die Sinngebungsfähigkeit bewirkt eine innere Motivation zur sinnvollen Lebensgestaltung. Ein Leben wird als sinnvoll empfunden, wenn man für etwas lebt, an das man glaubt. Die motivationalen Impulse der Sinngebung kommen aus dem Inneren des gesunden Menschen, das Ziel aber ist außerhalb von ihm. Frankl nennt dies »Selbsttranszendenz«.[24] Dieser Begriff kennzeichnet die Überzeugung, dass wir auf dieser höchsten Ebene tief in uns die Notwendigkeit verspüren, unsere Kraft und unser Leben an etwas auszurichten, das außerhalb von uns selbst liegt.

BEDÜRFNIS NACH IDENTITÄT UND SELBSTVERWIRKLICHUNG

Der Mensch bemüht sich um Identität, d.h. er versucht seine Ausrichtung, seine Geschichte, seine Welt, seine Zukunft und sein Selbst zu einem sinnvollen Ganzen zu integrieren. Neben dem Wunsch nach Konstanz bezüglich der Identität hat er die Bestrebung, im Sinne der Selbstverwirklichung seinen zentralen Selbstentwurf zu realisieren.[25]

Auch Goldstein macht deutlich, dass das ausschließliche Ziel der Homöostase im Sinne einer Selbsterhaltung nur für den kranken Menschen gilt.[26] Die humanistischen Psychologen sehen in der Selbstverwirklichung oder in der Selbstaktualisierung[27] das primäre Motiv des Menschen. Das menschliche Wachstum vollzieht sich im Streben nach Selbstverwirklichung. Selbstverwirklichung und Sinnerfüllung sind aufeinander bezogen. Selbstverwirklichung heißt, sein individuelles Wesen so weit wie möglich in der Auseinandersetzung mit der Welt zu verwirklichen, um sein Leben so sinnhaft wie nur möglich zu gestalten.

> ▶ *Folgerung für die Bonding Psychotherapie*
> Wenn vorhanden, sollten die spirituellen Ressourcen des Patienten aktiviert werden, damit er sein Bedürfnis nach Spiritualität und Sinn befriedigen kann.

Neurophysiologie und Biologie

Casriel, der Begründer der Bonding Psychotherapie, war zu seiner Zeit sehr an den Ergebnissen der Neuropharmakologie und Neurophysiologie interessiert und hielt diese für sehr bedeutsam in Bezug auf eine erfolgreiche Psychotherapie. Viele der in den letzten Jahren gewonnenen Ergebnisse der neurophysiologischen Forschung würden heute diese Ansicht Casriels stützen. Aus diesem Grund sollen im folgenden Abschnitt die Ergebnisse dieses Forschungszweiges, soweit sie für die Bonding Psychotherapie relevant sind, dargestellt werden.

FUNKTIONSPRINZIPIEN DES GEHIRNS

Die »Neuroscience« ist das sich zur Zeit am schnellsten entwickelnde Gebiet der Medizin. Durch neue bildgebende Verfahren kann man das Gehirn in vivo untersuchen. Mit diesen Verfahren kann man z.B. erkennen, welche Anteile des Gehirns bei kognitiven oder emotionalen Prozessen aktiv sind. Man kann quasi dem Gehirn beim Denken und Fühlen zuschauen. Dabei zeigte es sich, dass Kognitionen, Emotionen und neuronale Aktivitäten eng miteinander verbunden sind.[1]

Auch die Theorienbildung in der Psychotherapie wird zunehmend durch die Erkenntnisse der neurophysiologischen Forschung beeinflusst. Der Nobelpreisträger Eric Kandel ist davon überzeugt, dass es aus neurobiologischer Sicht nicht länger sinnvoll ist, grundsätzlich zwischen organischen Hirnerkrankungen und funktionellen Krankheiten wie Neurosen, Psychosen oder posttraumatischen Belastungsstörungen zu unterscheiden.[2] Hirnforschung und Psychotherapie bewegen sich aufeinander zu und vielleicht wird sich in der weiteren interdisziplinären Forschung zeigen, dass seelische Störungen nichts anderes sind als funktionelle Störungen des Gehirns. So könnte die Neurobiologie möglicherweise die empirische Grundlage für die Psychotherapie bilden.

Ganzheitliche Wahrnehmung

Das Gehirn ist in der Lage, im Verbund mit Sinnesorganen und Effektorensystemen in uns eine Welt zu erschaffen, in der wir leben. Die 100 Milliarden Neuronen des Gehirns sind keiner übergeordneten Funktionszentrale unterstellt, welche die interneuronale Kooperation lenkt oder steuert. Das Hirn ist eher ein Gesamtsystem, das sich selber organisiert. Diese Selbstorganisation wird durch einen hochkomplexen Signalaustausch zwischen Neuronen, Neuronenverbänden und Hirnarealen geleistet, die parallel verteilt und mit unterschiedlichen Aufgabenspezialisierungen aktiv sind. Der Signalaustausch sichert, dass die lokal erarbeiteten Detailanalysen vom Gesamtsystem integriert werden. Die Informationen aus der Umwelt werden durch vielfältige kortikale und subkortikale Verarbeitungsprozesse so verarbeitet, dass eine Einheit und Ganzheitlichkeit des Erlebens gewährleistet wird.

Das Gehirn besteht aus vielen »Expertensystemen«, von denen einige die Farben, andere die Töne, wieder andere die Berührungsempfindungen usw. aufzeichnen. Aber es gibt keine neuronalen Verbindungen, die diese »Expertensysteme« oder Module aus Nervenzellen miteinander verknüpfen, so dass eine ganzheitliche Wahrnehmung entstehen könnte. Dieses Problem nennt man das »Bindungsproblem«, nämlich die Frage: Wie verbindet das Gehirn die disparaten Wahrnehmungserfahrungen zu einem Gesamteindruck?[3]

Singer und Gray konnten zeigen, dass eine synchrone neuronale Oszillation auf einer Frequenz um 40 Hertz die Informationen der verschiedenen Module des Hirns zu einer ganzheitlichen Wahrnehmung führt. Nach einem kurzen Moment des gemeinsamen »Schwingens« verlässt das eine oder andere Teilnetzwerk den aktiven Verband, während einzelne neue Teilnetzwerke dazukommen und sich dem bioelektrischen Rhythmus des Verbandes anschließen. So entsteht ein kontinuierlicher, sich aber gleichzeitig laufend wandelnder Denk- und Wahrnehmungsstrom.[4]

Auch alle Nervenzellen, die an einer bewussten Erfahrung beteiligt sind, oszillieren einheitlich um 40 Hertz. Die Zellen verhalten sich wie einzelne Stimmen, die in einem Chor zu einer Stimme werden.[5] Das Resultat ist die einheitliche Welt- und Wirklichkeitserfahrung, die unser Erleben ist.[6]

Diese Ganzheitlichkeit hat eine spezifische Konfiguration der Wahrnehmung von Gedanken, Phantasien, Erinnerungen, Gefühlen, Bedürfnissen, Körperempfindungen und emotionaler Sinnbewertung zur Folge. Verbunden mit diesem Erleben sind bestimmte Handlungen und Verhaltensweisen. Diese ganzheitliche Wahrnehmung ist die neuronale Grundlage des emotionalen Schemas.

Bei der Exploration eines emotionalen Schemas wird versucht, der spezifischen Konfiguration der Wahrnehmung gerecht zu werden, indem man alle Grundkomponenten des emotionalen Schemas durch bewusste Aufmerksamkeitslenkung exploriert: Gedanken, Phantasien, Gefühle, Bedürfnisse, Körperempfindungen, emotionale Sinnbewertung und die daraus resultierenden Handlungen und Verhaltensweisen.

Konfiguration der Wahrnehmung

> ▶ **Folgerung für die Bonding Psychotherapie**
> Die Exploration eines emotionalen Schemas mit seinen Grundkomponenten folgt der Konfiguration der Wahrnehmung.

Entstehung von neuronalen Netzen

Die neurophysiologische Grundlage der Fähigkeit des Menschen, durch Erfahrung lernen zu können, besteht in neuronalen Netzen. Ein neuronales Netz besteht aus einem Bündel von bis zu 10.000 Nervenzellen. Jede Nervenzelle aus diesem Bündel kann mit bis zu 1000 anderen Neuronen verbunden sein. Im Gegensatz zur seriellen Verschaltung wirkt bei dieser parallelen Verschaltung jede Nervenzelle auf viele andere zugleich ein, und diese wiederum auf sie. Einzelne Elemente in einem Netz werden aktiviert, wenn eine ausreichend große Anzahl seiner Inputs auf einmal »feuert«.

Erfahrungslernen

Durch Erfahrung wird die Stärke der Verbindung zwischen diesen Elementen verändert. So wird ermöglicht, dass neuronale Netze durch Erfahrungen lernen können. In der Auseinandersetzung mit neuen Erfahrungen werden diese Netze neu verdrahtet. Wenn bestimmte Erregungsmuster durch häufiges Wiederholen (Lernen) erst einmal in Form von neuronalen Netzen zusammengebunden sind, sind sie in Zukunft leichter aktivierbar. Hebb entwickelte das Konzept der »cell assemblies«, das beschreibt, wie mentale Repräsentationen innerhalb neuronaler Netzwerke realisiert werden können.[7] Eine wichtige Rolle spielen dabei plastische Synapsen, deren Übertragungsbereitschaft oder »Gewicht« mit jeder Aktivierung bzw. jedem Lerndurchgang verändert wird.

Die Verbindung zwischen den Nervenzellen wird durch jede gemeinsame Erregung verstärkt, so findet Bahnung statt. Jede gemeinsame Erregung führt dazu, dass die betreffenden Neuronen in Zukunft noch leichter gemeinsam erregt werden können (positive Rückkopplung). Von Edelmann wird dieses Zusammenbinden als »reentrant mapping« bezeichnet,[8] so entstehen »neuronale Gruppen«. Bei fortschreitender Bahnung der neuronalen Gruppen kann ein Erregungsmuster immer leichter aktiviert werden und zwar von ganz verschiedenen Stellen aus.

Für die Bonding Psychotherapie ist von besonderer Bedeutung,

dass Erfahrungen, die die Befriedigung der Grundbedürfnisse beinhalten, bevorzugt in neuronalen Netzen abgespeichert werden. Allerdings werden ebenso Erfahrungen, die die Inkonsistenzspannung z.b. durch Vermeidungsverhalten reduzieren, bevorzugt in neuronalen Netzwerken repräsentiert. Denn nach Edelmann erfolgt die Zusammenbindung neuronaler Gruppen nach vorgegebenen biologischen Werten:
- der Erfüllung eines Grundbedürfnisses oder
- der Reduktion einer Inkonsistenzspannung im psychischen Geschehen.[9]

> *Folgerung für die Bonding Psychotherapie*
> Die Befriedigung eines Grundbedürfnisses oder Verhaltensweisen, die zur Reduktion einer Inkonsistenzspannung führen, werden bevorzugt in neuronalen Netzen repräsentiert.

Konsistenz als Systemerfordernis des Gehirns

Nach Casriel[10] wird »das Verhalten eines jeden Lebewesens von dem Streben nach Lust und dem Vermeiden von Unlust gleitet«. Die Befriedigung der Basisbedürfnisse geht einher mit dem subjektiven Erleben von Lust, die Nichtbefriedigung dagegen mit Unlust. Wie wir inzwischen durch die Erkenntnisse der Neurophysiologie wissen (siehe *Konsistenztheorie*, S. 81) bedeutet das Lust-/Unlustprinzip weit mehr als dessen hedonistische Komponente. Das subjektive Erleben von Lust und körperlichem Wohlbehagen, verbunden mit dem Gefühl, »mit sich und der Welt im Reinen zu sein«, »seinen Seelenfrieden wiedergefunden zu haben«, ist Ausdruck einer hohen Stabilität der inneren Abläufe des Gehirns. Diese Stabilität oder Ordnung der inneren Abläufe des Gehirns nennt man Konsistenz.

Konsistenz garantiert, dass die psychischen Abläufe optimal funktionieren. Sie ist mehr als das hedonistische Lusterleben, sondern eine unverzichtbare Systemerfordernis des Gehirns. Sie gewährleistet die reibungslosen, hochkomplexen Abläufe des »Systems Gehirn«. Aus diesem Grund ist die Sicherung der Konsistenz das oberste Prinzip des psychischen Funktionierens.[11] Wird die Konsistenz gefährdet, dann tritt eine Inkonsistenzspannung auf, die subjektiv als Unlust, Unwohlbehagen und das Gefühl, »etwas ist nicht stimmig«, erlebt wird. Die Wiederherstellung der Konsistenz hat oberste Priorität, um die Stabilität der neurophysiologischen Abläufe und damit das psychische Funktionieren zu gewährleisten.

Die Konsistenz wird am besten gewährleistet durch die Befriedigung der biologischen und psychosozialen Grundbedürfnisse. Eine der wichtigsten Bedrohungen der Konsistenz ist (neben der mangelnden Befriedigung der biologischen Grundbedürfnisse) die mangelnde Befriedigung der *psychosozialen* Grundbedürfnisse. Die Befriedigung dieser Bedürfnisse ist an soziale Interaktionen gekoppelt. Gelingt diese Befriedigung im Dialog mit den Mitmenschen nicht, dann ist dies eine der größten Bedrohungen der Konsistenz. Aus dieser Sicht wird vielleicht verständlich, warum entwicklungspsychologisch betrachtet die wichtigsten formgebenden und formenden Elemente in der Entwicklung des Gehirns soziale Interaktionen sind.

> *Folgerung für die Bonding Psychotherapie*
> Die Wiederherstellung der Konsistenz bei einer bestehenden Inkonsistenz ist ein zentrales therapeutisches Anliegen.

Die Bedeutung der Basisbedürfnisse bei der Konsistenzsicherung

Der Mensch hat drei neuronale Funktionssysteme zur Verfügung, mit deren Hilfe er eine Beziehung zur äußeren Umwelt aufnehmen kann. Diese drei großen Funktionssysteme sind durch Relaiskerne untereinander verbunden.[12]

1. Über die Rezeptoren der Sinnesorgane des sensorischen Systems nimmt er die äußere Umwelt wahr.
2. Mit seinem motorischen System hat er die Möglichkeit, auf die äußere Umwelt einzuwirken.
3. Unter dem Motivationssystem werden alle neurophysiologischen Subsysteme zusammengefasst, die an der Befriedigung der Basisbedürfnisse teilhaben.

Die Befriedigung der Basisbedürfnisse sichert am besten die Konsistenz der psychischen Prozesse. Menschliche Grundbedürfnisse sind daher der oberste Sollwert der psychischen Aktivität. Sie haben eine zentrale Stellung, sie sind die Standards, an denen sich die gesamte psychische Aktivität ausrichtet.[13] Deshalb hat die Psychotherapie die primäre Aufgabe, die Konsistenz des psychischen Geschehens zu erhöhen und dem Individuum zu helfen, im Einklang mit seinen Grundbedürfnissen zu leben.[14]

> *Folgerung für die Bonding Psychotherapie*
> Die Befriedigung der psychosozialen Grundbedürfnisse erhöht am besten die Konsistenz der psychischen Abläufe. Daher ist es die Aufgabe der Bonding Psychotherapie, dem Patienten zu einem Leben im Einklang mit seinen psychosozialen Grundbedürfnisse zu verhelfen.

Wirklichkeit als Konstruktionsleistung des Gehirns

Der Input über das sensorische System und der Output über das motorische System beträgt nur 0,1% der gesamten neuronalen Aktivität. 99,9% aller kortikalen Neuronen erhalten ihren Input von anderen kortikalen Neuronen und liefern ihren Output an ebensolche. Dies wird deutlich am Zahlenverhältnis zwischen den Nervenzellen eines bestimmten Sinnesorgans und der Anzahl der Nervenzellen, die an der Verarbeitung des sensorischen Inputs beteiligt sind: Das Innenohr hat ungefähr dreitausend innere Haarzellen, welche die primären auditorischen Informationen erzeugen. Diesen Haarzellen stehen etwa hundert Milliarden zentrale Neuronen zur Verarbeitung der auditorischen Informationen gegenüber. Pro Auge haben wir etwa zwei Millionen Retinaganglienzellen, aber die Anzahl der Nervenzellen, die etwas mit dem Sehen zu tun haben, wird auf zweihundert Milliarden geschätzt.[15]

Dies bedeutet, dass sich das Gehirn nur zu einem sehr geringen Teil mit der äußeren Umwelt beschäftigt. Zu über 99% beschäftigt es sich mit sich selbst und konstruiert durch seine inneren Verarbeitungsprozesse ein Bild der Wirklichkeit.[16] Aus neurobiologischer Sicht gelangt Roth zu einer eindeutigen konstruktivistischen Sicht der Wahrnehmung und auf dieser Grundlage des ganzen psychischen Funktionierens:

»Während unsere Sinnesorgane vieles ausblenden, was in der Außenwelt passiert, enthält umgekehrt unsere Wahrnehmungswelt auch ihrem Inhalt nach sehr vieles, was keinerlei Entsprechungen in der Außenwelt hat.«[17]

Roth illustriert dies an folgender Geschichte:

»Superintelligente außerirdische Wesen würden bei dem Studium des menschlichen Kortex zu dem Schluss kommen, dass sich dieses System aufgrund seiner hochgradigen Binnenverdrahtung im Wesentlichen mit sich selbst beschäftigt. Reize bzw. Informationen dringen zwar von außen in das System hinein und veranlassen Erregungen, aber dieser Effekt ist verschwindend klein gegenüber dem internen Geschehen. Sie werden zu dem Schluss kommen, dass in diesem System ein hohes Maß an Selbststeuerung vorliegt und in diesem Kortex eine eigene Vorstellungswelt aufgebaut wird, die mit den Geschehnissen außerhalb des Kortex in einem losen Zusammenhang stehen. Für den äußeren Beobachter ist diese Vorstellungswelt und deren Erleben rein virtuell, für den Besitzer des Kortex ist diese Vorstellungswelt allerdings die einzige, die für ihn existiert und real ist.«[18]

Lebenslang entwerfen wir in uns Wirklichkeiten, gliedern sie und ordnen sie um. Dies ist ein aktiver Vorgang, eine Konstruktionsleistung des Gehirns. Basch sagt: »(...) Die Realität, auf die wir reagieren und die die einzige Realität ist, die wir kennen, ist eine Konstruktion des Gehirns des jeweiligen Betrachters.«[19]

Der Konstruktionsprozess unserer Wahrnehmung erfolgt ohne Bewusstsein. Bewusstheit ist nach Roth immer dann gegeben, wenn neue Neuronenverknüpfungen angelegt werden. Das ist dann der Fall, wenn wir mit neuen Problemen konfrontiert werden.

Nicht nur für die Bonding Psychotherapie, sondern für jede Form der Psychotherapie ist es deshalb wichtig, dass der Therapeut durch empathisches Verständnis sich in die Art des Konstruktionsprozesses des Patienten einfühlt und sich verdeutlicht, wie der Patient seine subjektive Wirklichkeit konstruiert und welche inneren Verarbeitungsprozesse diesen Konstruktionsprozess steuern.

> *Folgerung für die Bonding Psychotherapie*
> Der Therapeut sollte eine empathische, phänomenologische und hermeneutische Exploration der subjektiven Wirklichkeitskonstruktion des Patienten anregen.

NEUROPHYSIOLOGISCHE GRUNDLAGEN EMOTIONALER SCHEMATA

Das assoziative Lernen erfolgt durch die Erfahrung von Versuch und Irrtum. Je häufiger eine Fertigkeit erfolgreich angewendet wird, desto stärker neigt man dazu, diese das nächste Mal wieder anzuwenden. Dieses Lernen ist ein »stillschweigendes« Lernen – man lernt Fertigkeiten, kann aber keine Regel nennen oder beschreiben, wie man es gemacht hat. Der Vorzug des assoziativen Lernens liegt darin, dass man durch Erfahrungen und Experimentieren lernen kann. Mit dieser Lernform kann man auch mit Nuancen und Mehrdeutigkeiten umgehen. Selbst wenn bis zu 80% eines vorgegebenen Musters wegfallen, kann das Gehirn das, was übrig geblieben ist, immer noch erkennen.[20]

Merkmalsähnlichkeit der Erfahrungen

Im Umkehrschluss kann dies bezogen auf ein emotionales Schema bedeuten: Wenn Erfahrungen in einem emotionalen Schema repräsentiert worden sind, werden neue Erfahrungen, die nur eine geringfügige Merkmalsähnlichkeit mit dem verinnerlichten emotionalen Schema haben, diesem zugeordnet. Dies würde erklären, warum eine oft mehrdeutige Realität nur selektiv vor dem Hintergrund des verinnerlichten emotionalen Schemas wahrgenommen wird.

Neuronale Plastizität

Die Möglichkeit zur Veränderung von den in den neuronalen Netzen gespeicherten Erfahrungen beruht auf der neuronalen Plastizität. Darunter wird die Fähigkeit des Zentralnervensystems verstanden, sich beständig den gegebenen Erfordernissen optimal anzupassen. Durch diese Anpassungsleistung werden neuronale Netzwerke dadurch reorganisiert, dass neue synaptische Verbindungen zwischen den Neuronen geknüpft und bereits bestehende wieder gelöst werden.[21] Jeden Tag erzeugen wir neue Bahnungen, wenn wir das Gehirn anders als gewohnt einsetzen. Durch diese neuronalen Anpassungsprozesse, die im Laufe der Zeit immer effektiver werden, werden die neuen Bahnungen immer leichter abrufbar.

Bei jeder Art von Lernprozessen findet eine Umorganisation neuronaler Netzwerke statt. Lernen ist geradezu paradigmatisch für die neuronale Plastizität. Erfahrungen werden nicht in einzelnen Neuronen, sondern durch die Aktivität sehr vieler Neuronen als »Engramme« kodiert und in einem komplexen neuronalen Netzwerk gespeichert, einem »Ensemble«, einer »Gestalt«, wie es die Gestaltpsychologen, oder in einem »Schema«, wie es die Schematheoretiker bezeichnen würden.[22] Aus diesen Gründen kommt in der Psychotherapie dem Erkennen und Fokussieren von emotional geladenen Mustern (wie z.B. in der Bonding Psychotherapie eines »emotionalen Schemas«) eine besondere Bedeutung zu.

Lernen

Erfahrungsbezogenes emotionales Lernen

Diese neuronale Plastizität wird nur durch erfahrungsbezogenes Lernen angestoßen. Wir müssen Erfahrungen machen, die uns emotional »unter die Haut gehen«. Denn ohne emotionale Beteiligung kommt es nicht so leicht zu einer Veränderung der synaptischen Verschaltungen. Es wird im Rahmen dieser Erfahrungen nicht nur das gespeichert, was wir in der Situation erlebt haben (externale Erfahrung), sondern auch, wie wir diese Erfahrung innerlich mit all unseren Gefühlen, Gedanken, Bedürfnissen, Körperreaktionen etc. erlebt haben (internale Erfahrung). Es ist also eine komplexe Abspeicherung eines komplexen internalen und externalen Geschehens.[23]

Aus diesen Gründen reicht es bei einer therapeutischen Veränderung von emotional traumatischen Erfahrungen nicht aus, das verdrängte Trauma wieder ins Bewusstsein zu heben. Sie müssen neu verarbeitet werden, und dies muss ein komplexer Verarbeitungsprozess sein, der weit mehr umfasst als das kognitive Erkennen der unbewussten Inhalte und das darüber Sprechen. Worte allein bewirken außer in der Großhirnrinde nichts.

Emotionale Berührung

Um eine Veränderung der subkortikal-limbischen neuronalen Netzwerke zu bewirken, in denen die emotional traumatische Erfahrung abgespeichert wurde, müssen wir in einem »emotionalen Aufruhr« sein, uns emotional berühren und erschüttern lassen. Erst dann verändern sich neuropharmakologisch die Netzwerke durch die massive Ausschüttung so genannter Neuromodulatoren und Neuropeptide. Nur so kommt es zu einer synaptischen Reorganisation der limbischen neuronalen Strukturen.

Neuromodulatoren

Diese neurobiologischen Ergebnisse stützen die klinische Erfahrungen in der Bonding Psychotherapie, dass Gefühle möglichst umfassend ausgedrückt werden sollten, um eine Reorganisation des emotionalen Schemas einzuleiten. Denn das Ausdrücken der Gefühle auf einem hohen Erregungsniveau schafft die neurobiologische Grundlage zu neuen synaptischen Verschaltungen durch die forcierte Ausschüttung von Neuromodulatoren.

> ▶ *Folgerung für die Bonding Psychotherapie*
> Fokussierung von emotional geladenen Mustern im Sinne eines emotionalen Schemas. Erfahrungsbezogene therapeutische Experimente mit einer hohen emotionalen Qualität begünstigen die Reorganisation limbischer Strukturen. Emotionen werden möglichst auf einem hohen Erregungsniveau ausgedrückt.

Verarbeitung von inneren und äußeren Gefahrensignalen

Präfrontaler Kortex

Das Gehirn ist, bezogen auf die Fähigkeit, bewusst zu handeln, hierarchisch strukturiert. Die Fähigkeit zur Bewusstheit und Reflexion ist an die Großhirnrinde (Kortex) gebunden. Die höchste Ebene der kortikalen Hierarchie ist der präfrontale Kortex. Der gesamte präfrontale Kortex (PFK) dient dem Gedächtnis, der Planung oder der Ausführung von komplexen Handlungen.

Der orbitale und mediale Teil des PFK ist stark an die Emotionsverarbeitung gebunden. Er dient dazu, Neues aufzunehmen, unangemessenes habituelles Verhalten zu hemmen und adrenerge autonome Reaktionen zu dämpfen. Der laterale Teil des PFK, der beim Menschen am stärksten ausgeprägt ist, unterstützt die zeitliche Organisation, Verarbeitung von Verhalten, Sprache und Denken.

Wenn man mit einer inneren oder äußeren Gefahr konfrontiert wird, dann wird das Alarm- und Gefahrenabwehrsystem des Gehirns aktiviert. Der Mittelpunkt dieses Gefahrenabwehrsystems ist die Amygdala, sie hat eine zentrale Funktion bei der Reaktion auf bedrohliche Signale.

Verarbeitung durch die Amygdala

Ein äußeres Gefahrensignal wird über den sensorischen Thalamus direkt und blitzschnell, ohne Bewusstheit an die Amygdala weitergeleitet. Der Körper reagiert mit einem Abwehrreflex in Form von Kampf, Flucht oder Erstarren. Das autonome Nervensystem wird aktiviert und das Cannon'sche Reflexbündel (siehe *Bondingtheorie*, S. 57, 58) wird ausgelöst. Diese Vorgänge bleiben zunächst unbewusst, weil die kortikale Verarbeitung sehr viel langsamer abläuft.

Kontextkonditionierung
Auch die klassischen Angstkonditionierungen, wie wir sie aus der Verhaltenstherapie kennen, laufen in der Amygdala ab. So können durch die klassische Konditionierung und Kontextkonditionierung neue Angstreaktionen ausgelöst werden, ohne dass die Person sich dessen bewusst wird.
Bei der Kontextkonditionierung ist im Wesentlichen der Hypocampus beteiligt. Er ist darauf spezialisiert, Relationen und Konfigurationen in Raum und Zeit zu verarbeiten und versorgt die Amygdala in emotionalen Lernsituationen mit Kontextinformationen.

Kortikale Verarbeitung
Wesentlich langsamer wird das Gefahrensignal vom Thalamus an den Kortex weitergeleitet, der auf die Analyse von Kontextinformationen spezialisiert ist und die bewusste Handlungsplanung einleitet. Ergibt die Analyse der Kontextinformationen keine reale Gefahr, dann werden hemmende Signale vom präfrontalen Kortex an die Amydala gesandt, diese wird deaktiviert und die Alarmreaktion beendet.

Innere Bedrohungen durch Verletzung der Grundbedürfnisse

In unserer heutigen Zeit machen die äußeren Bedrohungen einen kleinen Teil aus. Wichtiger sind die inneren Bedrohungen, welche die Amygdala aktivieren. Wichtige innere Gefahrenquellen können in der Gefährdung der Befriedigung der Grundbedürfnisse durch negative Beziehungserfahrungen oder in der Gefährdung des Erreichens wichtiger motivationaler Ziele bestehen. Mit solchen inneren Bedrohungen ist man in der Psychotherapie häufiger konfrontiert als mit von außen kommenden Bedrohungen.

Diese inneren Bedrohungen führen, wenn sie nicht beseitigt werden, zu einer dauernden Aktivierung der Amygdala mit den damit verbundenen gesundheitsschädigenden Wirkungen durch die lang anhaltende Stressreaktion.

Wurden in der Vergangenheit häufiger die Grundbedürfnisse durch negative Beziehungserfahrungen verletzt, dann werden diese Vorerfahrungen in Form von neuronalen Netzen abgespeichert. Diese aversiven Erfahrungen werden im limbischen System in der Amygdala neuronal kodiert.[24] Bei einer gegenwärtigen Verletzung durch eine negative Beziehungserfahrung wird die jetzige mit der früheren Beziehungserfahrung abgeglichen. Die früheren emotionalen Bewertungen beeinflussen so die jetzigen Beziehungserfahrungen. Diese Bewertung erfolgt in der Regel unbewusst. Das bedeutet, dass bei einer erneuten Verletzung der Grundbedürfnisse durch negative Beziehungserfahrungen die Amygdala aktiviert wird. Der erneuten Verletzung wird ein größerer emotionaler Bedeutungsgehalt zugewiesen als bei einer einmaligen Verletzung. Eine alte Wunde ist erneut getroffen worden.

Bewertung von Beziehungserfahrungen

Die Verletzung des Grundbedürfnisses wird gemessen an der gegenwärtig bestehenden Situation als überproportional bedrohlich erlebt. Bewusst erlebt man, dass die emotionale Reaktion bezogen auf die reale Situation unangemessen stark ist, subjektiv allerdings fühlt man sich bedroht. Denn die durch die Bedrohung evozierten Gefühle hängen nicht von rationalen Überlegungen ab, wie angemessen oder unangemessen sie sind, sondern von den gespeicherten emotionalen Vorerfahrungen.

Negative Beziehungserfahrungen durch die Verletzung der Grundbedürfnisse im Hier und Jetzt werden also bei einer assoziativen Verknüpfung mit früheren negativen und schmerzlichen Beziehungserfahrungen emotional aversiv und negativ bewertet. Diese negative emotionale Bewertung führt zur Freisetzung von Glutamat, die Amygdala aktiviert den Hypothalamus und dieser die Alarmzentren im Hirnstamm. Noradrenalin wird freigesetzt, dieses aktiviert das Gen Tyrosin-Hydroxylase. Dieses Gen trägt zur

Stress-reaktionskette Produktion des Neurotransmitters Noradrenalin bei. Dieser Neurotransmitter aktiviert den Puls, Kreislauf, Blutdruck, Atmung – es entsteht die typische Stressreaktionskette.

Kommt es zu einer häufigen Aktivierung der neuronalen Netzwerke, die den Alarmzustand aktivieren, werden diese im Sinne einer Selbstverstärkung stabilisiert. So führen wiederholte aversive Vorerfahrungen in zwischenmenschlichen Beziehungen dazu, dass durch die neuronale Plastizität diese Netzwerke verändert und so weit stabilisiert werden, dass sie bei der Interpretation von aversiven Beziehungserfahrungen im Hier und Jetzt die Oberhand gewinnen. Durch diese Bahnung, die auf differentieller Verstärkung beruht, entstehen stabile emotionale Bewertungsmuster im Sinne von emotionalen Schemata, die die Summe der negativen Beziehungsvorerfahrungen repräsentieren. Diese Bewertungsmuster befinden sich in ständiger »Stand-by-Bereitschaft«. Sie werden größtenteils unbewusst und automatisch aktiviert, wenn neue Beziehungserfahrungen bewertet werden müssen. In Sekundenschnelle werden dann die aktuellen Beziehungsereignisse mit den Vorerfahrungen abgeglichen, die der Organismus in ähnlichen Situationen schon gemacht hat.[25]

Kommt es zu einer chronischen Stressbelastung, z.B. durch die dauernde Verletzung der Grundbedürfnisse oder deren mangelhafte Befriedigung, dann können sich Krankheiten entwickeln wie z.B. hoher Cholesterinspiegel, Bluthochdruck, arteriosklerotische Herz- und Kreislauferkrankungen. Diese Stresserfahrungen verkürzen signifikant die Lebenserwartung.[26]

Dominanz der Projektionsbahnen der Amygdala

Diese schmerzlichen emotionalen Vorerfahrungen kann man nicht durch rationale Argumente verändern, denn die Amygdala ist von dem Arbeitsspeicher, der die bewusste Aufmerksamkeit lenkt, nicht so schnell ansteuerbar. Diese Tatsache hängt damit zusammen, dass von der Amygdala viel mehr Projektionsbahnen in andere Hirnregionen ausgehen als umgekehrt.[27] Deshalb kann die Amygdala viele andere Hirnsysteme in Beschlag nehmen, wenn sie erregt wird.

Erregung und Gefühle

Wenn die Amygdala aktiviert wird, dann werden die Erregungszentren im Hirnstamm durch wechselseitige Verbindungen zusätzlich aktiviert. Es kommt zur Ausschüttung von Acetylcholin und damit zu einer Erregung des gesamten Gehirns, dies führt zu einer unspezifischen Erregungssteigerung. Die Erregungssysteme haben ihrerseits wieder abgehende Verbindungen zur Amygdala. So entsteht eine positive Rückkopplung.

<small>Unspezifische Erregungssteigerung</small>

Diese Erregung ist unspezifisch: Mit welchem Gefühl sie gekoppelt wird, hängt von dem Inhalt des Arbeitsspeichers ab, der bestimmt, wie die Erregung interpretiert wird. Das Ergebnis dieser Interpretation vor dem Hintergrund der gemachten emotionalen Vorerfahrungen und der emotionalen Bedeutungszuweisung bestimmt das erlebte Gefühl. Hat z.B. ein Individuum viel ängstigende emotionale Vorerfahrungen gemacht, dann wird es auf die unspezifische Köpererregung eher mit Angst reagieren, im Gegensatz zu jemanden, der über viele wütende emotionale Vorerfahrungen verfügt.

Wegen des Ungleichgewichts der Projektionsbahnen zwischen Amygdala und dem präfrontalen Kortex beeinflussen die Emotionen stärker den Inhalt unseres Bewusstseins und unserer Kognitionen, als dass wir bewusste Kontrolle über unsere Emotionen ausüben können.

<small>Emotionen beeinflussen Kognitionen</small>

Körperliche Reaktion

Neben der unspezifischen Erregungssteigerung des Gehirns kommt es bei der Aktivierung der Amygdala zu einer körperlichen

Reaktion durch die Aktivierung des Cannon'schen Reflexbündels im Rahmen der Kampf-/Fluchtreaktion. Das autonome Nervensystem reagiert mit Anstieg des Bluthochdrucks, beschleunigtem Herzschlag und Schweißausbruch, Adrenalin, Cortisol und eine Fülle von Peptiden werden in das Blut ausgeschüttet. Diese körperlichen Reaktionen wirken dann wiederum auf das Gehirn zurück. Damasio betrachtet diese Rückmeldung der körperlichen Reaktion als »somatischen Marker«, der im orbifrontalen Kortex verarbeitet wird.[28]

<small>Somatischer Marker</small>

Dieser somatische Marker verleiht nach Damasio Objekten, Situationen und Ereignissen zusätzlich ihre affektive Bedeutung. Die Gedächtnisspuren vergangener Ereignisse mit hoher emotionaler Bedeutung werden assoziiert mit Repräsentationen der körperlichen Zustände, die damals ausgelöst wurden. Diese somatischen Marker beeinflussen ebenfalls die subjektiv erlebten Gefühle.

Hemmung der Amygdala durch kortikale Verarbeitung

Diese geschilderten Vorgänge laufen ohne Bewusstsein ab. Aus dieser Sicht sind wir den emotionalen Vorgängen und der damit verbundenen Erregungssteigerung des Gehirns und des Körpers ausgeliefert. Es gibt aber eine Möglichkeit zu einer gewissen bewussten Kontrolle der Emotionen. Diese Möglichkeit entsteht dadurch, dass es auch Verbindungen von dem präfrontalen Kortex zur Amygdala gibt. Diese Bahnen haben eine hemmende Funktion auf die Aktivität der Amygdala. Allerdings ist dies ein »langsamer Weg« im Vergleich zu dem »schnellen Weg« durch die Aktivierung der Amygdala, die viele Hirnregionen ohne vorherige kortikale Verarbeitung des Reizes erreicht.

Relevanz für die Bonding Psychotherapie

Wird z.B. ein häufig verletztes Grundbedürfnis im Sinne eines kumulativen Beziehungstraumas in einer aktuellen Situation aktiviert, so wird diese Aktivierung subjektiv als Triggerung eines »wunden Punktes« erlebt.

Neurophysiologisch bedeutet die Triggerung des »wunden Punktes« eine innere Bedrohung durch die erneute Verletzung eines Grundbedürfnisses. Diese Bedrohung wird vom Thalamus blitzschnell an die Amygdala und wesentlich langsamer an den präfrontalen Kortex weitergeleitet. Die Amygdala mit ihren ausgeprägten Projektionsbahnen aktiviert das gesamte Gehirn mit einer unspezifischen Erregung. Zugleich wird über das Cannon'sche Reflexbündel eine massive körperliche Reaktion ausgelöst. Diese körperliche Reaktion wirkt wieder auf das Gehirn zurück. Die körperliche Reaktion als somatischer Marker wird abgeglichen mit emotionalen Vorerfahrungen. Entsprechend diesen Vorerfahrungen werden bestimmte damit assoziierte Gefühle und Bedeutungen zugewiesen. Diese Gefühle erobern den bewussten Arbeitsspeicher des präfrontalen Kortex und beeinflussen die Kognitionen.

Durch dieses neurophysiologische Geschehen wird das beschrieben, was man in der Psychotherapie die Grundelemente eines emotionalen Schemas bezeichnet: Externer Auslöser, Triggerung des »wunden Punktes«, verletztes Grundbedürfnis, emotionales Erleben, Körperreaktion, Kognitionen und emotionale Bewertung.

Grundelemente emotionaler Schemata

Dabei symbolisiert das Erleben des »wunden Punktes« (Punkt der höchsten emotionalen Erregung) die unspezifische Erregungssteigerung des Gehirns und des Körpers, ausgelöst durch das unbewusste Erleben einer äußeren und inneren Gefahr.

Die Aufgabe der Psychotherapie besteht nun darin, sich durch Klärungsarbeit diese unbewusst ablaufenden Vorgänge in einer Sicherheit gebenden therapeutischen Beziehung bewusst zu machen, damit der präfrontale Kortex einen hemmenden Einfluss auf die Amygdala ausüben und sie deaktivieren kann. Hierfür ist eine

Klärungsarbeit

Emotionsfokussierte Exploration

bewusste Exploration des emotionalen Schemas mit all seinen Elementen notwendig. Diese Exploration geschieht nicht durch Reden über gemachte Erfahrungen, sondern durch die erneute Aktivierung des emotionalen Schemas im Hier und Jetzt.

Durch erlebnisorientierte Interventionen wird das emotionale Schema aktiviert und durch bewusste Aufmerksamkeitslenkung emotionsfokussiert exploriert. Da die neuronale Verbindung vom präfrontalen Kortex zur Amygdala nicht so ausgeprägt ist, ist auf eine forciert langsame kortikale Verarbeitung durch bewusste Aufmerksamkeitslenkung zu achten. Die bei dieser Exploration auftretenden primären Gefühle werden bewusst gemacht und auf einem hohen Erregungsniveau ausgedrückt, um den Stress zu reduzieren, der durch die unspezifische Erregungssteigerung entstanden ist.

Forciert langsame Verarbeitung

In einem weiteren Bearbeitungsschritt sollte man dem Patienten durch Ressourcenaktivierung ermöglichen, dass er bedürfnisbefriedigende Erfahrungen (motivationales Priming) machen kann. Damit wird eine Deaktivierung des Alarmsystems, eine Hemmung des Vermeidungssystems und Aktivierung des Annäherungssystems angestrebt. Das Wohlbefinden des Patienten wird dadurch verbessert. Dies wiederum korreliert hoch mit einer Symptomreduktion und Befindlichkeitsverbesserung.

> *Folgerung für die Bonding Psychotherapie*
>
> Bei der therapeutischen Bearbeitung eines emotionalen Schemas in der Bonding Psychotherapie werden drei Therapieziele angestrebt:
>
> - Hemmung der Amygdala durch forciert langsame kortikale Exploration des emotionalen Schemas, erzielt durch bewusste Aufmerksamkeitslenkung in einer Sicherheit gebenden therapeutischen Beziehung
> - Stressreduktion durch Ausdrücken der primären Emotion auf einem hohen Erregungsniveau
> - Verbesserte Bedürfnisbefriedigung durch motivationales Priming und Ressourcenaktivierung.

Die auf der nächsten Seite folgende Abbildung soll das bisher Gesagte veranschaulichen. Die verschiedenen Stärken der Pfeile in dieser Abbildung symbolisieren den Ausprägungsgrad der Projektionsbahnen. Ein externer oder interner Stimulus (»wunder Punkt«) wird über den Thalamus ohne Bewusstheit direkt an die Amygdala weitergeleitet. Eine Alarmreaktion wird ausgelöst. Dadurch kommt es zu einer unspezifischen Erregungssteigerung, die als Körperreaktion wahrgenommen wird.

Diese Körperreaktion wird als »somatischer Marker« an den Hippocampus, in dem das emotionale Langzeitgedächtnis lokalisiert ist, weitergeleitet. Dort kommt es zu einer emotionalen Bedeutungszuweisung der körperlichen Reaktion.

Wird diese körperliche Reaktion mit negativen Gefühlen assoziiert, wird erneut die Amygdala stimuliert und das Vermeidungssystem zum Schutz vor der Gefahrenquelle aktiviert.

Wesentlich langsamer wird das Gefahrensignal an den präfrontalen Kortex weitergeleitet. Ergibt die Analyse des Gefahrensignals keine reale Bedrohung, dann wird die Amygdala deaktiviert.

Die therapeutische Bearbeitung dieses komplexen neurophysiologischen Geschehens hat drei Ansatzpunkte: 1. Forciert langsame kortikale Bearbeitung durch Klärungsarbeit, um sich den realen Bedrohungscharakter des Gefahrensignals bewusst zu machen. 2. Ausdrücken der Gefühle auf einem hohen Erregungsniveau, um eine Stressreduktion einzuleiten. 3. Aktivierung des Annäherungssystems durch motivationales Priming. Durch dieses Vorgehen soll eine Deaktivierung der Amygdala über den präfrontalen Kortex erreicht werden.

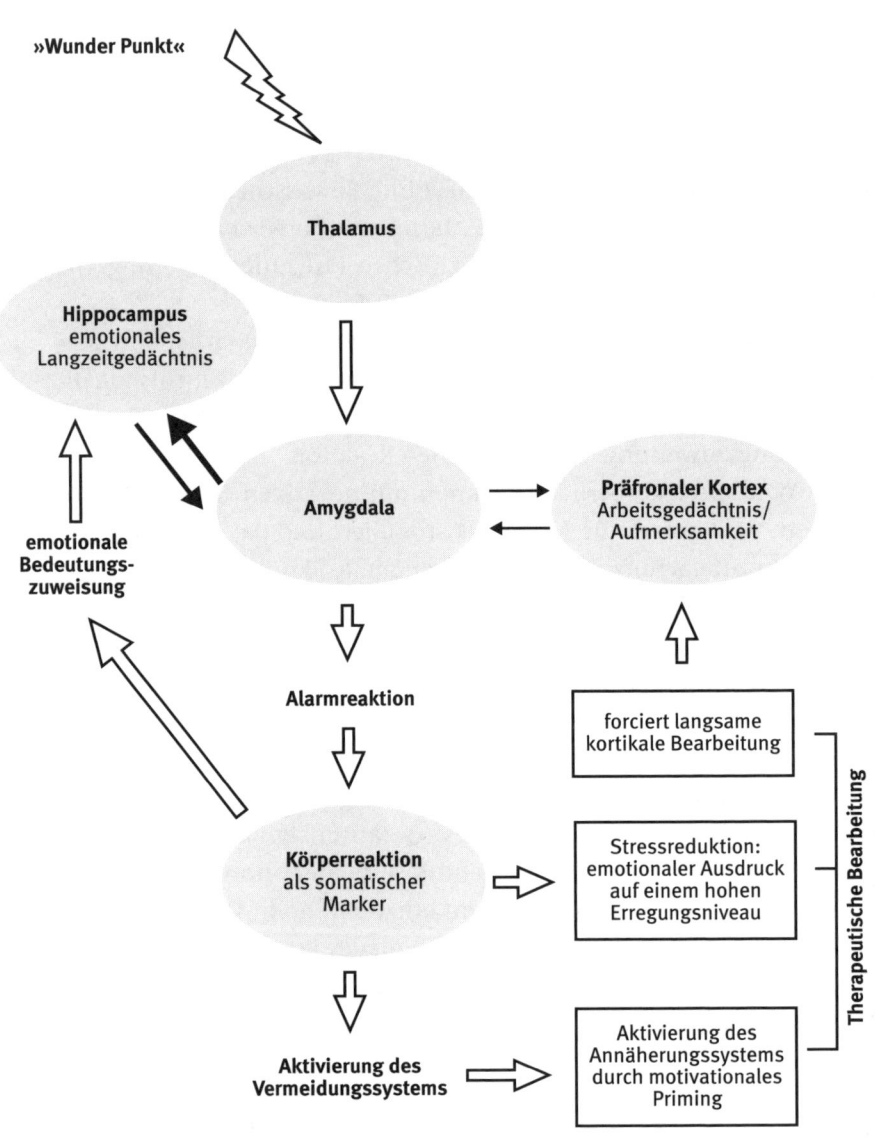

Abbildung 10: Verarbeitung von inneren Gefahrensignalen

EINFLUSS VON ZWISCHENMENSCHLICHEN ERFAHRUNGEN AUF DIE GENAKTIVITÄT

Nachdem der Einfluss von zwischenmenschlichen Erfahrungen auf neurobiologische Abläufe und therapeutische Maßnahmen aufgezeigt wurde, soll in diesem Abschnitt dem Einfluss zwischenmenschlicher Erfahrungen auf die Regulation der Genaktivität in unserem Körper nachgegangen werden.[29] Um diese weit reichenden biologischen Auswirkungen von Beziehungserfahrungen zu verstehen, ist es notwendig, etwas über die Funktionsweise der Gene und deren Einfluss auf den körperlichen Stoffwechsel zu wissen.

Funktionsweise der Gene

Häufig wird die Anschauung vertreten, dass die Gene festgelegt sind und unser Verhalten auf eine starre Art und Weise lebenslang programmieren. Dieser Determinismus ist durch die neue Genforschung nicht aufrechtzuerhalten. Gene unterliegen in einem hohen Maße zahlreichen Einflüssen, die ihre Aktivitäten steuern. Sie führen kein autistisches Eigenleben, sondern sie unterliegen je nach Umwelteinflüssen einem laufenden Wechsel von einem aktiven in einen weniger aktiven Zustand. Gene steuern also nicht nur, sondern sie werden auch gesteuert.

Gene funktionieren auf zweierlei Weise:

Einmal ist auf dem Gen der »Text« (auch DNS-Sequenz genannt), abgespeichert, der in einem Individuum für immer festgelegt ist und der in die Erbfolge eingeht. Diese Funktion spielt bei den eher seltenen Erbkrankheiten eine Rolle. Diese ausschließliche Betrachtung des genetischen Textes entstammt der Erblehre Gregor Mendels (1822–1884), der die Gene nur im aktiven Zustand untersucht hat, um die unveränderlichen Kerneigenschaften zu beschreiben.

Gen-Text

Genaktivität Zum anderen wird die Aktivität des Gens reguliert. Diese Regulation der Genaktivität unterliegt in einem sehr hohen Maße situativen Einflüssen und wird nicht vererbt. Individuelle Erfahrungen können so die Regulation der Gene beeinflussen. Experimentell konnte gezeigt werden, dass bestimmte genetische Reaktionsmuster durch Erlebnisse und Erfahrungen »eingestellt« werden können.

Besonders zwischenmenschliche Beziehungserfahrungen haben einen großen Einfluss auf die Regulation zahlreicher Gene und können so nicht nur seelische, sondern auch weit reichende biologische Auswirkungen haben.

Einfluss der Gene auf Gesundheit und Krankheit

Das menschliche Genom wurde 2001 vollständig entschlüsselt. Überraschenderweise stellte sich heraus, dass die menschlichen Gene bei allen Menschen zu 99,9% identisch sind, obwohl die meisten Menschen sich in vielen Merkmalen voneinander unterscheiden. Der Unterschied liegt also nicht in dem »Text« der Gene begründet, sondern darin, in welchem Ausmaß Gene aktiviert oder deaktiviert werden. Nur 0,1% der genetischen Unterschiede liegen den Erbkrankheiten zugrunde, bei denen der Gen-Text verändert ist. Dieser Gen-Text kann durch Mutationen verändert werden. Allerdings sind nur 1–2% aller menschlichen Erkrankungen durch eine genetische Mutation verursacht. Die Bedeutung der Gene liegt bei 98% aller Krankheiten nicht im »Text«, sondern in der Regulation ihrer Aktivität.

Die meisten für Krankheit und Gesundheit relevanten Gene unterliegen einer fortlaufenden Regulation. Der Einfluss der Gene auf die Kreislauf-, Blutzucker-, Hormon- und Stressregulation sowie die Regulation des Immunsystems zur Infekt- und Krebsabwehr hängt nicht vom »Text« ab, sondern von der Regulation der Genaktivität.

Regulation der Genaktivität

Nur ein Teil der Gene ist ohne Schwankungen aktiv. Sie werden »housekeeping genes« genannt, weil sie zur Aufrechterhaltung der Struktur und der Mindestversorgung der Zelle notwendig sind. Der größte Teil der Gene einer jeden Zelle wird durch Signale von der Zelle, außerhalb der Zelle oder von Umweltsignalen, die außerhalb des Organismus liegen, reguliert.

Die Signale aus der Umwelt werden mit den fünf Sinnen aufgenommen und an das Gehirn weitergeleitet. Dieser Input führt zu einer gemeinsamen Aktivierung von Neuronen und neuronalen Netzwerken. So werden subjektive Vorstellungen und Erfahrungen in neuronalen Netzen, die untereinander synaptisch verschaltet sind, mental repräsentiert und beeinflussen so die Genaktivität.

Zwischenmenschliche Erfahrungen und Genaktivität

Den größten Einfluss auf die Regulation der Gene haben die Signale, die aus dem Gehirn kommen. Dabei kommt den zwischenmenschlichen Erfahrungen eine besondere Bedeutung zu. Welchen Einfluss zwischenmenschliche Erfahrungen auf die Genaktivität haben, hängt davon ab, wie die eingehenden Signale von der Großhirnrinde und dem limbischen System bewertet werden.

Der Input über zwischenmenschliche Beziehungserfahrungen erfolgt über die fünf Sinne. Dieser Input wird im Gehirn durch die Leistung der Großhirnrinde und des limbischen Systems, dem Zentrum der emotionalen Intelligenz, zu einem »inneren Bild oder Muster« zusammengefasst und emotional bewertet. Diese Informationen werden im Gehirn in biologische Signale verwandelt, die einen massiven Einfluss auf die Genaktivität haben.

Die Zeit von der Aktivierung eines Gens bis zur Fertigstellung eines Proteins kann im Bereich weniger Minuten liegen. Dies erklärt, warum seelische Erlebnisse innerhalb kurzer Zeit zahlreiche Gene aktivieren oder abschalten können.

Auswirkung von negativen und positiven Beziehungserfahrungen auf die Genaktivität
Belastende zwischenmenschliche Erfahrungen durch chronische Verletzungen der Grundbedürfnisse, durch deren mangelnde Befriedigung oder durch chronischen Stress führen zu einer Erhöhung des Cortisolspiegels. Dieser kann die Nervenzellen des Gehirns schädigen. Zusammen mit dem Nervenbotenstoff Glutamat kann es sogar zum Untergang von Nervenzellen führen.

Positive zwischenmenschliche Erfahrungen dagegen schützen vor den Auswirkungen der Stresserlebnisse. Seyle, der Urvater der Stressforschung, wurde gefragt, was man gegen Stress tun könne. Er antwortete: »Erwirb die Liebe Deines Nächsten.« Positive zwischenmenschliche Erfahrungen oder andere anregende Umweltbedingungen aktivieren im Gehirn zahlreiche Gene, deren Proteine so genannte Wachstumsfaktoren für Nervenzellen sind. Dies sind zum Beispiel Gene für die Wachstumsfaktoren BDNF (Brain-derived Neurotropic Factor), NGF (Nerve Growth Factor).

Die Aktivierung dieser Gene hat eine Funktionssteigerung von Nervenzellen und eine Erhöhung der Anzahl synaptischer Verknüpfungen zur Folge. Wie neuere Untersuchungen zeigen, wird durch die Produktion von Nervenwachstumsfaktoren auch die Zahl der Nervenzellen vermehrt. Positive Umweltreize sind ein Überlebensfaktor durch die Aktivierung zahlreicher Gene für die Nervenzellen.

Bindung als Schutz vor Stress
Eines der besten Gegenmittel gegen Stress ist eine sichere Bindung. Viele Untersuchungen zeigen, dass die Anwesenheit und Fürsorge der Mutter die Stressachse und das Stressgen CRH deaktiviert. Unter Stressachse versteht man das System von Hypothalamus, Hypophyse und Nebennierenrinde, welches das Stressgen CRH (Corticotropin Releasing Hormon) aktiviert und zur Produk-

tion des Stresshormons Cortisol führt. Die Erfahrung einer sicheren Bindung hat einen entscheidenden Einfluss auf die kindlichen Stressgene. Aber auch zwischenmenschliche Bindungen im Erwachsenenalter stellen einen der wichtigsten Schutzfaktoren gegenüber extremen Ausschlägen der Stressreaktionen dar.

Zusammenfassend kann man sagen, dass die Art unserer zwischenmenschlichen Beziehungsgestaltung einen entscheidenden Einfluss auf die Stoffwechselvorgänge in uns Menschen haben. Daraus erwächst eine neue Dimension der Beziehungsverantwortung uns selbst und anderen gegenüber. Das Ziel der Bonding Psychotherapie ist es, den Patienten zu befähigen, durch eine funktionale Beziehungsgestaltung mit seiner sozialen Umwelt Beziehungsverantwortung zu übernehmen. Diese Beziehungsverantwortung mündet darin, dass man sich und anderen dazu verhilft, sich gegenseitig die psychosozialen Grundbedürfnisse zu befriedigen.

Beziehungsverantwortung

> *Folgerung für die Bonding Psychotherapie*
> Betonung der Beziehungsverantwortung des Patienten. Eine gute Beziehung und Bindung ist das beste natürliche Heilmittel, weil sie die Genregulation in einer Weise beeinflusst, die sich günstig auf die biologischen Abläufe des Körpers auswirkt.

Gedächtnistheorie

DAS UNBEWUSSTE AUS DER SICHT DER GEDÄCHTNISPSYCHOLOGIE

Jeder kann die Erfahrung machen, dass es seelische Dinge im Menschen gibt, die er weiß, ohne zu wissen, dass er sie weiß.[1] Das Unbewusste zeigt sich in der Sprache durch Fehlleistungen, in der Körpersprache, in Träumen, künstlerischen Produktionen und in den sozialen Inszenierungen. Von besonderer Bedeutung in der Psychotherapie sind diese sozialen Inszenierungen, in denen die wichtigsten Beziehungserfahrungen unbewusst gestaltet werden. Allerdings ist die Annahme Freuds, dass das Unbewusste ein System darstellt, das nach seinen eigenen Gesetzen funktioniert, heute nicht mehr aufrechtzuerhalten.

Die Wahrnehmungs-, Gedächtnis- und Emotionspsychologie untersuchen die Prozesse, die unserer Wahrnehmung, unseren Erinnerungen und Gefühlen zugrunde liegen. Diese Prozesse sind in der Regel aus Experimenten erschlossen worden und sie sind zum größten Teil nicht in unserem Bewusstsein repräsentiert. Sie sind prinzipiell unbewusst. Folgende Fakten sind bezüglich unbewusster Prozesse heute unstrittig:

- Solche unbewussten Prozesse existieren und sie beeinflussen maßgeblich unser bewusstes Erleben und Verhalten.[2]
- Es gibt Arten von unbewussten Prozessen, die einmal bewusst waren, aber inzwischen automatisiert ablaufen.[3] Diese Prozesse sind prinzipiell bewusstseinsfähig, verlaufen aber normalerweise unbewusst.
- Schließlich gibt es unbewusste Prozesse, die deshalb ohne Bewusstsein verlaufen, weil ihre Bewusstheit aktiv vermieden wird. Diesen Teil meinte Freud mit seinem Konzept des Unbe-

wussten. Für die Richtigkeit von Freuds Annahme gibt es reichhaltige empirische Belege.⁴

IMPLIZITES UND EXPLIZITES GEDÄCHTNIS

Es gibt zwei Gedächtnisformen. Man unterscheidet zwischen einem impliziten und einem expliziten Gedächtnis. Das explizite Gedächtnis ist ein über Bewusstsein aufgebautes und vermitteltes Gedächtnis. Das implizite Gedächtnis hat dagegen eine assoziative Reaktionsform, das bedeutet, dass man die Inhalte des impliziten Gedächtnis über eher assoziatives Nachspüren, Nachempfinden und Nachfühlen aktivieren kann. Zum Beispiel hat ein emotionsfokussierendes therapeutisches Vorgehen, wie es für die Bonding Psychotherapie typisch ist, die Funktion, unbewusste Inhalte des impliziten Gedächtnisses zu aktivieren und der therapeutischen Bearbeitung zugänglich zu machen.

Nachspüren

Das explizite Gedächtnis dagegen hat eine konstruktive Interpretationsfunktion, d.h. man bekommt einen Zugriff auf die Inhalte des expliziten Gedächtnisses über bewusstes Nachdenken und Erinnern.

Nachdenken

Implizites Gedächtnis
Das implizite oder prozedurale Gedächtnis ist das phylogenetisch ältere. Es ermöglicht Lernformen ohne Beteiligung des Bewusstseins. Der Begriff »prozedural« bezieht sich zumeist auf automatisch ablaufende Handlungsroutinen. Der Begriff »implizit« ist weiter gefasst und beinhaltet alle unbewussten Erinnerungswirkungen. Dazu gehören folgende Aspekte:⁵
- Handlungsroutinen *(skills)*
- Handlungsgewohnheiten *(habits)*
- Priming-Effekte (Bahnung von Stimmungen, Gefühlen, Handlungen etc.)

- Konditionierte Reaktionen
- Wirkungen dissoziierter Gedächtnisinhalte (Bilder, Eindrücke, Geräusche, Gerüche usw.)

Explizites Gedächtnis
Für den kognitiven Gedächtnisanteil des expliziten Gedächtnisses wurde die Bezeichnung »semantisches Gedächtnis« eingeführt. Es werden Ereignisse und Episoden erinnert, die sich im Lauf des Lebens zugetragen haben (episodisches Gedächtnis). Durch das episodische Gedächtnis haben wir die Möglichkeit, über Abschnitte unseres Lebens »Geschichten zu erzählen« (autobiographisches Gedächtnis). Diese Erzählepisoden werden auch als Narrative bezeichnet.[6]

Narrative

Perig und Kollegen fassen die Unterscheidung und Beziehung dieser beiden Gedächtnisse in folgenden Kernaussagen zusammen:[7]
- Menschliches Verhalten wird unter Nutzung impliziter Repräsentationen über die assoziative Reaktionsform gesteuert, ohne dass dabei Bewusstsein beteiligt ist.
- Nach einem Wahrnehmungsvorgang können nur die Inhalte zum Gegenstand eines Erinnerungsbewusstseins werden, die vorher eine Bewertung durch die Interpretationsfunktion des expliziten Gedächtnisses erfahren haben.
- Eine bewusste Entscheidung aufgrund eines klaren Erinnerungserlebens ist immer und ausschließlich das Ergebnis reaktivierter expliziter Repräsentationen und deren Nutzung durch die mentale Operation der Interpretationsfunktion.
- Das grundlegende Prinzip der Reaktions-Interpretations-Kovariation, damit ist das Miteinander unbewusster und bewusster Prozesse gemeint, und die Verknüpfung impliziter und expliziter Gedächtnisspuren ist nicht nur die Grundlage des Entscheidens, sondern des höheren Lernens und Wissensaufbaus.

Die Einbahnstraße vom impliziten Gedächtnis zum expliziten Gedächtnis

Eine für die Psychotherapie bedeutsame Tatsache ist, dass die Inhalte des expliziten Gedächtnisses vom impliziten Gedächtnis aus aktiviert werden können, aber nicht umgekehrt. Der Weg vom impliziten zum expliziten Gedächtnis ist eine Einbahnstraße. Das bedeutet, man kann noch so viel über unbewusste Prozesse nachdenken und versuchen sich zu erinnern, man bekommt dadurch keinen Zugang zu den unbewussten Gedächtnisinhalten des impliziten Gedächtnisses.

Diese Tatsache zeigt die Begrenzung auf, wenn man im Rahmen der Therapie als eine rein mentale Operation über seine Probleme redet. Dies wird die unbewussten Prozesse, die oft den seelischen Problemen zugrunde liegen, nicht erhellen, noch verändern.

Unterschiedliche Zugriffsmöglichkeiten

Explizites Gedächtnis

Im expliziten Gedächtnis werden Bedeutungen gespeichert, unabhängig von der Sinnesmodalität, durch die sie aufgenommen wurden. Ein geschriebener Lerninhalt wird z.B. auch beim Hören wiedererkannt. Jeder Aspekt eines aufgenommenen Inhalts kann inhaltsadressiert abgerufen werden. Dieser Abruf beruht auf der Ähnlichkeit der Assoziationen zwischen Wahrnehmung, Vorstellung und Gedanken. Schon die Aktivierung von Teilen eines im Gedächtnis gespeicherten Erregungsmusters kann zur Aktivierung des ganzen Musters führen. Es findet eine Musterergänzung aufgrund von Teilinformationen hin zu einer ganzheitlichen Gestalt statt.[8]

Musterergänzung

Der Abruf kann auch kontextsensitiv erfolgen. Je nach Bedeutungskontext, in dem der Abruf stattfindet, werden unterschiedlich gespeicherte Informationen zu einer aktuellen Repräsentation integriert.[9] Dazu gehört auch der innere Zustand einer Person: Das, was einem als Erinnerung in den Sinn kommt, ist auch vom eigenen motivationalen und emotionalen Zustand im Moment des Abrufes abhängig. Es werden besonders solche Inhalte erinnert, die bei ihrer Einprägung mit einem ähnlichen motivationalen oder emotionalen Zustand verbunden waren.

Ausgangspunkt für das Ansteuern von Inhalten sind die aktuellen Bewusstseinsinhalte. Von diesen können semantische oder episodische Bezüge zu anderen Inhalten des expliziten Gedächtnisses hergestellt werden. Es handelt sich um top-down Aktivierung von bedeutungsvollen Gedächtnisinhalten. Die Erinnerungsleistung hängt von der Verarbeitungstiefe beim Einprägen ab. Sie ist umso besser, je mehr Informationsverarbeitungsprozesse beim Enkodieren und Abrufen übereinstimmen.[10]

Implizites Gedächtnis

Bottom-up Aktivierung

Implizite Repräsentationen, für die nie bewusste Inhalte gebildet wurden, können nur bottom-up und nicht top-down aktiviert werden. Unter top-down Aktivierung versteht man die Ansteuerung der bewussten Inhalte über mentale Operationen wie nachdenken und erinnern. Bottom-up Aktivierung dagegen meint die Ansteuerung der Inhalte nicht über mentale Operationen, sondern durch erfahrungsbezogene sinnliche Reize.

Eine solche implizite Repräsentation kann nur durch eine erneute Darbietung desselben Reizes bottom-up aktiviert werden. Bewusste Aufmerksamkeit hat keinen Zugriff auf diese Datenbasis. Struktur oder Form der Speicherinhalte sind ausschließlich Ergebnisse automatischer Prozesse. Sie sind dauerhaft und auch noch nach langer Zeit verhaltenswirksam. Diese Gedächtnisspuren sind an die Sensorik des jeweiligen Sinnessystems, in der die Reiz-Reaktionskopplung stattgefunden hat, gebunden und deshalb modalitätsspezifisch.[11]

VERÄNDERUNG VON GEDÄCHTNISINHALTEN

Geht es um Veränderungen von Erregungsbereitschaften, die im expliziten Gedächtnis gespeichert sind, können sie durch das Bewusstsein und durch darüber reden und erinnern aktiviert werden. Handelt es sich allerdings um Erregungsbereitschaften, die im impliziten Gedächtnis gespeichert sind, ist eine bottom-up erfolgende Aktivierung notwendig. Dies kann am besten über Herstellung möglichst realistischer Auslösereize erfolgen, wie z.b. bei Angst vor körperlicher Nähe durch eine Näheübung, wie es bei der Bondingtherapie üblich ist, erfolgen oder durch psychodramatische Inszenierungen, gestalttherapeutische Übungen, Aufsuchen von Realsituationen etc. Dies sind alles Interventionstechniken der erfahrungsorientierten Verfahren. Diese Verfahren versuchen bottom-up über erfahrungsorientierte Übungen die unbewussten Inhalte des impliziten Gedächtnisses zu aktivieren.

Darüber-Reden

Entscheidend ist bei diesen Interventionen die unmittelbar gemachte Erfahrung. »Die Aufmerksamkeit wird hierbei auf das gerichtet, was gerade im Patienten abläuft, nicht auf äußere Abläufe. Es geht darum, was der Patient wahrnimmt, denkt, fühlt, tut und vermeiden möchte.«[12] Diese unmittelbar gemachten Erfahrungen und die Exploration des inneren Erlebens durch bewusste Aufmerksamkeitslenkung ist ein Charakteristikum der erfahrungsorientierten Interventionen, die im anglo-amerikanischen Sprachraum als »experiential confrontations« bezeichnet werden. Gerade dann, wenn zu viel geredet wird, ohne dass es zu gefühlten Bedeutungen kommt, muss der Therapeut dem Patienten eine unmittelbare Erfahrung des angesprochenen Problems durch ein erfahrungsorientiertes Experiment ermöglichen.

Exploration des inneren Erlebens

Technik der prozessualen Aktivierung

Wie durch das bisher Gesagte deutlich geworden ist, können Inhalte des impliziten Gedächtnisses, die die Grundlage der meisten unbewussten Prozesse ausmachen, nur prozessual aktiviert und reaktiviert werden. Sie sind einer inhaltlichen Thematisierung nicht zugänglich. Dies ist klinisch von höchster Relevanz. Darüber reden ermöglicht keinen adäquaten Zugriff auf diese Prozesse.

Verbale Therapien unterliegen damit einer erheblichen Einschränkung der Veränderungsmöglichkeiten. Unbewusste Prozesse kann man nur beeinflussen, wenn sie prozessual aktiviert worden sind. Zur Aktivierung dient die Konfrontation mit erfahrungsorientierten Übungen als therapeutische Technik. Sie verfolgt den Zweck, Bewusstheit für etwas zu schaffen, was vorher unbewusst war. Aus diesem Grund hat sich die »experiential confrontation« in der Psychotherapieforschung als eine der potentesten Interventionsformen erwiesen.[13]

Erfahrungsorientierte Übungen

Häufig werden Inhalte des impliziten Gedächtnisses schon durch die reale Beziehungssituation zum Therapeuten, z.B. durch die Übertragung, prozessual aktiviert. Ist dies nicht der Fall, muss der Therapeut aktiv, durch erlebnisaktivierende Verfahren oder Aufsuchen bzw. Herstellen von Realsituationen, diese Inhalte und emotionalen Prozesse aktivieren, damit überhaupt ein verändernder Einfluss darauf ausgeübt werden kann. Denn neuronale Erregungsmuster müssen zuerst aktiviert werden, wenn man sie verändern will.

Lernen oder Verändern des Erlebens und Verhaltens besteht in der Herstellung neuer neuronaler Verbindungen. Daraus ergibt sich zwangsläufig das Wirkprinzip der prozessualen Aktivierung. Dies ist die neurophysiologische Grundlage von erlebnisaktivierenden Interventionen und die neurophysiologische Begründung ihrer Wirksamkeit.

Petzold vermerkt dazu Folgendes:

»Man muss in der Therapie das hervorrufen, was man beseitigen will, um es zu beseitigen. Je totaler der Prozess des Wiedererlebens, je stärker die emotionalen und leiblichen Regungen angesprochen werden, die in der traumatischen Situation abgelaufen sind, desto vollständiger wird die Lösung in der Katharsis. Die Katharsis, die Lösung der verfestigten Affekte, die Beseitigung von Blockierungen und die Verbindung abgespaltener Emotionen mit der Persönlichkeit, ist die Voraussetzung zur Integration. Kathartische Prozesse sind mehr als Entladungen. Sie mobilisieren die emotionalen Schemata, unterbrechen stereotype Verhaltensmuster und verflüssigen perseverierende Narrative. Durch die Katharsis werden emotionale Erfahrungen mit hoher Prägnanz vermittelt.«[14]

Technisch versuchen wir im Rahmen der erfahrungsorientierten Psychotherapieverfahren, zu denen unter anderem auch die Bonding Psychotherapie gehört, emotional bedeutsame Gedächtnisinhalte durch ähnliche Bedingungen, wie sie bei der Einprägung bestanden haben, prozessual zu aktivieren. Durch das Herstellen konkreter, möglichst ähnlicher Situationen sollen Teile einmal gebahnter neuronaler Erregungsmuster aktiviert werden, damit assoziierte Erregungsmuster mit aktiviert werden, die sich heute nicht mehr so leicht wahrnehmungsmäßig rekonstruieren lassen, wie Gefühle, Gedanken, Bedürfnisse und Körperreaktionen, die die Patienten erlebt haben.

So werden durch die Techniken der prozessualen Aktivierung emotionale Prozesse bewusst erlebbar gemacht, die zuvor über die Inhalte des impliziten Gedächtnisses unbewusst Einfluss auf das psychische Geschehen genommen haben. Indem sie aktiviert und bewusst erlebt werden, können Bewusstseinsinhalte gebildet werden, die der Steuerung zugänglich sind. Sie können damit unter die Kontrolle gegenwärtiger bewusster Intentionen gestellt werden.

> *Folgerung für die Bonding Psychotherapie*
> Die Technik der prozessualen Aktivierung ist der »Königsweg« zu den unbewussten Inhalten des impliziten Gedächtnisses. Aus diesem Grund werden in der Bonding Psychotherapie erfahrungsorientierte Interventionen bevorzugt.

Bedeutung der Gegenwart

Sehr wichtig für die Psychotherapie ist die Einsicht, dass die Entwicklung nur einen Zeitpfeil kennt: den nach vorne, von der Gegenwart in die Zukunft. Es gibt kein Zurück in die Vergangenheit. Unser Gedächtnis ermöglicht uns in beschränktem Maße, Bilder aus der Vergangenheit in die Gegenwart zu transportieren, aber der Transport geschieht mit den Mitteln des heutigen psychischen Funktionierens, unter Einfluss der heutigen Motive, Wahrnehmungs-, Denkkategorien usw.

Erinnerung bedeutet also immer eine Transformation. Ein Zurück auf die Stufe des damaligen Funktionierens ist nicht möglich, weil die Gedächtnisspuren der Vergangenheit mit neuen neuronalen Bahnungen überschrieben wurden. Die Vergangenheit wurde zwar nicht ausradiert, aber auf der Grundlage der früheren Erfahrungen haben sich später neue neuronale Verbindungen entwickelt.[15]

Wir erinnern uns nur in der Gegenwart. Dieser Satz scheint banal zu sein, hat aber erhebliche Konsequenzen: Was wir erinnern, ist kein Zufallsprodukt, sondern abhängig von Inhalten und Qualität des Gegenwarterlebens – von situativen Gegebenheiten, Wünschen, Bedürfnissen, Gefühlen, Gedanken, Phantasien, Handlungsaktivitäten etc., die das momentane Erleben ausmachen.

Wir erinnern bestimmte Personen, Ereignisse oder Handlungsmuster, weil das Gegenwartserleben auf die eine oder andere Weise mit einem früheren Geschehen verwandt oder mit diesem assoziativ verknüpft ist. Insofern reproduziert der Erinnerungsvorgang, da er unter dem Diktat des momentanen Erlebensprozesses steht, zwangsläufig selektiv bestimmtes Gedächtnismaterial. Diese Erinnerungen werden, wenn sie auftauchen, auch im Lichte der Gegenwart interpretiert und neu bewertet.[16]

Das Gehirn, das dieses Gegenwartserleben hervorbringt, unterscheidet sich funktionell und strukturell von dem Gehirn zum Zeitpunkt des seinerzeitigen Erlebens. Die synaptischen Veränderungen, zu denen es erfahrungsabhängig in der Zwischenzeit gekommen ist, machen den Unterschied aus. Daraus folgt, dass die Szene, die man gerade jetzt erinnert, auf assoziativem Weg Vorstellungsinhalte oder andere Erinnerungsbilder anstößt, die seinerzeit noch nicht angestoßen werden konnten, weil man die entsprechenden Erfahrungen noch gar nicht gemacht hatte. Die erinnerte Szene wird also in der Gegenwart erlebnismäßig in einen anderen Kontext eingebettet. Damit wird sie, partiell zumindest, zu einer anderen Szene.[17]

Gegenwart verändert die Erinnerung

Die erinnerte persönliche Geschichte wird nicht in einer Art filmischen Gedächtnisses aufgezeichnet und in einer unabänderlichen Bilderfolge festgehalten. Sie wird in der Gegenwart umgearbeitet, so dass sie mit unseren Erfahrungsprinzipien übereinstimmt, die erst später entwickelt worden sind. Unabhängig davon gilt: Das Erinnerungsbild, das hier und jetzt entsteht, entspricht der subjektiven Wirklichkeit, die wir in der Gegenwart von der Vergangenheit entwerfen. Im subjektiven Erleben war die Vergangenheit jeweils so, wie wir sie gerade jetzt erinnern.[18]

Die Aktivierung neuronaler Erregungsmuster ist nur in der Gegenwart möglich. Es können nur die heute bestehenden neuronalen Erregungsbereitschaften aktiviert werden, nicht diejenigen, die ehemals das psychische Funktionieren bestimmt haben. Manche Therapeuten denken, man könne mit dem Patienten gemeinsam gewissermaßen in die Erlebniswelt seiner Vergangenheit zurückgehen, an den dort erlebten Gefühlen etwas ändern und das würde sich dann nach vorne in die Gegenwart auswirken. Eine solche Ansicht lässt sich mit der Funktionsweise des Gedächtnisses nicht vereinbaren. Die Vergangenheit wirkt über das Gedächtnis in zweierlei Weise in die Gegenwart: prozessual und inhaltlich.

Prozessual dadurch, dass die gegenwärtigen Erregungsbereitschaften ein Niederschlag vergangener Erfahrungen sind. Inhaltlich dadurch, dass vergangene Ereignisse in symbolischer Form im expliziten Gedächtnis gespeichert sein können. Diese symbolisch kodierten Gedächtnisinhalte können in heutige psychische Prozesse einbezogen werden und über sie gibt es auch einen Zugang zu damit ehemals verbundenen Emotionen.

Zum Beispiel können durch Übertragungsdeutungen heftige Emotionen aktiviert werden. Diese Emotionen können denen der Vergangenheit sehr ähnlich sein. Es sind trotzdem nicht dieselben Emotionen, die das Kind erlebt hat, weil sie in einem anderen Kontext stattfinden und mit neuen Erfahrungen überschrieben wurden. Das Gleiche gilt für die Bonding Psychotherapie: Die Emotionen, die hier im Zuge des Therapieprozesses erlebt werden, sind kein eins zu eins Wiedererleben der früheren Gefühle.

> *Folgerung für die Bonding Psychotherapie*
> Der Ausgangspunkt des therapeutischen Prozesses ist das Gegenwartserleben. Man beginnt den Prozess der Therapie mit einem aktuellen Beziehungsproblem in der Gegenwart. Betonung des Hier-und-Jetzt-Prinzips.

Bedeutung des Hier und Jetzt

Zur Veränderung von neuronalen Erregungsmustern genügt es nicht, diese durch die Technik der prozessualen Aktivierung zu aktivieren. Die prozessuale Aktivierung dient im ersten Schritt dazu, die unbewussten Inhalte des impliziten Gedächtnisses bewusst zu machen. Im zweiten Schritt müssen diese aktivierten Erregungsmuster mit neuen Erfahrungen überschrieben werden. Ohne reale neue, korrigierende Erfahrungen im Hier und Jetzt, welche die synaptischen Verbindungsgewichte verändern, geschieht keine Veränderung.

Korrigierende Erfahrungen

Das bedeutet für die Bonding Psychotherapie z.B., dass bei der prozessualen Aktivierung der Angst vor Nähe in einer Näheübung der erste Schritt darin besteht, das in dieser Übung aktivierte emotionale Schema durch Aufmerksamkeitslenkung bewusst zu machen. Die damit verbundenen primären Emotionen sollen auf einem hohen Erregungsniveau ausgedrückt werden. In einem zweiten Schritt der therapeutischen Bearbeitung müssen diese aktivierten Erregungsmuster, die in einem Zusammenhang mit der Angst vor körperlicher Nähe stehen, durch positive Erfahrungen mit körperlicher Nähe im Hier und Jetzt (motivationales Priming) überschrieben werden, um eine Veränderung der neuronalen Erregungsmuster zu erreichen. Darin liegt die Bedeutung der emotional korrigierenden Erfahrung im Hier und Jetzt, sie ist eine *conditio sine qua non* für eine therapeutisch angestrebte Veränderung.

> ### Folgerung für die Bonding Psychotherapie
> Neben der prozessualen Aktivierung von zu verändernden Erregungsmustern muss der Fokus auf eine emotional korrigierende Erfahrung gelegt werden. So können diese aktivierten Erregungsmuster durch neue bedürfnisbefriedigende Erfahrungen überschrieben werden.

3
Psychische Störungen aus der Sicht der BONDING PSYCHOTHERAPIE

GESELLSCHAFTSKRITIK AN DER WESTLICHEN KULTUR

Casriel kritisiert an der westlichen Kultur, dass sie an einer »Phobie vor emotionaler Intimität« leidet. Als Beispiel führt er an: »Der physische Kontakt im Säuglingsalter schwankt zwischen 5 und 25% der Zeit gegenüber 70% bei der Buschmanngruppe der Kung, deren Stammesleben demjenigen entspricht, der Jahrmillionen hindurch die Grundlage der menschlichen Evolution war.«[1] Den hohen Grad der seelischen Verelendung in der westlichen Kultur führt er auf den Mangel an emotionaler Offenheit und körperlicher Nähe zurück. Neben dem Mangel an emotionaler Offenheit und körperlicher Nähe besteht heute jedoch auch ein gravierender Mangel in der Befriedigung der anderen psychosozialen Grundbedürfnisse, vor allen Dingen des Bindungsbedürfnisses.

In den westlichen Industrieländern neigt man dazu, die Bindungsbedürfnisse zugunsten der Autonomien und Selbstwertbedürfnisse zu opfern, um den hoch gesteckten Leistungsidealen nachzukommen. Dafür wird oft der Preis auf der Beziehungsebene bezahlt. Das berufliche Leistungsstreben geht auf Kosten der Beziehungskultur. Kein Wunder, dass nur 47% der Normalbevölkerung einen sicheren Bindungsstil haben.[2] Auch die hohe Scheidungsquote spricht eine deutliche Sprache. Das Sicherheitsgefühl einer lang andauernden und verlässlichen Beziehung ist ein rares Gut geworden. Das »Unbehagen in der Kultur« ist heute eher das Gefühl der Unsicherheit in einer bindungsunsicheren Welt geworden. Diese Unsicherheit soll durch ein forciertes Autonomie- und Autarkiestreben und die damit verbundene Individualisierung kompensiert werden.

Das Thema der früheren Generation war die Befreiung von den tradierten Zwängen. Heute ist Unsicherheit und nicht Unfreiheit das zentrale Problem der postmodernen Welt. Die Bindungstheorie mit ihren zentralen Eckpfeilern von Sicherheit und Unsicher-

Bindungs-unsicherheit

heit scheint die zentralen Gefühle und die Besorgnis des heutigen Menschen zu thematisieren.[3] Auch Baccialgaluppi sieht in der Bindungstheorie eine neue Metatheorie, die sich auch als kritische Gesellschaftstheorie eignen könnte, indem sie aufzeigt, wie unsere Gesellschaft grundlegende menschliche Bedürfnisse negiert und missachtet.[4]

Richard Beauvais, der 1964 Mitglied einer Bonding Psychotherapiegruppe war, beschreibt seine Erfahrung in dieser Gruppe mit folgenden Worten:

»Wir sind hier, weil es letztlich kein Entrinnen vor uns selbst gibt. Solange der Mensch sich selbst nicht in den Augen und Herzen seiner Mitmenschen begegnet, ist er auf der Flucht. Solange er nicht zulässt, dass seine Mitmenschen an seinem Innersten teilhaben, gibt es für ihn keine Geborgenheit. Solange er sich fürchtet, durchschaut zu werden, kann er weder sich selbst noch andere erkennen – er wird allein sein.
Wo sonst als in unserem gemeinsamen Grund können wir einen solchen Spiegel finden? Hier in der Gemeinschaft kann ein Mensch sich sehen, als der er ist, nicht als Übermensch seiner Träume, auch nicht als der Zwerg seiner Alpträume, sondern als Mensch – als zugehörig zu einem Ganzen, als Teil dessen er seine Aufgabe hat. In solchem Boden können wir Wurzeln schlagen und wachsen; nicht alleine – wie im Tod – sondern lebendig, als Mensch unter Menschen.«[5]

ÄTIOLOGIEMODELL DER BONDING PSYCHOTHERAPIE

Nach dem Ätiologiemodell der Bonding Psychotherapie ist die Ursache von seelischen Störungen in der mangelnden Befriedigung der psychosozialen Grundbedürfnisse zu suchen. Pointiert formuliert: Seelische Störungen sind ein Mangelsyndrom.

In der Einfachheit der Ursachenzuschreibung wird auch die Begrenzung der Bonding Psychotherapie sichtbar: Sie ist im Umkehrschluss nur dann indiziert, wenn die zu behandelnde Störung in einem ursächlichen Zusammenhang mit der mangelnden Befriedigung der Grundbedürfnisse steht. Aber auch die psychodynamische Therapie, die große Schwester der Bonding Psychotherapie, hat ein vergleichbar einfaches Ätiologiemodell. Sie sieht die Ursache von seelischen Störungen in unbewussten Konflikten und strukturellen Beeinträchtigungen, die ihre Ursache in früheren traumatischen Beziehungserfahrungen haben. Diese unbewussten Konflikte und strukturellen Beeinträchtigungen werden indirekt aus der Art der jetzigen dysfunktionalen Beziehungsgestaltung erschlossen.

Die psychodynamische Psychotherapie sieht also in frühen traumatisierenden Beziehungserfahrungen einen wesentlichen ätiologischen Faktor für seelische Erkrankungen. Die Bonding Psychotherapie geht davon aus, dass diese Beziehungstraumatisierungen in der Verletzung der psychosozialen Grundbedürfnisse begründet sind. Kumulative Verletzungen der psychosozialen Grundbedürfnisse werden in dysfunktionalen emotionalen Schemata verinnerlicht. Diese emotionalen Schemata stehen in einem direkten funktionalen Zusammenhang mit den daraus resultierenden Grundkonflikten, welche also ihrerseits einen direkten Bezug zu den verletzten Grundbedürfnissen haben. Die Grundkonflikte werden in der jetzigen Beziehungsgestaltung reinszeniert und zeigen sich in aktuellen Beziehungskonflikten. Letztere schlagen sich in einer dysfunktionalen Beziehungsgestaltung nieder, die wiederum den Mangel aufrechterhält, indem sie die Befriedigung der verletzten Grundbedürfnisse verhindert. Dieses dysfunktionale Beziehungsverhalten kann man einem bestimmten Bindungsmuster zuordnen. Aufgrund dieser Sichtweise zeigt sich die Dysfunktionalität eines Beziehungsmusters darin, dass es nicht gelingt, im interpersonellen Geschehen mit einem emotional wichtigen anderen seine psychosozialen Grundbedürfnisse wechselseitig zu befriedigen.

Marginalia:
- Verletzung der Grundbedürfnisse
- Emotionale Schemata
- Dysfunktionale Beziehungsmuster

Nach dem konsistenztheoretischen Modell hängt seelische Gesundheit zentral davon ab, ob es dem Individuum gelingt, seine psychosozialen Grundbedürfnisse in der Interaktion mit den für ihn emotional wichtigen Menschen zu befriedigen.[6] Gelingt dies nicht, nimmt die Inkonsistenzspannung zu. Bei einem gewissen Grad an Inkonsistenzspannung können seelische Störungen entstehen. Die Art der Störung hängt von der genetischen und epigenetischen Vulnerabilität des Einzelnen ab. Die so entstandene Störung kann durch differentielle Verstärkung eine funktionelle Autonomie bekommen und sich von ihren Entstehungsbedingungen abkoppeln.

Aus dieser Sichtweise lassen sich zwei therapeutische Vorgehensweisen ableiten. Einmal ein *störungsübergreifendes Vorgehen*, um den Nährboden für die Störungsentstehung auszutrocknen. Dazu muss man die emotionalen Schemata und die dazu gehörigen Grundkonflikte bearbeiten, damit der Patient in die Lage versetzt wird, seine Grundbedürfnisse zu befriedigen. Andererseits kommen *störungsspezifische therapeutische Vorgehensweisen* zur Anwendung, um die aufrechterhaltenden Bedingungen der Störung zu beseitigen.

Oftmals werden beide Vorgehensweisen angewandt, besonders dann, wenn eine hohe Co-Morbidität besteht. Unter Co-Morbidität wird die Tatsache verstanden, dass Patienten oftmals nicht nur an einer seelischen Störung leiden, sondern an mehreren gleichzeitig.

Co-Morbidität

> ▶ **Folgerung für die Bonding Psychotherapie**
> Differentielle Entscheidung, ob störungsübergreifendes, störungsspezifisches Vorgehen oder eine Kombination von beiden Vorgehensweisen indiziert ist.

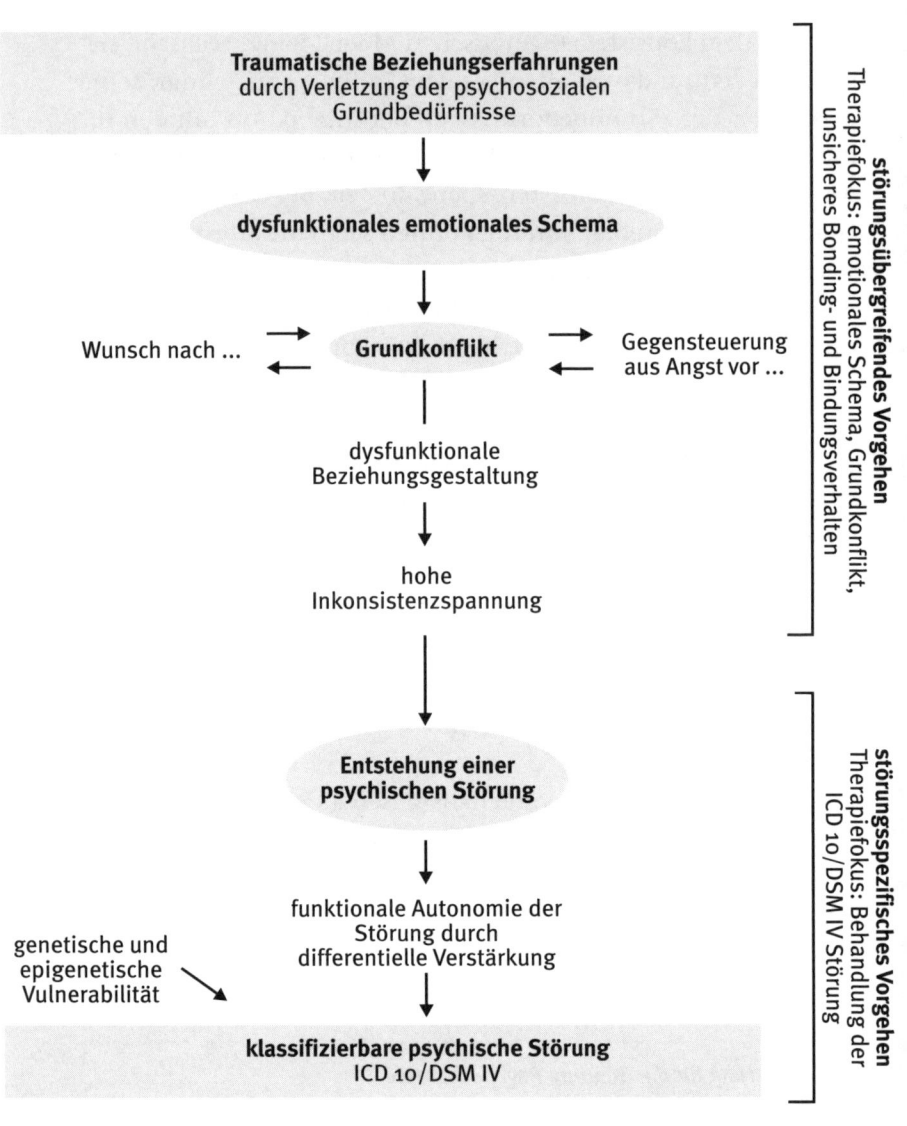

Abbildung 11: Ätiologiemodell der Bonding Psychotherapie

STÖRUNGEN DER GESAMTBILANZ PSYCHOSOZIALER GRUNDBEDÜRFNISSE

Wie im Kapitel Bondingtheorie erwähnt, ist es aus der Sicht der Bonding Psychotherapie wichtig, dass alle psychosozialen Grundbedürfnisse zur optimalen Konsistenzsicherung befriedigt werden. Entscheidend ist die ausgewogene Gesamtbilanz der Grundbedürfnisse. Damit ist gemeint, dass nicht ein Grundbedürfnis auf Kosten eines anderen geopfert werden sollte.

Folgende zwei Prototypen der gestörten Gesamtbilanz, bei denen einige Grundbedürfnisse zugunsten anderer geopfert werden, findet man klinisch häufig. Diese beiden Prototypen nannte Casriel den »Acceptor« (Annehmer) und den »Rejector« (Ablehner).

Bei dem Acceptor werden die Autonomie und Selbstwertbedürfnisse zugunsten der Bindungsbedürfnisse geopfert. Dies wäre z.B. ein depressiv strukturierter Patient, der gewohnheitsmäßig dazu neigt, seine Autonomiebedürfnisse hinten anzustellen, und der zusätzlich bereit ist, sich in der Beziehung abwerten und demütigen zu lassen. Er zahlt einen sehr hohen Preis für diese Form der Beziehung. Menschen mit diesem Profil der Gesamtbilanz haben sich unbewusst entschieden, »jeden Preis für Bindung zu bezahlen.«

Acceptor

Der Rejector dagegen hat unbewusst die Entscheidung gefällt: »Der Preis für die Bindung ist zu hoch«. Er neigt unbewusst dazu, seine Autonomiebestrebungen und seinen Selbstwert durch hohe Leistungsbereitschaft forciert zu entwickeln, um nie mehr von der Bindung zu anderen abhängig zu sein. In der Regel opfert er seine Bindungsbedürfnisse zugunsten seiner Autonomie- und Selbstwertbedürfnisse.

Rejector

> ▶ *Folgerung für die Bonding Psychotherapie*
> Im diagnostischen Prozess erfolgt eine Erhebung der Gesamtbilanz der Grundbedürfnisse.

STÖRUNGEN ALS MANGEL AN BINDUNG

Bowlby vertrat die Auffassung, dass die Unfähigkeit, sich sicher zu binden, ein wichtiges Korrelat psychischer Störungen darstelle.[7] Bindungstheoretische Bezüge zu Depressionen, suizidalem Verhalten, Agoraphobie und Schizophrenie sind beschrieben und zum Teil empirisch überprüft worden. Agoraphobe Patienten sind im Vergleich zu einer normalen Stichprobe überwiegend ambivalent gebunden.[8] Besonders geeignet ist die Bindungstheorie zur Differenzierung von Persönlichkeitsstörungen, da diese mit einem bestimmten interpersonellen Stil und damit mit bestimmten Bindungsqualitäten einhergehen. Bei Essstörungen haben die Symptome die Funktion, die Wahrnehmung innerer bindungsrelevanter Signale zu unterdrücken, dies geht mit vermeidendem Bindungsverhalten einher. Bei Depressionen hingegen ist die Wahrnehmung verstärkt auf die inneren Signale gerichtet, die einer Hyperaktivierung der Bindung entsprechen.[9]

Grawe konstatiert zu dem Zusammenhang zwischen den unsicheren Bindungsstilen und psychischen Störungen Folgendes:

»Ein unsicherer Bindungsstil (...) ist als der größte Risikofaktor für die Ausbildung einer psychischen Störung anzusehen, den wir bis heute kennen. Mir ist kein einziges Merkmal aus der gesamten ätiologischen Forschung zu psychischen Störungen bekannt, für das eine auch nur annähernd so hohe prognostische Bedeutung gefunden wurde, wie für unsichere Bindungsmuster.«[10]

Bindungsstile und Symptombelastung

Steffanowski fand bei einer klinischen Population folgende Zusammenhänge zwischen den einzelnen Bindungsstilen, die explorativ mit dem RQS diagnostiziert wurden und der Symptombelastung gemessen mit dem SCL-90.[11] Der SCL-90 ist ein international anerkannter und verwendeter psychometrischer Test zu Erhebung der Symptombelastung von Patienten. Die folgende Abbildung zeigt sehr deutlich, dass die Symptombelastung bei dem ängstlich-vermeidenden Bindungsstil am größten ist, gefolgt von dem ambivalent-anklammernden und dem abweisenden Bindungsstil. Erwartungsgemäß ist die Symptombelastung bei dem sicheren Bindungsstil bei einer klinischen Population am geringsten.

Bezüglich der Symptombelastung (SCL-90) zeigten sich für die einzelnen Bindungsstile typische Symptomprofile.

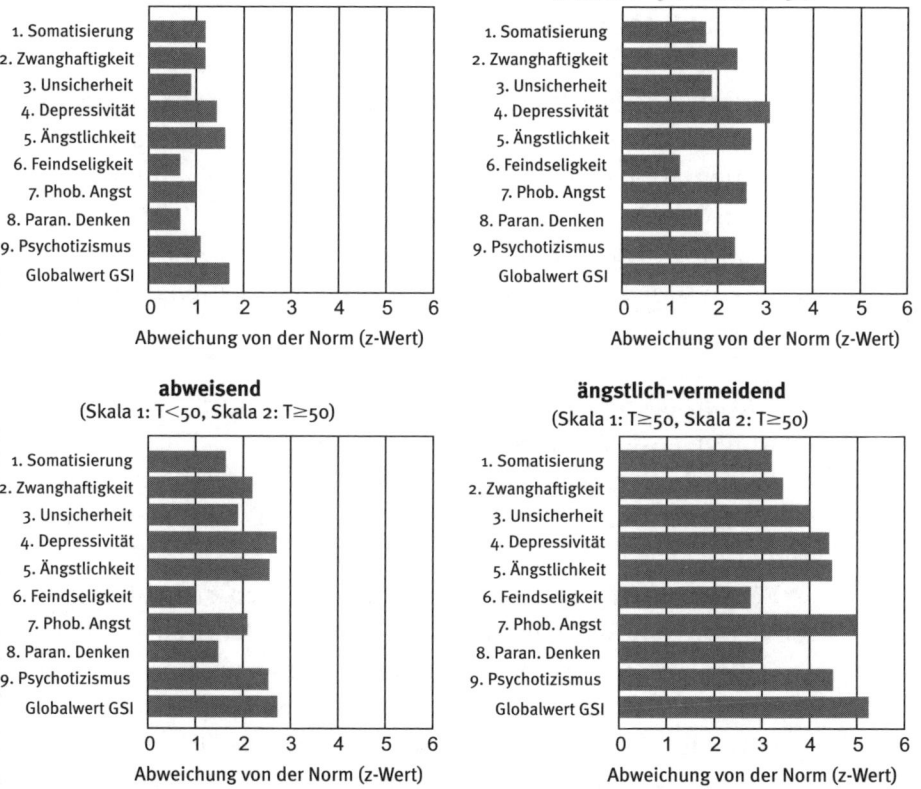

Abbildung 12: Symptombelastung bei verschiedenen Bindungsstilen (Steffanowski 1999)

Die Abbildung zeigt große Unterschiede auf den SCL-90-Skalen in Abhängigkeit von den vier Gruppen. Die Gruppe der als relativ »sicher« klassifizierten Klinikpatienten weist auf den SCL-90-Skalen gegenüber der Norm zwar deutlich erhöhte Werte von bis zu 1,5 Standardabweichungseinheiten auf. Betrachtet man jedoch die Gruppe der als »ängstlich-vermeidend« klassifizierten Patienten, mit einer selbst für klinische Belange deutlichen Bindungsunsicherheit, so zeigt sich eine extreme Belastung durch die verschiedensten psychischen Symptome.

Bindungsstile und Schwierigkeiten in der Beziehungsgestaltung

Das Ausmaß der Schwierigkeiten in der Beziehungsgestaltung in Abhängigkeit von den verschiedenen Bindungsstilen wurde mit dem international üblichen Inventar zur Erfassung von interpersonellen Schwierigkeiten (*Inventory of Interpersonal Problems*, IIP) erfasst. Dieser Fragebogen wird auf S. 201f. im Abschnitt »Störungen als Ausdruck dysfunktionaler Beziehungsgestaltung« genauer beschrieben.

Erläuterung der folgenden Abbildung: Für sämtliche Subskalen des IIP wurden ausschließlich Rohwerte verwendet.
Im IIP-Profil zeigen sich für die vorläufig als »sicher« eingestuften Patienten kaum Abweichungen von nichtklinischen Normwerten.
Für den »anklammernden« Prototyp zeigen sich hingegen starke Abweichungen auf der Skala zu fürsorglich/freundlichem Verhalten und den damit verbundenen Abgrenzungsproblemen. Darüber hinaus bestehen starke Abweichungen auf den Skalen expressiv/aufdringlich sowie selbstunsicher/unterwürfig.
Beim »abweisenden« Prototyp zeigen sich die stärksten Probleme auf den Skalen introvertiert/sozial vermeidend und abweisend/kalt.

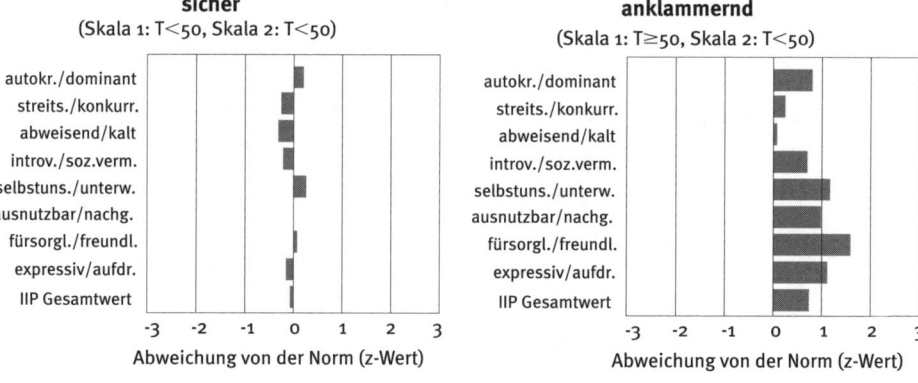

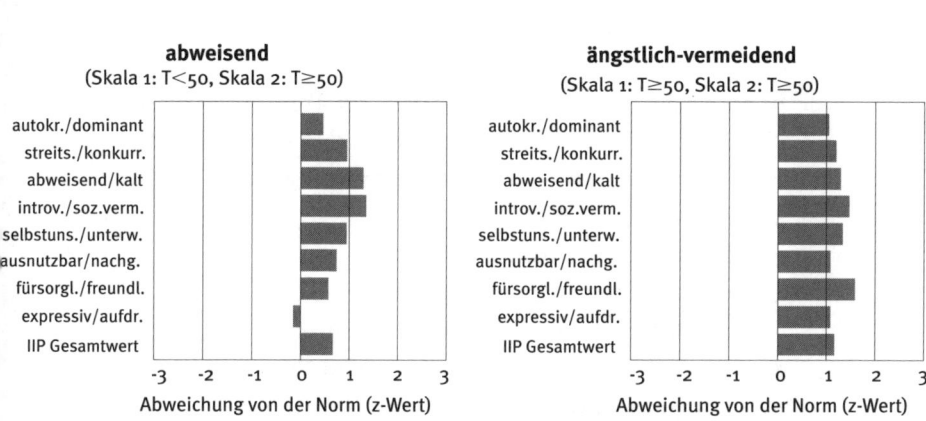

Abbildung 13: IIP-Skalenprofil in Abhängigkeit von vier explorativ aus dem RQS abgeleiteten Bindungsstilen (Steffanowski 1999)

Die »ängstlich-vermeidende« Gruppe, mit einer selbst für klinische Belange deutlichen Bindungsunsicherheit, weist auf sämtlichen Subskalen des IIP starke Abweichungen auf, was auf eine Vielzahl von unterschiedlichen zwischenmenschlichen Problemen schließen lässt. Die stärksten Unterschiede zur nichtklinischen Eichstichprobe des IIP ergeben sich auf den drei Skalen introvertiert/sozial vermeidend, selbstunsicher/unterwürfig sowie fürsorglich/freundlich.

Der Einfluss der Bindungsskalen auf das Allgemeinbefinden

In der gleichen Untersuchung fand Steffanowski[12] folgende Zusammenhänge zwischen dem Allgemeinbefinden und den verschiedenen Bindungsskalen:

1. Je höher der Wert auf Skala »Angst vor Nähe«, desto ...
   - unzufriedener ist man mit der Partnerschaft,
   - schlechter ist das seelische Befinden,
   - höher ist der Leidensdruck,
   - weniger kann man mit Problemen umgehen.

2. Je höher der Wert auf Skala »Angst vor Trennung«, desto ...
   - schlechter wird das seelische Befinden eingeschätzt,
   - weniger kann man mit Problemen umgehen,
   - stärker ist der Leidensdruck,
   - geringer die Leistungsfähigkeit,
   - unzufriedener ist man mit der Partnerschaft,
   - schlechter ist der Gesundheitszustand,
   - stärker ist die Neigung zu süchtigem Verhalten,
   - schlechter ist das körperliche Befinden,
   - unzufriedener ist man mit der beruflichen Situation.

3. Je höher der Wert auf Skala »Fehlendes Vertrauen«, desto ...
   - schlechter ist das seelische Befinden,
   - unzufriedener ist man mit der Partnerschaft,
   - weniger kann man mit Problemen umgehen,
   - schlechter der Gesundheitszustand,
   - höher der Leidensdruck,
   - unzufriedener ist man mit der beruflichen Situation,
   - geringer ist die Leistungsfähigkeit,
   - schlechter ist das körperliche Befinden.

Zusammenfassend kann man festhalten: Je weniger Näheängste und Trennungsängste vorhanden sind und je mehr man anderen Menschen vertrauen kann, desto besser ist das Allgemeinbefinden.

Bedeutung der Bindungsskala Angst vor Nähe

Offensichtlich kommt der Angst vor Nähe eine besondere Bedeutung bei der Veränderung des Allgemeinbefindens im Verlauf der Therapie zu, denn bei hohen Werten auf der Bindungsskala »Angst vor Nähe« veränderten sich die Patienten weniger in ihrem Allgemeinbefinden als Patienten mit niedrigen Werten. Aus diesem Grund sollte man in der Therapie besonderen Wert auf die Bearbeitung der Näheängste legen. Die Angst vor Nähe ist auch bei Patienten mit Persönlichkeitsstörungen stärker ausgeprägt als bei Patienten ohne Persönlichkeitsstörung. Zusätzlich gibt es Hinweise, dass sich die Angst vor Nähe auch im Arbeitsleben auswirkt.

Bindungsstile und Verhalten am Arbeitsplatz

Von Ploetz machte darauf aufmerksam, dass das Erleben am Arbeitsplatz sehr stark von einer erhöhten Angst vor Nähe abhängig ist.[13] Er untersuchte die Zusammenhänge zwischen den verschiedenen Bindungsskalen und Variablen im Arbeitsverhalten. Am stärksten wurden diese Arbeitsvariablen durch die Bindungsskala »Angst vor Nähe« beeinflusst.

Je geringer die Werte auf der Bindungsskala »Angst vor Nähe«, desto
- höher war die Leistungsfähigkeit in den letzten 12 Monaten,
- höher war der Status der Erwerbsfähigkeit in den letzten 12 Monaten,
- höher die Zufriedenheit mit der Dauer der Arbeitszeit,

- höher die Zufriedenheit mit dem Verhältnis zu den Arbeitskollegen,
- weniger Arbeitsplatzwechsel in den letzten fünf Jahren,
- höher die Zuversicht in Bezug auf die Bewältigung künftiger beruflicher Belastungen.

Von Ploetz vermutet, dass bei einer hohen Angst vor Nähe die Fähigkeit zur Exploration eingeschränkt ist. Dabei versteht er unter »Fähigkeit zur Exploration« die Fähigkeit, seine Umgebung zu untersuchen und auf sie einzuwirken. Dies ist eine entscheidende Voraussetzung zur Entwicklung der eigenen Kreativität. Sie ist gekoppelt an die Bedingung, eine ausreichend stabile Sicherheit in der Beziehung zu anderen Arbeitskollegen und im kommunikativen Netzwerk des Unternehmens zu erleben.

Hazan und Shazer weisen ebenso darauf hin, dass die verschiedenen Bindungsstile nicht nur die persönlichen Beziehungen, sondern auch das Arbeitsleben beeinflussen.[14]

Es zeigte sich, dass Menschen mit einem sicheren Bindungstyp einen positiven Zugang zur Arbeit hatten, sie erlebten ihr Privatleben unbeeinflusst durch eventuell auftretende Probleme in der Arbeit. Sie ließen sich wenig irritieren. Der ängstlich-vermeidende Bindungstyp hatte in der Regel ein um 25% niedrigeres Einkommen als die anderen Bindungstypen, solche Personen zogen es vor, in der Gruppe zu arbeiten, dabei vermieden sie aber in der Regel verantwortliche Positionen. Sie berichteten oft darüber, sich missverstanden zu fühlen und auch zu wenig von anderen geschätzt zu werden. Sie fühlten sich dann in ihrem Arbeitsverhalten besser, wenn sie sich von anderen bestärkt oder auch gelobt fühlten. Traten aber Sorgen in den Arbeitsbeziehungen zu anderen auf, so minderte dies schnell ihre Arbeitsmöglichkeiten und Produktivität.

Einkommen und Bindungsstil

Bindungsstile und Selbstumgang

Die verschiedenen Bindungsstile beeinflussen nicht nur das Ausmaß der klinischen Symptome, der Probleme in der Beziehungsgestaltung, das Allgemeinbefinden und das Erleben am Arbeitsplatz, sondern auch die Art und Weise, wie man mit sich selbst umgeht. Die Art und Weise des Umgangs mit sich selbst wurde mit der SASB Introjektform gemessen. Dieser psychometrische Test wird später (siehe S. 197f.) genauer beschrieben. Hier nur kurz die innere Logik zur Entstehung des Selbstumgangs:

Die Art und Weise, wie wichtige Bindungspersonen mit einem umgegangen sind, wird verinnerlicht und spiegelt sich in der Art und Weise, wie man mit sich selbst umgeht, wider. Kurz: So, wie mit einem umgegangen wurde, so geht man mit sich selbst um.

Der SASB unterscheidet vier Formen des positiven Selbstumgangs: freie Spontaneität, Selbstannahme, Selbstliebe, Selbstunterstützung und vier Formen des negativen Selbstumgangs: Selbstkontrolle, Selbstanklage, Selbsthass und Selbstvernachlässigung. Diese acht Formen des Selbstumgangs werden in einem zirkumplexen Kreismodell in acht Clustern zur Darstellung gebracht.

In einer Untersuchung, die vom Autor bei 99 Patienten der Klinik für Psychosomatische Medizin Bad Grönenbach durchgeführt wurde, sollte überprüft werden, ob es statistisch signifikante Zusammenhänge gibt zwischen dem Selbstumgang und den verschiedenen Bindungsstilen.[15] Die gefundenen Zusammenhänge werden in der folgenden Abbildung dargestellt. Die Anzahl der Sternchen * symbolisiert die statistischen Signifikanzen. Dabei bedeutet:

    *: $p<0.05$, statistisch signifikant
    **: $p<0.01$, statistisch sehr signifikant
    ***: $p<0.001$, statistisch hoch signifikant

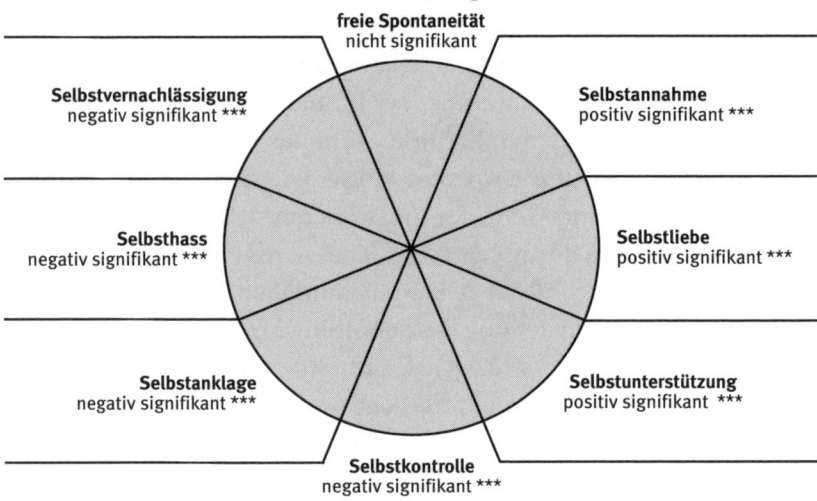

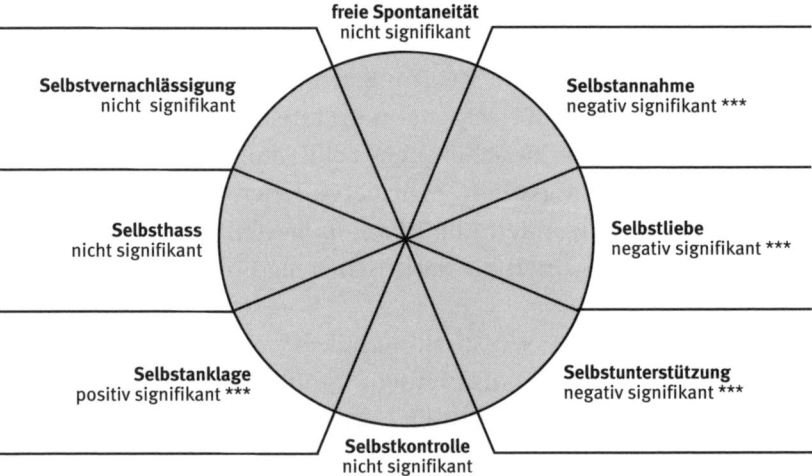

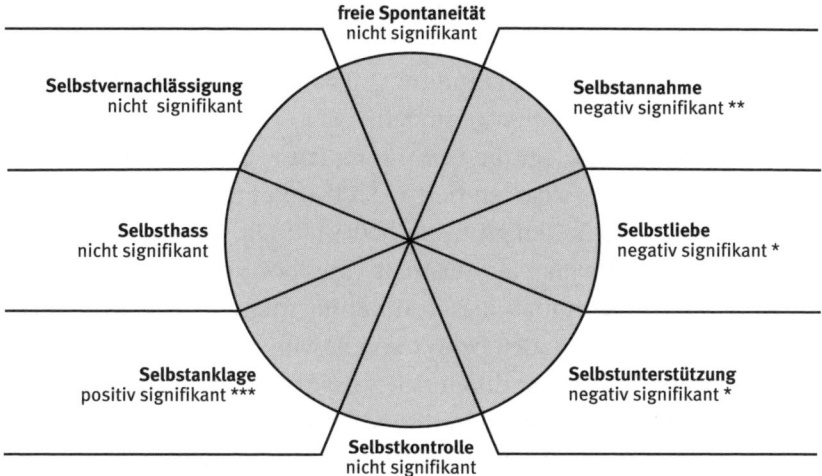

Abbildung 14: Korrelationen der SASB Introjekte »Normalfall« (N=99) mit den sicheren, ängstlich-vermeidenden und ambivalent-anklammernden Bindungsstil.

Bei dem *abweisenden Bindungsstil* gibt es keine statistisch signifikanten Korrelationen zu den SASB Introjekten »Normalfall «.

Bei dem *sicheren Bindungsstil* zeigten sich hoch signifikante positive Korrelationen bei den positiven Introjekten Selbstannahme, Selbstliebe, Selbstunterstützung und entsprechende hoch signifikante negative Korrelationen bei den negativen Introjekten Selbstkontrolle, Selbstanklage, Selbsthass und Selbstvernachlässigung.

Bei dem *ängstlich-vermeidenden Bindungsstil* ergeben sich hoch signifikante negative Korrelationen bei den Introjekten Selbstannahme, Selbstliebe und hoch signifikante positive Korrelationen bei dem Introjekt Selbstanklage.

Bei dem *ambivalent-anklammernden Bindungsstil* zeigen sich sehr signifikante negative Korrelation bei der Selbstannahme, signifikante negative Korrelationen bei Selbstliebe und Selbstunterstützung und hoch signifikante positive Korrelationen bei der Selbstanklage.

Bei dem abweisenden Bindungsstil wurden keine statistisch signifikanten Korrelationen gefunden.

Dieses Ergebnis legt die Vermutung nahe, dass es einen starken Zusammenhang zwischen den SASB Introjekten und dem sicheren Bindungsverhalten gibt. Das bedeutet: Ein sicheres Bindungsverhalten könnte man als Ausdruck eines positiven Selbstumgangs bezeichnen. Wenn man dieser Annahme folgt, dann könnte man das innere Arbeitsmodell, wie es von Bowlby postuliert wurde, mit der SASB-Introjektform differenziert psychometrisch abbilden. Damit wäre es ein Hauptziel der Bonding Psychotherapie, die unsicheren Bindungsrepräsentationen in Richtung sicherer Bindungsrepräsentationen und negative Formen des Selbstumgangs in Richtung positiver Formen des Selbstumgangs zu verändern.

> *Folgerung für die Bonding Psychotherapie*
> Ziel der Therapie ist die Veränderung der unsicheren Bindungsrepräsentationen in Richtung sicherer und die Veränderung negativer Formen des Selbstumgangs in positivere. Je mehr dies gelingt, umso höher ist die Chance, dass sich das Allgemeinbefinden, die Beziehungsgestaltung und das Arbeitsverhalten positiv verändern.

STÖRUNGEN ALS AUSDRUCK DYSFUNKTIONALER BEZIEHUNGSGESTALTUNG

Der Ansatz, psychische Störungen als interpersonelle Störungen zu interpretieren, hat in letzter Zeit immer mehr an Bedeutung gewonnen. Vor allen Dingen die interpersonelle Psychotherapie, die

auf Sullivan zurückgeht, vertritt diese Position.[16] Die interpersonelle Psychotherapie berücksichtigt die interpersonelle Dynamik, welche Menschen dazu veranlasst, dysfunktionale Beziehungsmuster zu wiederholen. Seelische Störungen und deren Symptome werden im Rahmen dieses Modells als biographisch bestimmt verstanden, und sie sind wirksam in dem gegenwärtigen, sich immer neu bestätigenden dysfunktionalen Beziehungsverhalten. Dieses dysfunktionale Beziehungsverhalten ist gekennzeichnet durch:
- Starrheit und Beharrlichkeit,
- stereotypische zwischenmenschliche Transaktionen,
- mangelndes Selbstwertgefühl,
- Unfähigkeit zu befriedigenden zwischenmenschlichen Beziehungen,
- Unfähigkeit zur autonomen Lebensgestaltung.[17]

Der tiefe, unbewusste Grund zur Aufrechterhaltung dieser dysfunktionalen Beziehungsmuster besteht darin, dass durch sie eine psychologische Bindung zu früheren Bezugspersonen bewahrt werden soll.

Interpersonelle Diagnostik

Die interpersonelle Diagnostik hat die Aufgabe, das dysfunktionale Beziehungsmuster zu erkennen und zu beschreiben. Eine häufig angewandte Form der interpersonellen Diagnostik ist die Übertragungs- und Gegenübertragungsanalyse.

Übertragunsanalyse

Unter Übertragung wird die Rigidität verstanden, in der eine ansonsten vielschichtige psychosoziale Realität einseitig gedeutet und konstruiert wird. Übertragung beschreibt das Phänomen, dass Patienten unbewusst zentrale unbewältigte Beziehungsmuster auf den Therapeuten übertragen und diesen in das unbewusste Rollenangebot hineinziehen. Es wird davon ausgegangen, dass der Patient seine Beziehungsstörung in der Beziehung zum Therapeuten wiederholt – so genannte Übertragung –, und dass der Therapeut auf diese Störung reagiert – Gegenübertragung.

In der Übertragung wird die Mitgestaltung der gegenwärtigen Situation durch eine Reinszenierung zurückliegender konflikthafter Erfahrungen deutlich. Das Hier und Jetzt wird durch das Dort und Damals bestimmt.[18] Durch die Analyse der Übertragung hat der Patient die Möglichkeit, seine dysfunktionalen Beziehungsmuster zu erkennen und zu bearbeiten.

Neben der Übertragungs- und Gegenübertragungsanalyse wurden Versuche in der interpersonellen Psychotherapie unternommen, wie man interaktionelles Verhalten auf einer theoretischen Metaebene beschreiben kann. Dabei zeigte es sich, dass interpersonelle Transaktionen mithilfe von zwei Polaritäten, »Zuneigung versus Feindseligkeit« und »Macht/Kontrolle versus Unterordnung« am besten beschrieben werden können.

Aus dieser Polarität wurden Kreismodelle entwickelt, um interaktionelles Verhalten zu beschreiben und einzuordnen.[19] Diese Kreismodelle enthalten zwei wesentliche Postulate:[20]

- Das erste besagt, dass alle interpersonellen Verhaltensweisen entlang der beiden Achsen eines zweidimensionalen Raumes beschreibbar sind. Die eine Dimension ist Zuneigung oder Fürsorge. Sie reicht von feindseligem bis zu liebevollem Verhalten. Die zweite Dimension ist Macht/Kontrolle oder Dominanz und reicht von unterwürfigem bis zu dominantem Verhalten.
- Das zweite Postulat besagt, dass zwei miteinander interagierende Personen ihr Verhalten gegenseitig beeinflussen. Dieses Prinzip trägt dazu bei, dass die Handlungen einer Person spezifische Klassen von Reaktionen bei der anderen Person hervorrufen oder herausfordern.

Zuneigungsachse

Machtachse

Allen Diagnosesystemen von interpersonellem Verhalten ist das Modell der Anordnung interpersonellen Verhaltens auf einer Kreisfläche gemeinsam, die durch die beiden orthogonalen und bipolaren Dimensionen von Dominanz/Kontrolle (dominant versus unterwürfig) und Affiliation (liebevoll versus feindselig) bestimmt werden kann.

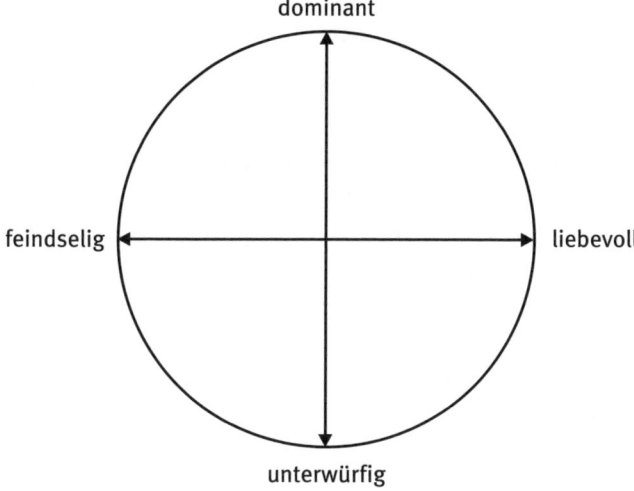

Abbildung 15: Kreismodell der interpersonellen Diagnostik

Zur Zeit gibt es zwei gängige diagnostische interpersonelle Instrumente, um Interaktionen zwischen zwei Personen zu beschreiben und um interpersonelle Probleme zu erfassen:

1. Die Strukturale Analyse von sozialem Verhalten: *Structural Analysis of Social Behavior* (SASB)[21] beschreibt die Interaktionen zwischen zwei Personen.
2. Das Inventar für interpersonelle Probleme: *Inventory of Interpersonal Problems* (IIP)[22] erfasst die interpersonellen Probleme zwischen zwei Personen.

Strukturale Analyse sozialen Verhaltens (SASB)

Mit dem von Benjamin entwickelten Modell der *Structural Analysis of Social Behavior* (SASB) kann man die Interaktionen zwischen zwei Personen zuverlässig identifizieren und beschreiben.

Die SASB beruht auf einem zirkumplexen Kreismodell mit zwei orthogonalen Achsen: horizontale Zuneigungsachse und vertikale Statusachse. Die horizontale Zuneigungsachse reicht von extremem Angriff und Zurückweisung bis zu ausgeprägter Liebe und Zuneigung. Die vertikale Statusachse reicht von extremer Kontrolle bis zu Freigabe und Autonomiegewähren. Benjamin fügte noch zwei Zwischenachsen hinzu, so genannte Cluster. Da es sich um bipolare Achsen handelt, ergeben sich acht Cluster.

Diese vier Achsen haben ihren Nullpunkt im Zentrum des zirkumplexen Modells. Dadurch unterscheiden sich die auf dem Kreisumfang angeordneten interaktionellen Qualitäten nicht nur durch das Mehr oder Weniger, sondern es handelt sich auch um vier polare, durch Gegensatzpaare strukturierte Grunddimensionen, die im Nullpunkt in ihr Gegenteil umschlagen.

Das interpersonelle Verhalten wird dimensional nach diesen Achsen kodiert und seine Einordnung im zirkumplexen Raum ergibt eine entsprechende Zuordnung zu einem Cluster. Benjamin hatte früh erkannt, dass die intrapsychische und interpersonelle Regulation von Beziehungen von der interpersonellen Aufmerksamkeitsverteilung bestimmt wird.[23]

Fokus reaktiv — Man kann die Aufmerksamkeit entweder auf sich selbst (Fokus intransitiv oder reaktiv) oder auf andere (Fokus transitiv oder aktiv) *Fokus aktiv* richten. Durch diese Fokusverteilung kann man die Selbst- versus Objektbezogenheit differenzieren. Daneben erfasst die SASB mit einem weiteren Fokus den Aspekt des Selbstkonzeptes: die intrapsychische Regulation und Strukturierung.[24] Diesen Fokus *Fokus Introjekt* nennt die SASB »Fokus Introjekt«. Auf der Ebene »Fokus Introjekt« werden interpersonelle Erfahrungen mit intrapsychischen Prozessen verbunden.

Durch das »Introjekt« werden die lebensgeschichtlich vermittelten Regulationen und Strukturen des Umgangs mit sich selbst erfasst. Diese Strukturen sind zeit- und situationsstabile Grundhaltungen des Selbstumgangs.[25] Das Introjekt verbindet zwischenmenschliche Erfahrungen der Vergangenheit mit dem innerseelischen Umgang einer Person mit sich selbst.[26] Es ist als ein generalisiertes Objekt zu verstehen. Es ist die eigentliche pathologische Entität des Subjekts und damit zentraler Gegenstand der Behandlung.[27]

Introjektion, Internalisierung, Identifikation

Die Genese von lebenslangen sich wiederholenden interaktionellen Mustern ist in der Introjektion, Identifikation und Internalisierung zu suchen:

- Durch die *Introjektion* werden Beziehungsmuster verinnerlicht nach dem Motto: »Ich sehe und behandle mich so, wie ich früher von meinen Bezugspersonen gesehen und behandelt wurde.« Introjekt: »*Wie Du mir damals, so ich mir heute.*«
  Beispiel: Wenn jemand früher von seinen Bezugspersonen abgewertet wurde, dann neigt er dazu, später mit sich selbst sehr kritisch und abwertend umzugehen.
- Durch die *Internalisierung* des Verhaltens der Bezugspersonen verhält man sich in seinen jetzigen Beziehungen so, als ob die Bezugspersonen noch gegenwärtig wären. Internalisierung: »*Du bist immer noch überall präsent.*«
  Beispiel: Wenn jemand früher von seinen Bezugspersonen abgewertet wurde, dann erwartet er, dass andere ihn sehr kritisch und abwertend beurteilen werden.
- Durch die *Identifikation* verhält man sich anderen gegenüber so, wie man von seinen Bezugspersonen behandelt worden ist. Identifikation: »*Wie du damals mir, so ich heute den anderen.*«[28]
  Beispiel: Wenn jemand früher von seinen Bezugspersonen abgewertet wurde, dann neigt er dazu, mit anderen ebenfalls sehr kritisch und abwertend umzugehen.

Mithilfe des SASB konnten Tscheulin et al. belegen, dass die Art des Selbstumgangs (Introjekt) die jetzigen Beziehungsmuster bestimmt.[29]

Definition von Normalität im SASB-Modell

Normalität wird durch eine Grundlinienposition definiert, die sich qualitativ von einer pathologischen Position unterscheidet. Diese Grundlinie wird von gemäßigten Graden an Abhängigkeit/Kontrolle und Autonomiegewährung markiert. Der normale Grundraum ist durch folgende Kombination definiert:

- bestätigen, verstehen und sich öffnen und offenbaren
- umsorgen und pflegen und genießen, sich annähern
- helfen, beschützen und vertrauen, sich verlassen auf

Normalität heißt aber auch, dass man, wenn es notwendig ist, mit beschuldigen, zurückweisen/angreifen und ignorieren reagieren kann. Normale Selbstkonzepte umfassen:

- Selbstannahme: sich selbst annehmen und verstehen
- Selbstliebe: sich selbst pflegen und umsorgen
- Selbstunterstützung: sich selbst beschützen und erweitern

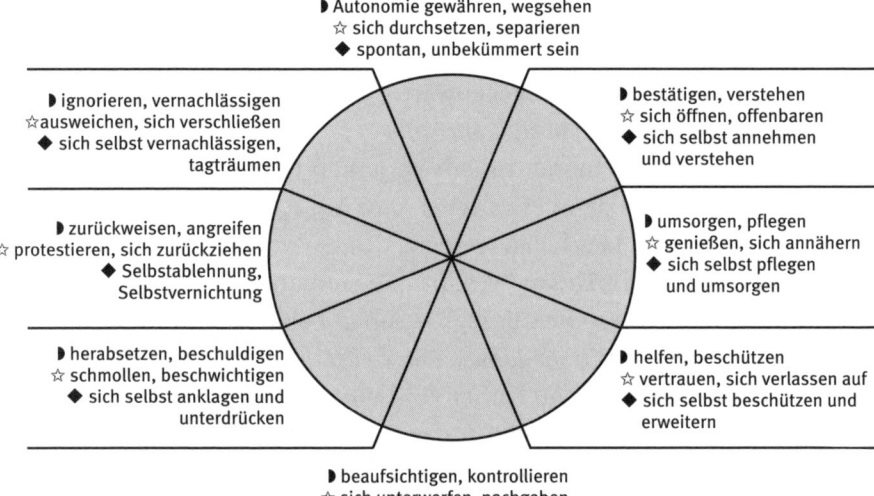

Abbildung 16: Das SASB-Modell mit den drei Oberflächen Fokus aktiv (▶), Fokus reaktiv (☆) und Fokus Introjekt (◆)[30]

> *Folgerung für die Bonding Psychotherapie*
> Ein Bonding Psychotherapeut sollte die Fähigkeit entwickeln, interaktionelle Muster in Form von SASB-Kategorien zu erfassen, um dysfunktionale Beziehungsmuster zu erkennen und valide zu beschreiben.
> Denn ein weiteres zentrales Anliegen der Bonding Psychotherapie ist die fokale Bearbeitung von dysfunktionalen Beziehungsmustern.

Inventar für interpersonelle Probleme (IIP)

Das IIP ist ein Instrument, um Beziehungsprobleme zwischen zwei Menschen zu diagnostizieren. Auch die Konzeption dieses diagnostischen Inventars beruht wie die SASB auf der Grundlage eines zirkumplexen Kreismodells. Im Gegensatz zu der SASB besteht beim IIP nur ein Fokus. Die SASB erfasst interpersonelle Verhaltensweisen, der IIP dagegen bildet interpersonelle Störungen ab.

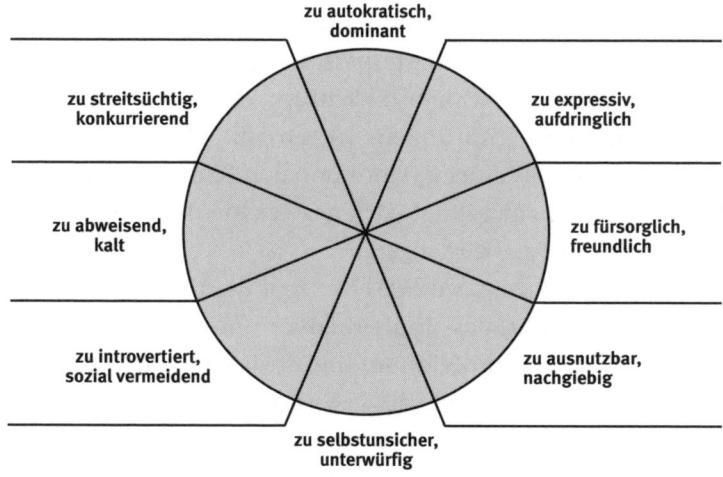

Abbildung 17: Kreismodell des Inventars für interpersonelle Probleme (IIP)

Die interpersonellen Störungen werden auf acht Skalen, so genannten Oktanten, abgebildet, die folgende Charakteristika haben:

1. zu autokratisch, dominant
2. zu streitsüchtig, konkurrierend
3. zu abweisend, kalt
4. zu introvertiert, sozial vermeidend
5. zu selbstunsicher, unterwürfig
6. zu ausnutzbar, nachgiebig
7. zu fürsorglich, freundlich
8. zu expressiv, aufdringlich

Dysfunktionale Interaktionszirkel

Nachdem die Instrumente der interpersonellen Diagnostik dargestellt worden sind, soll in diesem Abschnitt aufgezeigt werden, wie in der Bonding Psychotherapie dysfunktionales Verhalten mit seinen intrapsychischen und interpersonellen Elementen beschrieben werden kann. Dies ist umso wichtiger, da die Bonding Psychotherapie seelische Störungen in einem direkten kausalen Zusammenhang mit einer dysfunktionalen Beziehungsgestaltung sieht, bei der es nicht gelingt, sich gegenseitig die psychosozialen Grundbedürfnisse zu befriedigen.

Durch diesen Ansatz wird das Konzept der Individualität insofern in Frage gestellt, dass Individualität nur in der dialogischen Beziehung zwischen Individuum und sozialer Umwelt entstehen kann. Individualität als ein solitäres Konzept ohne wechselseitige soziale Bezüge ist aus dieser Sichtweise nicht vorstellbar. Der andere ist auch nicht ein Objekt, auf den sich die Bedürfnisse einseitig beziehen, wie es die Objektbeziehungstheorie in ihrer Begrifflichkeit suggeriert, sondern die Beziehung zu den anderen ist eine dialogische, wechselseitige Beziehung.

Auch in der modernen Säuglingsforschung wird die Verhaltensentwicklung unter den Bedingungen der wechselseitigen Beziehungen zwischen dem sich entwickelnden Säugling und der Umwelt gesehen. Neue Verhaltensweisen, die aus dieser Wechselbeziehung entstehen, beeinflussen wiederum das Kind und die Umwelt. Individualität kann nur unter den Bedingungen des »Zusammengehens« von Kind und Umwelt verstanden werden.

Die Forschung hat gezeigt, dass die Kontinuität der Umwelt von größerer prognostischer Bedeutung für die Verhaltensfolgen ist als jede besondere Form der Erfahrung im frühen Säuglingsalter. Formend an Kindheitserleben ist nicht, dass die Verhaltensmuster des Kindes auf Dauer festgelegt werden, sondern dass die Muster der Kind-Betreuer-Beziehung auf Dauer festgelegt werden. Frühe Beziehungsstile und -muster werden später in der Weiterentwicklung vom Säugling zur frühen Kindheit verinnerlicht.[31] Das bedeutet: Beziehungsmuster werden verinnerlicht. Sie wirken als Einflussgrößen auf die Entwicklung während der Kindheit fort und werden in ähnlichen Beziehungszusammenhängen während des ganzen Lebens aktiviert.[32]

Verinnerlichung von Beziehungsmustern

Diese interpersonelle Sichtweise erklärt die klinisch immer wieder gefundene tragische Kontinuität von dysfunktionaler Beziehungsgestaltung bei gestörten Mustern mütterlicher Betreuung. Sie stimmt auch überein mit neueren Mehrgenerations-Entwicklungsstudien, die auf eine drei Generationen übergreifende Kontinuität für unsichere Bindungsverhältnisse zwischen Mutter und Säugling hinweisen.[33] Auch neuere sozialpsychologische Forschungsergebnisse deuten darauf hin, dass Liebesbeziehungen von Erwachsenen und Gefühle von Einsamkeit einen signifikanten Zusammenhang mit den wahrgenommenen frühen Bindungsbeziehungen zu den Eltern aufweisen.

Alle Ergebnisse zeigen, dass ein Zusammenhang zwischen der jetzigen dysfunktionalen Beziehungsgestaltung und verinnerlichten Beziehungsmustern aus der eigenen Biographie besteht. Diese dysfunktionalen verinnerlichten Beziehungsmuster werden in der

Gegenwart reinszeniert und zeigen sich als zyklisch sich wiederholende dysfunktionale Beziehungsmuster, die durch spezifische Auslöser aktualisiert werden. Diese Beziehungsmuster haben eine zirkuläre Gestalt in dem Sinne, dass verinnerlichte intrapsychische Strukturen und interpersonelle Beziehungsmuster sich gegenseitig bedingen, verstärken und aufrechterhalten.

Hierarchie der verinnerlichten intrapsychischen Strukturen
Nach der Theorie der Bonding Psychotherapie ist die Ursache dieser verinnerlichten interaktionalen Strukturen in der kumulativen Verletzung der psychosozialen Grundbedürfnisse im Kontext eines unsicheren Bindungsangebotes der Bezugsperson zu sehen. Man geht davon aus, dass diese verinnerlichten Strukturen aus emotionalen Schemata, Grundkonflikten, pathogenen Introjekten und unsicheren Bonding- und Bindungsrepräsentationen bestehen. Diese intrapsychischen Strukturen sind hierarchisch bezüglich ihrer Abstraktionsebenen so geordnet, dass das emotionale Schema die unterste Ebene und die Bonding- und Bindungsrepräsentationen die oberste Ebene darstellen. Das Metaziel der Psychotherapie ist aus diesem Grund die Veränderung der unsicheren in sichere Bonding- und Bindungsrepräsentationen.

Um dieses Metaziel zu erreichen, ist es notwendig, die diesen Bindungsrepräsentationen zugrunde liegenden emotionalen Schemata, die dazugehörigen Grundkonflikte und pathogenen Introjekte zu bearbeiten. Das Resultat dieser therapeutischen Bemühungen müsste sich in einer Verbesserung der Bedürfnisbefriedigung, des Selbstumgangs und der Beziehungsgestaltung im Sinne eines zunehmend sicheren Bindungsstils zeigen. Ein zunehmend sicherer Bindungsstil ist mit einer Symptomverbesserung und Verbesserung des Allgemeinbefindens assoziiert. Die Verbesserung dieser Parameter lässt sich durch RQS, SASB Introjekt und SCL-90 psychometrisch erfassen und im Verlauf des therapeutischen Prozesses überprüfen.

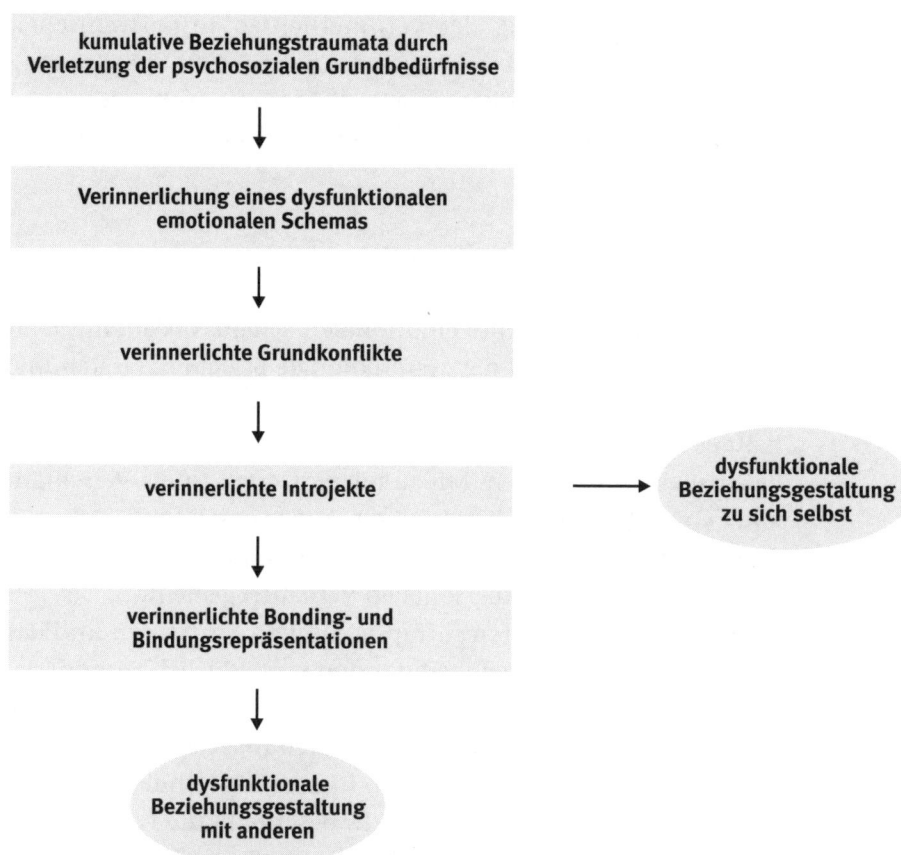

Abbildung 18: Hierarchie der verinnerlichten intrapsychischen Strukturen

Mit zunehmender Hierarchie-Ebene nimmt der Abstraktionsgrad der verinnerlichten intrapsychischen Strukturen zu. Das emotionale Schema bildet relativ erlebnisnah die kumulativen verletzenden Beziehungserfahrungen ab. Die Ebene der Grundkonflikte ist eine Abstraktionsebene höher angesiedelt. Eine noch höhere Abstraktionsebene bildet die verinnerlichten Introjekte ab. Die Bonding- und Bindungsrepräsentationen bilden die höchste Abstraktionsebene der verinnerlichten intrapsychischen Strukturen.

Durch die Bearbeitung der verinnerlichten intrapsychischen Strukturen auf den verschiedenen Ebenen zielt die Bonding Psychotherapie letztendlich darauf, die unsicheren Bonding- und Bindungsrepräsentationen in Richtung sicherer Repräsentationen zu verändern.

Dysfunktionales Beziehungsverhalten

Durch die Exploration des emotionalen Schemas bekommt man die ersten Hinweise auf die dysfunktionale Beziehungsgestaltung. Bei der weiteren Bearbeitung des dysfunktionalen Beziehungsverhaltens soll das Beziehungsverhalten in seiner zirkulären Gestalt bewusst gemacht werden. Mit zirkulärer Gestalt ist die Verschränkung von intrapsychischen Strukturen (wie emotionales Schema, Grundkonflikte, Introjekte und Bonding- und Bindungsrepräsentationen) mit dem interpersonellen Verhalten gemeint.

Beides, die genannten intrapsychischen Strukturen und das interpersonelle Verhalten, bedingt und verstärkt sich gegenseitig. So wird der Interaktionszirkel verfestigt und mündet schließlich in ein dysfunktionales habituelles Beziehungsverhalten. Darunter versteht man das sich zyklisch immer wiederholende dominante interpersonelle Verhalten. Es beschreibt die von dem Patienten leidvoll erlebte Konstellation, die sich aus seinem Verhalten und der Reaktion der anderen auf dieses Verhalten ergibt. Dieses sich wiederholende dysfunktionale Beziehungsverhalten war in der Kindheit eine Anpassungsleistung an ein unsicheres Beziehungsangebot, in der Gegenwart ist es jedoch zum Scheitern verurteilt.[34]

Symptomentstehung und Veränderung

Das dysfunktionale habituelle Beziehungsverhalten wird in Form eines Interaktionszirkels dargestellt. Bei dieser Darstellung wird ein ganzheitliches dynamisches Geschehen beschrieben, indem sowohl die Merkmale der interpersonellen Ebene als auch die Merkmale der intrapsychischen Ebene bis hin zur Symptombildung in einen funktionalen Zusammenhang gestellt werden.

Nach der Bonding-Theorie werden kumulative traumatische Beziehungserfahrungen durch die Verletzung der psychosozialen Grundbedürfnisse verinnerlicht und in einem emotionalen Schema intrapsychisch repräsentiert. Dieses emotionale Schema ist die Basis eines Grundkonfliktes, der in dem Wunsch nach Befriedigung der verletzten Grundbedürfnisse auf der einen Seite und der Gegensteuerung aus Angst vor der Aktivierung des emotionalen Schemas auf der anderen Seite seinen Ausdruck findet. Das dysfunktionale Beziehungsverhalten ist Ausdruck dieser konflikthaften Dynamik. Dieser Konflikt wird allerdings meistens nicht bewusst erlebt. Stattdessen wird die innere Angst vor der Aktivierung des emotionalen Schemas auf den anderen projiziert und es entstehen negative Beziehungserwartungen, die das emotionale Schema bestätigen, z.B.: »*Wenn ich mein Bedürfnis äußere, dann wird der andere mich verletzen.*«

Interaktionszirkel

Beispiel

Diese Dynamik soll am Beispiel eines Nähekonfliktes einer Patientin, die wegen einer Bulimie die Behandlung aufsuchte, dargestellt werden. In ihrem Fall war der Nähekonflikt durch die biographisch bedingte kumulative Verletzung der Nähebedürfnisse entstanden. Die Verletzung der Nähebedürfnisse hat bei der Patientin das Selbstwerterleben so sehr beeinträchtigt, dass sie sich für die Näheerfahrung mit anderen Menschen nicht wertvoll genug fühlte. Dieser Konflikt mit seinem zugrunde liegenden verinnerlichten emotionalen Schema wurde entweder durch ihren Wunsch nach Nähe oder durch das Näheangebot eines emotional wichtigen Menschen ausgelöst.

Ihr emotionales Schema war folgendermaßen strukturiert: Der Wunsch nach Nähe oder ein Näheangebot durch einen anderen aktivierte den alten Schmerz durch die Verletzung der Grundbedürfnisse nach Nähe und Selbstwert. Diese schmerzlichen Gefühle waren mit folgenden Kognitionen verbunden: »*Wenn ich mein Bedürfnis nach Nähe zeige, werde ich von dem anderen verletzt und dies ist sehr kränkend.*« Auf der Introjektebene wurde ein hohes Maß an Selbstkontrolle und Selbstabwertung verinnerlicht. Diese Form des Selbstumgangs spiegelt die Erfahrung wider: »*Ich muss mich durch hohe Selbstkontrolle den Wünschen der anderen übermäßig anpassen, um es wert zu sein, geliebt zu werden.*« Diese Introjekte und Kognitionen wurden auf den anderen Menschen projiziert und zeigten sich in negativen Beziehungserwartungen: »*Wenn ich meine Nähewünsche zeige, werde ich verletzt werden. Nähe und Liebe bedeuten die Aufgabe des eigenen Selbst durch die Überanpassung an die Wünsche des anderen.*«

Um diese Inhalte des unbewussten Schemas nicht erleben zu müssen, vermied sie es, Nähe zu wichtigen anderen herzustellen. Dieses Verhalten fand seine Entsprechung in einem ängstlich-vermeidenden Bindungsverhalten. Zusätzlich hatte sie auf der Ebene der Bondingrepräsentationen erhebliche Defizite: Sie war nicht in der Lage, Wut zu äußern und Wut von anderen anzunehmen.

Hinzu kamen folgende Beeinträchtigungen bei den strukturellen Fähigkeiten zur emotionalen Offenheit: Die Fähigkeiten zur Affektdifferenzierung, die Affekttoleranz, Selbstwertregulierung und Impulssteuerung waren eingeschränkt.

Auf das Nähe vermeidende Verhalten der Patientin reagierten die wichtigen anderen ihrerseits mit distanziertem Verhalten. Diese Distanzierung der anderen wird von der Patientin als eine erneute Verletzung der Nähebedürfnisse und als Kränkung erlebt. So manövrierte sie, im Sinne einer sich selbst erfüllenden Prophezeiung, die Menschen in ihrer Umgebung in eine Position, in der diese gezwungen wurden, das gefürchtete Verhalten an den Tag zu legen.[35] Den Ausgang dieser Verhaltenssequenz nennt man »interaktionelle Endauszahlung«, in diesem Falle die erneute Verletzung des Nähebedürfnisses und des Selbstwertbedürfnisses. Dies wird als emotional schmerzlich und auf der Körperebene mit einem Gefühl des körperlichen Unwohlbehagens erlebt. Dieses Unwohlbehagen ist Ausdruck einer hohen Inkonsistenzspannung.

Interaktionelle Endauszahlung

Durch die mangelnde Fähigkeit zur Affektdifferenzierung und Affekttoleranz war diese Patientin nicht in der Lage, ihre Gefühle differenziert wahrzunehmen und zu tolerieren. Sie spürte nur eine diffuse unerträgliche Spannung, die sie durch die mangelnde Impulssteuerung bedingt in einen bulimischen Essanfall kanalisierte.

Nach dem Essanfall wertete sie sich innerlich selbst ab und beschuldigte sich, dass sie wieder rückfällig geworden war. Durch rigide Kontrolle versuchte sie, ihr Essverhalten wieder in den Griff zu bekommen. Dabei war ihr allerdings nicht bewusst, dass sie durch die Selbstabwertung und rigide Kontrolle ihre verinnerlichten Introjekte der Selbstabwertung und der Selbstkontrolle weiter verstärkte.

Der unbewusste Grundkonflikt war nach wie vor ungelöst und das emotionale Schema, die unsicheren Bonding- und Bindungsrepräsentationen, nicht bearbeitet. Somit war der nächste bulimische Essanfall vorprogrammiert, wenn das emotionale Schema wieder aktiviert wurde und den damit verbundenen Grundkonflikt auslöste.

Durch diesen Interaktionszirkel kommt es zu einer erneuten Bestätigung
1. des emotionalen Schemas,
2. der Grundkonflikte,
3. der pathogenen Introjekte,
4. der unsicheren Bondingrepräsentationen und
5. der ängstlich-vermeidenden Bindungsrepräsentation.

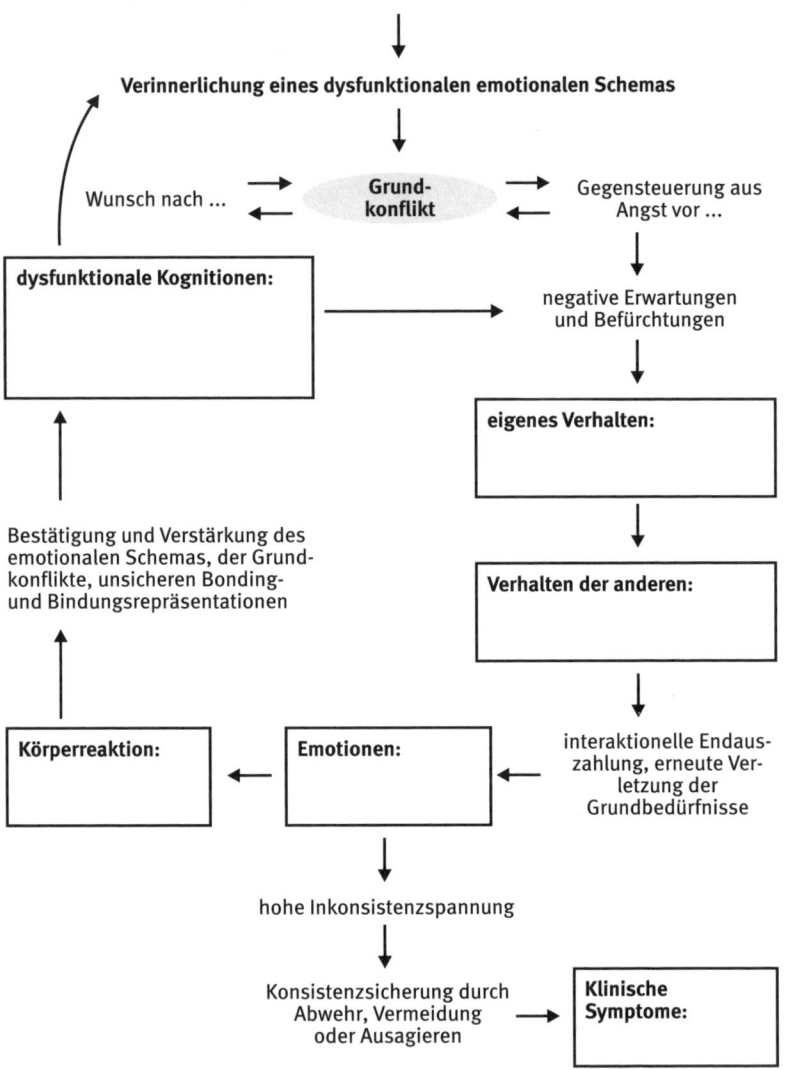

Abbildung 19: Die Dynamik des dysfunktionalen Interaktionszirkels

Das Nähebedürfnis und die Selbstwertbedürfnisse bleiben nach wie vor unbefriedigt. Diese Dynamik wurde von Alfred Adler treffend formuliert: »Ein Neurotiker läuft den Ohrfeigen nach, die er sich selber gibt.«

Diese Dynamik des dysfunktionalen Interaktionszirkels soll die Abbildung auf Seite 210 verdeutlichen. Sie zeigt die Zusammenhänge zwischen den intrapsychischen verinnerlichten Strukturen und dem interpersonellen Verhalten bis hin zur Symptomentstehung auf. Die intrapsychischen Strukturen in Form des emotionalen Schemas, der Grundkonflikte, Introjekte und der unsicheren Bonding- und Bindungsrepräsentationen bedingen und verstärken sich gegenseitig im Sinne eines Circulus vitiosus.

Veränderung des dysfunktionalen Interaktionsverhaltens
Nach Strupp & Binder[36] tritt eine Veränderung des dysfunktionalen Beziehungsverhaltens ein
- durch die Bewusstmachung des dysfunktionalen Beziehungsmusters,
- wenn der Patient lernt, dieses Verhalten zu kontrollieren, indem er nach Alternativen in seinem Verhalten und Erleben sucht, die das zyklische Geschehen unterbrechen,
- wenn sich sein Selbstkonzept verbessert (SASB Introjekte),
- wenn sich die Qualität seiner zwischenmenschlichen Beziehungen verbessert.

> *Folgerung für die Bonding Psychotherapie*
> Bewusste Exploration des dysfunktionalen Interaktionszirkels. Durch Ressourcenaktivierung Durchbrechen dieses Zirkels und Erlernen von funktionalem Beziehungsverhalten, das zu sicherem Bonding- und Bindungsverhalten führt.

4
Praxis der
BONDING
PSYCHOTHERAPIE

GRUNDLAGEN DER BEHANDLUNG

Die Ursache von psychischen Störungen wird in der Bonding Psychotherapie in einer mangelnden Befriedigung der neurobiologisch verankerten psychosozialen Grundbedürfnisse gesehen – »Krankheit als Mangelsyndrom«. Die wichtigsten psychosozialen Grundbedürfnisse sind das Bonding-, das Bindungsbedürfnis, das Bedürfnis nach Autonomie, das Bedürfnis nach Selbstwerterhöhung, das Bedürfnis nach Identität, das Bedürfnis nach Lust und körperlichem Wohlbehagen und das Bedürfnis nach Sinn und Spiritualität. Durch die mangelnde Befriedigung entsteht eine erhöhte Inkonsistenzspannung und dadurch ist der Nährboden für eine größere Anfälligkeit für psychische Störungen geschaffen.

Störungsmodell der Bonding Psychotherapie

Die Bonding Psychotherapie sieht Menschen mit seelischen Störungen als Menschen, die in ihren psychosozialen Grundbedürfnissen verletzt worden sind. Diese Verletzungen finden bevorzugt in der Kindheit durch reale einmalige oder kumulative traumatische Beziehungserfahrungen statt. Diese traumatischen Beziehungserfahrungen werden in verschiedenen intrapsychischen Strukturen verinnerlicht, die man hierarchisch einander zuordnen kann. Die Ebenen dieser Hierarchie sind folgendermaßen angeordnet:

Hierarchie intrapsychischer Strukturen

Die unterste Ebene ist die Ebene der emotionalen Schemata, die nächste ist die Ebene der intrapsychischen Konflikte. Dann folgt die Ebene der damit assoziierten Introjekte, die die Art des Selbstumgangs bestimmen. Auf der obersten Ebene finden sich die unsicheren Bonding- und Bindungsrepräsentationen.

Diese unsicheren Bonding- und Bindungsrepräsentationen werden entäußert und zeigen sich in einer mangelnden emotionalen Offenheit, Angst vor Nähe, mangelndem zwischenmensch-

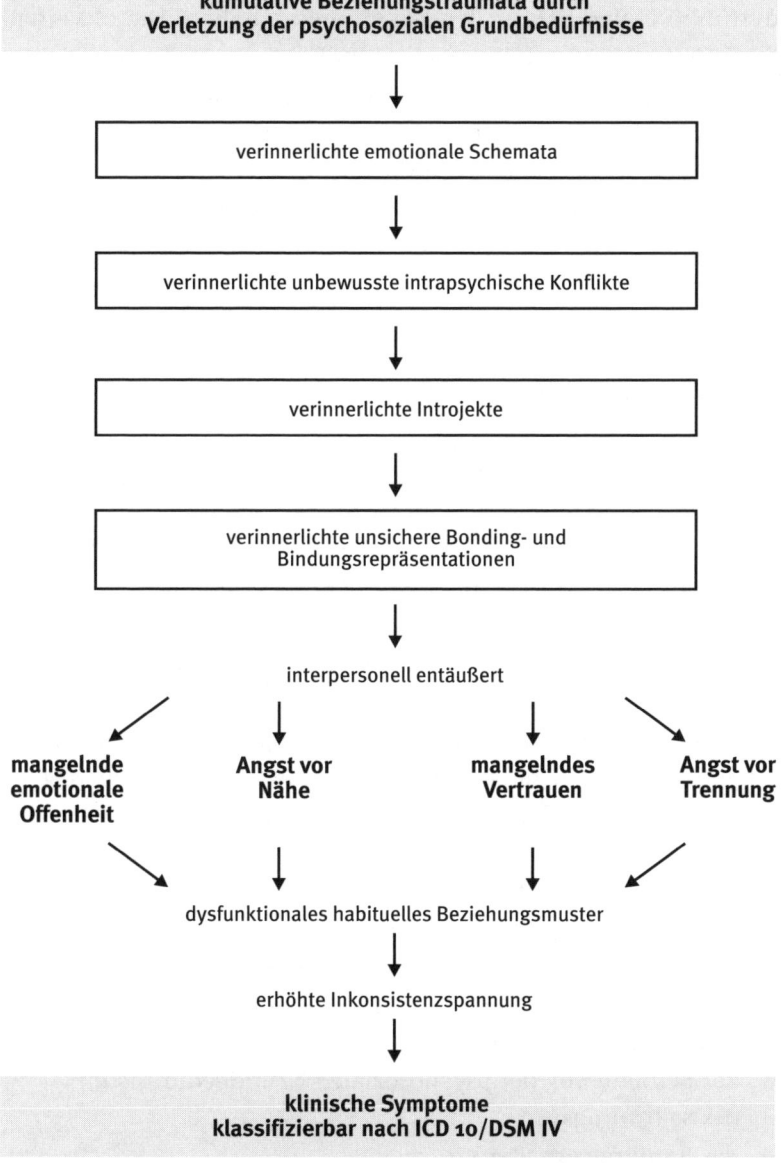

Abbildung 20: Störungsmodell der Bonding Psychotherapie

lichem Vertrauen und Angst vor Trennung. Dies führt zu einem dysfunktionalen habituellen Beziehungsverhalten. Dieses Verhalten ist scheiterungsfixiert, weil es im Rahmen der Beziehungsgestaltung nicht gelingt, sich gegenseitig seine psychosozialen Grundbedürfnisse zu befriedigen. Durch die mangelnde Befriedigung der psychosozialen Grundbedürfnisse entsteht eine erhöhte Inkonsistenzspannung, die wiederum nach der Konsistenztheorie von Grawe[1] die Ursache für die Entstehung von seelischen Störungen sein kann.

Ziele und Indikation

Der Indikationsschwerpunkt der Bonding Psychotherapie liegt in der Behandlung von seelischen Störungen, die ihre Ursache in einer dysfunktionalen Beziehungsgestaltung haben. Das oberste Ziel der Bonding Psychotherapie ist es, dem Individuum zu helfen, im Einklang mit seinen psychosozialen Grundbedürfnissen zu leben, um dadurch ein Maximum an seelischem und körperlichem Wohlbehagen zu erlangen. Um dieses Ziel zu erreichen, ist es notwendig, die durch traumatische Beziehungserfahrungen verletzten Grundbedürfnisse, die damit verbundenen emotionalen Schemata, die dazugehörigen Grundkonflikte, die negativen Introjekte und die unsicheren Bonding- und Bindungsrepräsentationen therapeutisch zu bearbeiten. Dadurch soll die Konsistenz erhöht und die Symptombelastung gemindert werden.

Ausgehend von diesem Störungsmodell können die Ziele der Bonding Psychotherapie in einer Verbesserung folgender Merkmale beschrieben werden:
- der Befriedigung der psychosozialen Grundbedürfnisse,
- des Selbstumgangs,
- des Bondingverhaltens,
- des Bindungsverhaltens,
- der Beziehungsgestaltung,

- der Konsistenz,
- des seelischen und körperlichen Allgemeinbefindens,
- sowie einer Reduktion der Symptombelastung.

Bonding Psychotherapie als störungsübergreifendes Behandlungsmodell

Therapeutische Behandlungsmodelle kann man in zwei Kategorien aufteilen: störungsübergreifende und störungsspezifische Modelle. Bei dem störungsübergreifenden Behandlungsmodell werden die Bedingungen, die zu der Störung geführt haben, behandelt. Dies in der Hoffnung, dass sich, wenn die Ursachen der Störung beseitigt werden, dann auch die klinische Symptomatik der Störung positiv verändert.

Bei der Bonding Psychotherapie handelt es sich um ein störungsübergreifendes interpersonelles Behandlungsmodell. Die Ursache von seelischen Störungen wird in interpersonellen Problemen gesehen. Diesen Problemen liegen verinnerlichte intrapsychische Strukturen und dysfunktionales interpersonelles Verhalten zugrunde. Somit ist der Ansatzpunkt der Veränderung die gezielte Behandlung der intrapsychischen Strukturen, im Fall der Bonding Psychotherapie des emotionalen Schemas, der Grundkonflikte, der pathogenen Introjekte, der unsicheren Bonding- und Bindungsrepräsentationen und des dysfunktionalen Beziehungsverhaltens.

Manchmal kann sich auch eine spezifische seelische Störung von ihren Entstehungsbedingungen abkoppeln und durch intermittierende Verstärkung verselbstständigen. Diese Störungsbilder bekommen so eine funktionale Autonomie, unabhängig von ihren Entstehungsbedingungen. Diese Störungsbilder müssen störungsspezifisch behandelt werden. Allerdings macht die störungsspezifische Behandlung nur 20% der Varianz des Therapieerfolges aus. Dies widerspricht dem vor allen Dingen in den USA vorherrschenden Trend, ausschließlich störungsspezifisch zu behandeln. Andererseits gehört zu den bedeutendsten Fortschritten im Bereich der Psychotherapie die Entwicklung störungsbezogener Therapieverfahren.

Für die meisten psychischen Störungen wurden inzwischen spezielle Therapieprogramme entwickelt und empirisch überprüft, die gezielt auf die Besonderheiten der jeweiligen Störung zugeschnitten sind. In den Leitlinien der Arbeitsgemeinschaft für wissenschaftliche medizinische Fachverbände (AWMF) werden zur Zeit von Expertengruppen Leitlinien zur Behandlung der einzelnen Störungsbilder erarbeitet und im Internet veröffentlicht.[2] Da die Bonding Psychotherapie eine störungsübergreifende Methode zur Behandlung von interpersonellen Störungen ist, müssen die Kenntnisse und Fertigkeiten zur Behandlung der einzelnen Störungsbilder zusätzlich erworben werden.

Leitlinien der Behandlung

Psychometrische Diagnostik und Veränderungsmessung

Neben der psychometrischen Diagnostik wird in der Bonding Psychotherapie zur Klassifikation von seelischen Störungen die deskriptive phänomenologische Diagnostik (DSM IV, ICD 10) angewandt. Für eine ätiologische Diagnostik ist in der Bonding Psychotherapie noch kein einheitlicher Standard entwickelt worden. Von Seiten des Autors wird empfohlen, ein halbstrukturiertes Interview durchzuführen, das sich an der Vorgehensweise der operationalisierten psychodynamischen Diagnostik (OPD) orientiert. Mit Hilfe dieser Interviewtechnik können Hypothesen über dysfunktionales habituelles Beziehungsverhalten, verinnerlichte Grundkonflikte, Bindungsrepräsentationen und strukturelle Beeinträchtigungen erstellt werden.

ICD 10

OPD

Zur psychometrischen Diagnostik und zur Veränderungsmessung wurde von Bürkle, Mestel & Stauss (2004) ein computergestütztes Qualitätssicherungsprogramm (QSTests) entwickelt.[3] Mithilfe dieses Programms werden am Anfang der Therapie unter anderem folgende Charakteristika diagnostiziert:

www.qstests.de

- mit dem *Relationship Questionaire Scale* (RQS) die Bindungsskalen und explorativ die Bindungsstile,
- mit dem *Inventar für interpersonelle Probleme* (IIP) das problematische Beziehungsverhalten,
- mit der *Strukturalen Analyse des sozialen Verhaltens* (SASB, Fokus Introjekt) die verinnerlichten Introjekte,
- mit dem *Fragebogen zum transpersonalen Vertrauen* (TPV) das Vorhandensein von spirituellen Ressourcen,
- mit der *Symptom Checkliste* (SCL-90) die Symptombelastung.

Da diese Tests veränderungssensitiv sind, können sie zur Veränderungsmessung am Ende der Therapie und zur katamnestischen Absicherung der Therapieergebnisse benutzt werden. Zusätzlich kann mithilfe dieses Programms die Qualität der therapeutischen Beziehung laufend überprüft werden.

THERAPEUTISCHE BEZIEHUNG

Einer der am besten untersuchten und stabilsten Wirkfaktoren in der Psychotherapie ist die Qualität der therapeutischen Beziehung. Eine gute, Sicherheit gebende therapeutische Beziehung schafft die Grundlage für die Exploration und Bearbeitung der verletzten Grundbedürfnisse und der mit ihnen in Verbindung stehenden negativen Emotionen. Dies setzt voraus, dass der Therapeut über die Fähigkeit verfügt, dem Patienten ein sicheres Bindungsangebot zu machen, das gekennzeichnet ist durch Feinfühligkeit, Empathie und Authentizität.

Neben diesen Beziehungsfähigkeiten hat der Therapeut eine Verantwortung für die Gestaltung des therapeutischen Prozesses.

Prozessverantwortung

Im Rahmen dieser Prozessverantwortung sollte er bei der Bearbeitung des von dem Patienten präsentierten Problems möglichst viele empirisch abgesicherte Wirkfaktoren in der Zusammenarbeit mit dem Patienten realisieren, um so die Voraussetzungen eines guten Therapieergebnisses zu schaffen.

Der Therapeut ist kurz gesagt sowohl Beziehungs- als auch Prozessexperte. Als Prozessexperte hilft der Therapeut dem Patienten, seine prozessuale Verarbeitung des dysfunktionalen Beziehungsgeschehens von Moment zu Moment emotional zu erfassen, indem er ihn anhält, seine Aufmerksamkeit auf diese Verarbeitung zu richten. Er versucht den Patienten im Hier und Jetzt von Moment zu Moment zu verstehen und den Erfahrungsprozess zu stimulieren. So lässt der Patient ihn an seiner Wirklichkeitskonstruktion teilhaben und der Therapeut weiß dies zu schätzen.

Differenzielles Beziehungsangebot

Besonders hilfreich ist es, wenn der Therapeut differenziell sein Beziehungsangebot nach den verletzten psychosozialen Bedürfnissen des Patienten ausrichtet. Ist zum Bespiel ein Patient biographisch bedingt in seinem Autonomiebedürfnis verletzt worden, dann wäre es die Aufgabe des Therapeuten, die erhöhte Vulnerabilität des Patienten bezüglich seiner Autonomiebedürfnisse zu berücksichtigen. Je mehr es ihm gelingt, dem Patienten implizit seine Autonomiebedürfnisse zu befriedigen, umso höher ist das Konsistenzerleben des Patienten und dadurch kommt es zu einer unspezifischen Befindlichkeitsverbesserung.

Weiß und Sampson[4] konnten zeigen, dass Patienten Therapeuten dahingehend testen, ob sie dazu neigen, ihnen die gleichen Verletzungen zuzufügen, wie sie sie durch ihre früheren Bezugspersonen erlitten hatten. Therapeuten, die diesen Test nicht bestehen, sind in der Therapie wenig erfolgreich.

Um Beziehungsstörungen zwischen Patient und Therapeuten frühzeitig zu erfassen, werden in der Bonding Psychotherapie in regelmäßigen Abständen Fragebögen eingesetzt, in denen der Patient seine Zufriedenheit mit der Qualität der therapeutischen Beziehung mit den Interventionen beurteilt.[5] Damit sollen aus der

Erlebensperspektive des Patienten die Qualität der therapeutischen Beziehung dokumentiert und Passungsstörungen rechtzeitig erkannt werden. Die frühzeitige Erfassung der Passungsstörungen und deren Bearbeitung ist entscheidend für das Gelingen oder Misslingen einer Therapie.

Passungsstörungen

Formen der Präsenz in der therapeutischen Beziehung

Die Qualität der therapeutischen Beziehung hängt unter anderem von der Gegenwärtigkeit des Therapeuten ab.[6] Belschner beschreibt diese Gegenwärtigkeit als Präsenz.[7] Je nach Ausbildung und der eigenen Transzendenzerfahrung bestimmt die Form der Präsenz die Art der Beziehungsgestaltung. In Anlehnung an Belschner werden drei Formen der Präsenz in der Beziehungsgestaltung unterschieden:

1. Professionell-wissenschaftliche Präsenz
Bei dieser Form der Beziehungsgestaltung wird der Patient über die Diagnostik, Therapieplanung, Durchführung der Psychotherapie und deren Risiken und Chancen aufgeklärt. Gemeinsame Therapieziele werden vor der Therapie verabredet und der Grad der Erreichung dieser Ziele wird nach der Therapie gemeinsam ausgewertet. Die psychotherapeutischen Interventionen werden nach den empirisch gewonnenen Wirkfaktoren und nach den wissenschaftlichen Leitlinien ausgerichtet. Die Wirksamkeit der Interventionen wird durch die Evaluation der Prozess- und der Ergebnisqualität laufend überprüft.

2. Dialogisch-empathische Präsenz
Die Beziehungsgestaltung hat einen dialogischen Charakter. Kennzeichen dieser Beziehung ist das echte Interesse an dem Patienten, der Respekt vor seiner »Andersheit«, Einzigartigkeit und Getrenntheit, ohne das Bezogensein der gemeinsamen Menschlichkeit zu verschleiern. Der Therapeut versucht, sich im Rahmen

dieses Dialoges empathisch in die Wirklichkeitskonstruktion des Patienten einzufühlen und nachzuvollziehen, wie er seine Wirklichkeit erlebt. Er lässt sich emotional berühren von der Unausweichlichkeit der lebensgeschichtlichen Entwicklung des Patienten und empfindet Respekt für dessen bisherige Lebensbewältigung.

3. Spirituelle Präsenz
In dieser Form der Präsenz werden die oft leidvollen Erfahrungen des Patienten in seinem biographischen Gewordensein aus der spirituellen Perspektive interpretiert und gedeutet. Die Krise kann zur Chance werden, wenn im Rahmen dieser Deutung die leidvollen Erlebnisse als ein Weg zur Erfahrung einer höheren Wirklichkeit verstanden werden. Der Therapeut hilft dem Patienten, den Sinn seiner Krankheit und seines Daseins zu erschließen. Die hermeneutische Exploration der »inneren Wahrheit« des Patienten geht davon aus, dass nur der Patient um seine »innere Wahrheit« weiß. Der Therapeut geht zusammen mit dem Patienten auf die Suche nach der »verlorenen Wahrheit« und folgt dem Patienten so lange, bis er diese gefunden hat. Der Therapeut hat keine Hypothesen, bietet keine Interpretationen an, er macht sich innerlich leer. Das Finden der inneren Wahrheit zeigt sich durch die Erfahrung der subjektiv gefühlten »innerlichen Stimmigkeit« und das Erleben eines ganzheitlichen und integrierten Bewusstseins. Therapeut und Patient gehen davon aus, dass sie von einer höheren Wirklichkeit geführt werden, der sie sich anvertrauend überlassen dürfen.

THERAPIEPRINZIPIEN

In diesem Abschnitt sollen die Therapieprinzipien der Bonding Psychotherapie dargestellt werden, die in einem gesicherten empirischen Zusammenhang mit einem guten Therapieergebnis stehen. Neben der Fähigkeit zum Aufbau einer tragfähigen therapeutischen Beziehung ist ein weiteres wichtiges Therapieprinzip die technische Fähigkeit des Therapeuten, die Problemschilderung des Patienten vor dem Hintergrund des Bonding Psychotherapiemodells zu verstehen und daraus effektive Interventionen abzuleiten.[8]

Aufgabe des Bonding Psychotherapeuten ist es, wenn möglich, die Problemschilderung des Patienten in einen interpersonellen Kontext zu stellen. Der Grund dafür ist, dass die Bonding Psychotherapie einen interpersonellen Schwerpunkt hat und ihre Wirkung am besten bei der Behandlung von interpersonellen Problemen entfalten kann (siehe »Ziele und Indikation«). In der Regel handelt es sich um einen gegenwärtigen Beziehungskonflikt, der in Form einer problematischen Beziehungsepisode geschildert wird. Im Rahmen dieser Beziehungsepisode werden durch bestimmte Auslöser negative Emotionen getriggert. Diese Emotionen werden fokussiert und weiteren Bearbeitungsschritten unterzogen. Wichtig dabei ist, dass diese Emotionen im Hier und Jetzt prozessual aktiviert und durch bewusste Aufmerksamkeitslenkung exploriert werden.

Bei der Fokussierung der Emotionen wird ein Wechsel von der äußeren Perspektive (äußere Schilderung der Beziehungsprobleme) zu der inneren Erlebensperspektive (Exploration des inneren Erlebens der Emotionen) vollzogen. Adams und Greenberg konnten zeigen, dass ein signifikanter Zusammenhang zwischen dem Ausmaß des vom Therapeuten initiierten Wechsels von externaler zu internaler Perspektive und dem Therapieergebnis besteht.[9] Dieser Wechsel hat darüber hinaus die Aufgabe, die Erlebenstiefe des Patienten zu erhöhen.

Die Vertiefung der Erlebensperspektive bei einem emotionalen Kernproblem hat einen konsistenten Zusammenhang mit einem guten Therapieergebnis. Die Zunahme der Erlebenstiefe sagt sogar den Therapieerfolg besser voraus, als es die Qualität der therapeutischen Beziehung tut.[10] Dabei wird die Erlebenstiefe auf verschiedenen Ebenen beurteilt: ausgehend von einer externalen Problemschilderung (wie ein Bericht oder die Analyse eines Problems ohne größere emotionale Beteiligung), über das Erleben einer emotionalen Reaktion auf einen bestimmten interpersonellen Auslöser, bis hin zu der Fokussierung von Gefühlen und der weiteren Exploration des inneren Erlebens in einer frei fließenden, offenen Art und Weise. Im Rahmen der Bonding Psychotherapie hilft der Therapeut dem Patienten durch seine Prozessdirektiven, diese Bearbeitungskriterien bei der Exploration des emotionalen Schemas, das in einer problematischen Beziehungssituation prozessual aktiviert wurde, zu realisieren.

Prozessdirektiven

Werden die erlebten Gefühle auf einem möglichst hohen Erregungsniveau ausgedrückt und anschließend kognitiv verarbeitet, indem man diese Gefühle biographisch verknüpft und in einen Zusammenhang mit der auslösenden Situation und den verletzten Grundbedürfnissen stellt, dann wird ein weiterer Wirkfaktor verwirklicht. Denn die therapeutische Veränderung wird nicht nur allein durch das Ausdrücken der Emotionen erreicht, sondern sie ist auch eine Funktion der dualen kognitiv-affektiven Verarbeitung.[11]

Der Gefühlsausdruck auf einem hohen Erregungsniveau (Tiefungsebene III) wird bei der klassischen Vorgehensweise angestrebt. Die Gefühle werden in einer Sicherheit gebenden Form der körperlichen Nähe mit einem Bondingpartner ausgedrückt. Bei der emotionalen Prozessierung der Gefühle des emotionalen Schemas mit dieser für die Bonding Psychotherapie klassischen Interventionstechnik müssen einige Prozessparameter beachtet werden:

Prozessparameter

1. Der Therapeut soll dem Patienten helfen, seine primären Gefühle, die in einem direkten Zusammenhang mit den verletzten Grundbedürfnissen stehen, auszudrücken.
2. Nur wenn die primären Emotionen ausgedrückt werden, kommt es zu einer Stressreduktion und einer Regulation der Emotionen.
3. Werden sekundäre oder instrumentelle Emotionen ausge-

drückt, dann kommt es zu endlosen kathartischen Entladungen, ohne großen therapeutischen Nutzen. Eine Stressreduktion und eine Emotionsregulation finden nicht statt.
4. Nach erfolgter Stressreduktion verhilft der Therapeut durch Prozessdirektiven zu bedürfnisbefriedigenden Erfahrungen im Sinne des motivationalen Priming. Dies wird in der Regel durch Erlaubnissätze zur Befriedigung des verletzten Grundbedürfnisses erreicht.
5. Die bedürfnisbefriedigenden Erfahrungen sollten zeitlich gesehen mindestens genauso lange erfolgen, wie die Durcharbeitung der schmerzlichen und belastenden primären Emotionen.
6. Erhöhung der Konsistenz.
7. Biographische Zuordnung und kognitive Aufarbeitung.

Durch dieses Vorgehen werden zusammenfassend folgende Wirkfaktoren realisiert:
- Sicherheit gebende therapeutische Beziehung,
- Fähigkeit des Therapeuten, das Problem des Patienten mithilfe seines Behandlungsmodells zu verstehen und daraus effektive Interventionen abzuleiten,
- prozessuale Aktivierung des Problems,
- Wechsel von der externalen zur internalen Erlebensperspektive,
- Zunahme der Erlebenstiefe,
- Ausdruck der primären Emotionen auf einem hohen Erregungsniveau,
- Stressreduktion und Emotionsregulation,
- motivationales Priming durch bedürfnisbefriedigende Erfahrungen,
- Erhöhung der Konsistenz,
- dualer affektiv-kognitiver Verarbeitungsmodus.

METHODISCHES VORGEHEN

Klassisches Vorgehen

Wie in dem Kapitel *Grundlagen einer modernen Bonding Psychotherapie* beschrieben wurde, besteht die klassische Vorgehensweise darin, dass die durch das emotionale Schema aktivierten Emotionen in der so genannten Bondinggruppe auf der emotionalen Tiefungsebene III und IV ausgedrückt und durchgearbeitet werden. Die differenzierte kognitive Aufarbeitung, Integration und Reorganisation des emotionalen Schemas erfolgt danach in der so genannten Einstellungsgruppe.

Bondinggruppe

Einstellungsgruppe

Das klassische Setting ist also eine Kombination aus einer Bondinggruppe und Einstellungsgruppe, die idealerweise parallel stattfinden. Beide Gruppen werden von ausgebildeten Bonding Psychotherapeuten geleitet. Beide Gruppen arbeiten zirkulär. Damit ist gemeint, dass der Patient nach der Arbeit in der Bondinggruppe in die Einstellungsgruppe und wieder zurück in die Bondinggruppe gehen kann, um an den emotionalen Inhalten weiterzuarbeiten, die in der Einstellungsgruppe aktiviert wurden. Der Patient kann sich aber auch entscheiden, anfangs nur in der Einstellungsgruppe zu arbeiten und erst später in die Bondinggruppe zu wechseln.

Näheübungen

Die klassische Vorgehensweise hat das Ziel, durch Näheübungen die emotionalen Schemata prozessual zu aktivieren, die sich um die »Angst vor Nähe«, um »mangelndes zwischenmenschliches Vertrauen« und »mangelnde emotionale Offenheit« gebildet haben. Diese Schemata haben ihren Ursprung in der Verletzung des Nähebedürfnisses, des Bedürfnisses, anderen zu vertrauen und des Bedürfnisses, ihnen emotional offen zu begegnen. Es werden also durch diese Vorgehensweise gezielt die wichtigsten unsicheren Bindungs- und Bondingrepräsentationen in Form der Bindungsskalen »Angst vor Nähe«, »mangelndes zwischenmenschliches Vertrauen« und »mangelnde emotionale Offenheit« prozessual aktiviert.

In einer Anfangsrunde wird jeder Teilnehmer gefragt, was er im Moment fühlt oder an was er gerne arbeiten möchte. Durch klärende Interventionen werden die Gefühle des emotionalen Schemas fokussiert und anschließend geht jeder Patient mit jeweils einem anderen Teilnehmer, dem so genannten »Bondingpartner«, auf die »Matte«. Auf der Matte stellt sich der Bondingpartner für verschiedene, an den Bedürfnissen des Patienten orientierte Formen der Nähe zur Verfügung. Diese können variieren von einer Umarmung bis zu anderen abgestuften Formen des Näheangebotes.

Bei der Umarmung (auch »Näheübung« oder »Bondingübung« genannt) liegt der Teilnehmer, der mit der Selbstexploration beginnen möchte, mit dem Rücken auf der Matte und der Bondingpartner kniet über ihm und bettet den Kopf und die Schulter des anderen in seinen Armen. Dies ist vergleichbar mit einem Elternteil eines Kindes, der das Kind in seinen Armen hält, oder mit einer horizontalen Umarmung (siehe auch *Geschichte der Bonding Psychotherapie*, S. 33).

Bondingübung

Fortlaufende geschlossene Bonding Psychotherapiegruppe

In einer fortlaufenden geschlossenen Bonding Psychotherapiegruppe werden nach einer eingangs stattfindenden diagnostischen Phase mit dem Patienten seine Therapieziele bestimmt. In der Anfangsphase der Gruppentherapie wird er durch erfahrungsbezogene Übungen sorgfältig auf die »Mattenarbeit« vorbereitet. In der mittleren Phase der Therapie werden die meisten Patienten in der Regel die Bondingübung nutzen können, um ihre Probleme emotional durchzuarbeiten.

Am Anfang der Therapie werden die Bindungsskalen »Angst vor Nähe«, »mangelndes zwischenmenschliches Vertrauen« und die unsicheren Bondingrepräsentationen im Sinne von »mangelnder emotionaler Offenheit« durch den natürlichen Gruppenprozess prozessual aktiviert, und am Ende der Therapie, wenn die Abschieds- und Trennungsphase beginnt, die Bindungsskala »Angst vor Trennung«. Dieses Wissen um die natürliche prozessuale Aktivierung der verschiedenen Bindungs- und Bondingthemen im Verlauf des Gruppenprozesses sollte der Therapeut in seiner Therapieplanung berücksichtigen.

Problemfokussierende Vorgehensweise mit der klassischen Methode

Das klassische Vorgehen hat das Ziel, durch abgestufte Näheübungen die wichtigsten unsicheren Bindungs- und Bondingrepräsentationen prozessual zu aktivieren. Besonders in der mittleren Phase der Therapie hat sich eine problemfokussierte Vorgehensweise bewährt. Bei der problemfokussierenden Vorgehensweise werden nicht wie bei dem klassischen Vorgehen die emotionalen Erfahrungen, aktualisiert durch Näheübungen, fokussiert, sondern das Zentrum der Behandlung ist die Bearbeitung eines aktuellen Beziehungsproblems des Patienten.

Bearbeitung aktueller Probleme

Im Rahmen der Klärungsarbeit wird der Punkt der höchsten emotionalen Berührung im Kontext des Beziehungsproblems, der so genannte »wunde Punkt«, bestimmt. Ausgehend von diesem wunden Punkt wird das emotionale Schema im Hier und Jetzt prozessual aktiviert und exploriert. Bei der Exploration wird versucht, zusammen mit dem Patienten die primäre Emotion zu bestimmen. In dem nächsten Bearbeitungsschritt wird das explorierte emotionale Schema biographisch verknüpft. Das primäre Gefühl des emotionalen Schemas wird in dem nächsten Bearbeitungsschritt (emotionale Prozessierung des emotionalen Schemas) mit der Hilfe eines Bondingpartners auf der Tiefungsebene III ausgedrückt. Folgende Prozessparameter sind dabei zu beachten:
- Aufrechterhaltung des Realitätsbezuges,
- Ausdrücken der primären Emotion,

- Vertiefung der primären Emotion auf der Ebene III,
- Emotionsregulation von negativen zu positiven Emotionen,
- Stressreduktion,
- Motivationales Priming,
- Erhöhung der Konsistenz.

I. Aktualisierung des Problems

im gegenwärtigen Lebensvollzug
prozessuale Aktivierung durch erlebnisorientierte Übungen

II. Affektiv-kognitive Exploration des emotionalen Schemas

Problempräsentation

erfahrungsorientierte Exploration des emotionalen Schemas

biographische Verknüpfung

III. Emotionale Prozessierung des emotionalen Schemas

Mattenarbeit mit Bondingpartner
zu beachtende Prozessparameter:

- Aufrechterhaltung des Realitätsbezuges
- Bestimmung der primären Emotion
- Vertiefung der primären Emotion auf Level III und IV
- Emotionsregulation von negativen zu positiven Emotionen
- Stressreduktion
- Motivationales Priming
- Erhöhung der Konsistenz

IV. Reorganisation des emotionalen Schemas

Einstellungsarbeit

Qualitätssicherung

Abbildung 21: Arbeitsschritte bei der emotionalen Prozessierung eines emotionalen Schemas

In der Einstellungsgruppe werden funktionale Kognitionen unter Bezugnahme auf das dysfunktionale emotionale Schema erarbeitet. Diese werden auf der Tiefungsebene IV ausgedrückt, um das dysfunktionale Schema zu reorganisieren.

Der letzte Schritt ist der Qualitätssicherung gewidmet. Mithilfe von Likert-Skalen (überhaupt nicht / ein wenig / ziemlich / stark / sehr stark) wird überprüft, in welchem Ausmaß die oben genannten Prozessparameter realisiert wurden.

Konfliktbezogene Vorgehensweise

Die Bearbeitung von unbewussten Konflikten, Wertekonflikten und von unabgeschlossenen Beziehungserfahrungen, die in den folgenden Abschnitten dargestellt wird, ist ein Vorschlag des Autors zur Erweiterung des Interventionsspektrums der Bonding Psychotherapie.

Bei dem konfliktbezogenen Vorgehen wird nicht mit der klassischen Methodik gearbeitet. Dieses Vorgehen orientiert sich an der 2-Stuhl-Dialog-Technik, die von Elliot und Greenberg entwickelt wurde und in ihren einzelnen Prozessschritten sehr gut empirisch abgesichert ist.[12]

2-Stuhl-Dialog-Technik

Ähnlich wie bei dem problemfokussierenden Ansatz der klassischen Vorgehensweise wird auch hier zunächst die Problempräsentation des Patienten in einen interpersonellen Kontext gestellt, der »wunde Punkt« bestimmt und das emotionale Schema erlebnisorientiert im Hier und Jetzt exploriert.

Schlüsselszene — Im nächsten Schritt werden das emotionale Schema und das daraus resultierende Beziehungsverhalten biographisch verknüpft und eine Schlüsselszene bestimmt, in der das dysfunktionale Beziehungsmuster in Bezug zu einer damaligen Bindungsperson deutlich wurde. Diese Schlüsselszene wird als ein *pars pro toto* betrachtet, d.h. in ihr findet eine symbolische Verdichtung all der vorausgegangenen dysfunktionalen Beziehungserfahrungen statt. Diese Beziehungserfahrungen werden verinnerlicht und durch ein emotionales Schema und den dazugehörigen intrapsychischen Konflikt repräsentiert.

Dieser intrapsychische Konflikt wird in einem weiteren Bearbeitungsschritt mithilfe von zwei konflikthaften Selbstanteilen formuliert. Zum Beispiel würde die Konfliktformulierung bei einem bestehenden Autonomiekonflikt folgendermaßen lauten:

»Ein Teil von mir möchte autonom und selbstständig sein, ein anderer Teil hat Angst davor, autonom zu sein, weil er befürchtet, die Liebe und Zuneigung des anderen zu verlieren.«

Diese beiden konflikthaften Selbstanteile werden in Form von zwei Stühlen szenisch dargestellt und prozessual aktiviert. Der Patient identifiziert sich wechselseitig mit diesen beiden Selbstanteilen, die durch die beiden Stühle repräsentiert werden. Diese beiden Selbstanteile führen einen Dialog miteinander.

Die erfolgreiche Bearbeitung des intrapsychischen Konfliktes mit der 2-Stuhl-Dialog-Technik hängt von der Realisierung folgender Wirkfaktoren ab:

1. Differenzierung der beiden Pole des Konfliktes.   **Differenzierung**
2. Gegenseitiges Verständnis und Milderung der Widersprüchlichkeit dieser Pole im Rahmen der dialogischen Auseinandersetzung.
3. Integration der beiden Pole durch Kompromissfindung.[13]   **Integration**

Die 2-Stuhl-Technik kann auch bei der Bearbeitung der Grundkonflikte und insbesondere der Bindungskonflikte: Bindungskonflikt Nähe, Bindungskonflikt Trennung und Bindungskonflikt mangelndes zwischenmenschliches Vertrauen angewandt werden.

Personales Selbst

Erweiterung zur 3-Stuhl-Dialog-Technik

Die ursprüngliche Technik der 2-Stuhl-Arbeit kann man um einen dritten Aspekt erweitern. Auf dem dritten Stuhl wird das personale Selbst als integrative Instanz des Selbstsystems repräsentiert.

Roberto Assagioli bezeichnet mit dem Begriff »personales Selbst« eine psychologische Struktur, die als Steuerungszentrale der Ich-Funktionen und Selbst-Funktionen verstanden wird.[14] Das personale Selbst verfügt über die reflexiven Funktionen der Wahrnehmung, des Beobachtens, Analysierens, Erkennens, Unterscheidens, des Intuierens und des Imaginierens. Es ist auch fähig zur Selbsttranszendenz, es kann über die üblichen Identifikationen hinauswachsen und seine Umgebung und Zukunft beeinflussen, indem es Entscheidungen trifft, schöpferisch tätig ist und so seine Zukunft gestalten kann. Es ist der Direktor (»Chef«) über Gefühle, Körper, Verstand und die Beziehungsgestaltung.[15] Das personale Selbst hat die Aufgabe, die konflikthaften Selbstanteile harmonisch in das Selbstsystem zu integrieren.

Nach der Differenzierung und Identifizierung mit den zwei polarisierten Selbstanteilen wird von dem Patienten der dritte Stuhl besetzt. Aus dieser Position kann er die positiven Aspekte der beiden Selbstanteile »würdigen«. Denn der Selbstanteil, der das Bedürfnis des Konfliktes repräsentiert, hat seine Berechtigung, weil er die organismischen Bedürfnisse vertritt. Aber auch der Selbstanteil, der Angst vor der Realisierung dieser Bedürfnisse hat, hat seine Be-

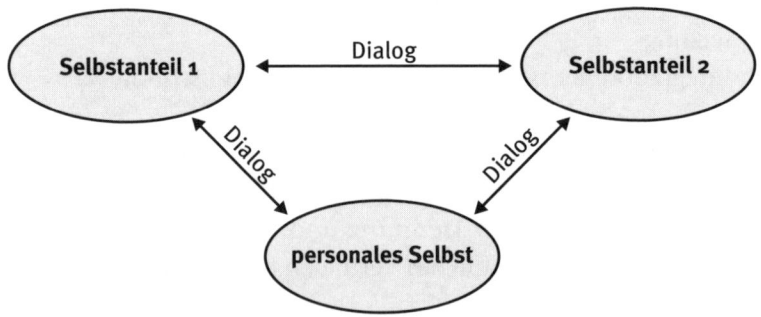

Abbildung 22: Der 3-Stuhl-Dialog

rechtigung. Denn die Bedürfnisse müssen im Kontext der soziokulturellen Umwelt angemessen formuliert und kommuniziert werden, wenn sie befriedigt werden sollen, analog dem Beispiel: Man kann ein Auto nur angemessen und an die Straßenverhältnisse angepasst fahren, wenn man Gas geben und bremsen kann. Nur Gas geben, d.h. die Bedürfnisse ohne Rücksicht auf die soziokulturelle Umwelt zu befriedigen, wäre wenig erfolgreich. Zur Feinabstimmung mit der Umwelt braucht man den Selbstanteil, der weiß, dass man auch scheitern kann, und deshalb vorsichtig ist.

Technisch geht man so vor, dass man den Patienten bittet, von der Position des Stuhls des personalen Selbst aus eine Art »Bewerbungsgespräch« mit den beiden konflikthaften Selbstanteilen zu führen. Die Aufgabe besteht darin, die positiven Aspekte der beiden Selbstanteile in das »innere Team« unter Führung des personalen Selbst zu integrieren. So können die beiden konflikthaften Selbstanteile als Ressourcen des personalen Selbst genutzt werden, um angemessen die Bedürfnisse im Kontakt mit der soziokulturellen Umwelt zu befriedigen.

Aktivierung von spirituellen Ressourcen

Mit dieser Vorgehensweise wird noch eine weitere integrative Instanz des Selbstsystems als Repräsentanz eingeführt, nämlich das »transpersonale Selbst«. Das personale Selbst ist noch auf das Subjekt, die Persönlichkeit beschränkt. Bei der Erfahrung des transpersonalen Selbst wird diese Begrenzung aufgehoben. Geschichtlich gesehen wurde der Begriff »transpersonal« von »transhumanistisch« abgeleitet – ein Begriff, den Maslow prägte, um die Motive weiterentwickelter Menschen zu beschreiben.[16]

Transpersonales Selbst

Das transpersonale Selbst ist nicht alleine auf die Persönlichkeit bezogen, sondern es ist die Brücke zum Überpersönlichen. Das transpersonale Selbst wird nach den Aussagen verschiedener religiöser Traditionen nur im eigenen Inneren gefunden:

Christentum: »Das Reich Gottes ist in dir«; Buddhismus: »Schau nach innen, du bist der Buddha«; Siddha-Yoga: »Gott wohnt in dir als Du«; Hinduismus: »Atman (das individuelle Bewusstsein) und Brahman (das universelle Bewusstsein) sind eins«; Islam: »Wer sich selbst kennt, kennt seinen Herrn.«

Gewissen   Ein Aspekt des transpersonalen Selbst ist das Gewissen. Die Stimme des Gewissens macht uns auf unsere Fehler aufmerksam. Es bringt schonungslos die Gewalt zur Sprache, die wir gegen uns und andere anwenden, trotz aller Rechtfertigungen wie »keine andere Wahl«, »nicht gewollt«, »Befehlsnotstand«, etc. Im Gewissen lernen wir, der eigenen Gewalt Widerstand zu leisten.

Die Erfahrung des Gewissens ist aber nicht nur lebensnotwendig für die Überwindung der Fehler der eigenen Existenz, sondern auch überlebenswichtig im Verhältnis zu den anderen und ihren Fehlern. Wer vor sich selbst und der Auseinandersetzung mit den eigenen Fehlern nicht davonläuft, hat das auch in der Beziehung zu anderen und deren Fehlern nicht nötig. Wer keine Angst vor dem Eingeständnis der eigenen Ohnmacht hat, fürchtet die Macht der anderen nicht. Deshalb findet die Macht von außen hier ihre Grenze. Das Gewissen ist ein Ort, den die Gewalt der Macht nicht brechen kann.[17]

Das »personale Selbst« konstruiert ein kohärentes Selbstgefühl durch die Integration verschiedener Aspekte von Erfahrungen in einer bestimmten Situation in das Selbstsystem. Mithilfe des »personalen Selbst« als ausführendes Organ werden die unterschiedlichen und scheinbar widersprüchlichen Erfahrungen integriert. Das »transpersonale Selbst« hat dagegen keine ausführende Funktion, diese hat nur das personale Selbst. Das personale Selbst allerdings weiß um die Existenz des transpersonalen Selbst und dient ihm. Das »transpersonale Selbst« kann aber als eine spirituelle Ressource aktiviert werden und als Unterstützung des »personalen Selbst« bei der Integrationsarbeit zur Verfügung stehen. Dieser Sachverhalt wird in der religiösen Sprache so beschrieben: »Hilf dir selbst, dann hilft dir Gott«.

Die Einführung des vierten Stuhls in Form des transpersonalen Selbst ist eine Vorgehensweise, mit der der Patient seine eigenen spirituellen Ressourcen erlebnisbezogen aktivieren und explorieren kann. So hat er die Möglichkeit, den Ort seiner eigenen »inneren Weisheit« zu entdecken und das Ethos seines Gewissens zu schulen. Spiritualität wird also nicht von außen vermittelt, sondern der Therapeut hilft dem Patienten seine eigene Spiritualität innengeleitet, erfahrungsbezogen zu entdecken und zu explorieren. Dies ist die bevorzugte Form, wie in der Bonding Psychotherapie die spirituelle Dimension unseres Daseins erschlossen wird.

»Innere Weisheit«

Diese spirituelle Form der Bewältigung bei der Integration des intrapsychischen Konfliktes sollte man auf jeden Fall nutzen, wenn der Patient über diese Ressourcen verfügt und damit einverstanden ist. Die Repräsentanz des »transpersonalen Selbst« unterstützt das personale Selbst bei seiner Integrationsarbeit. Das personale Selbst tritt in einen Dialog mit dem Stuhl »transpersonales Selbst«, indem der Patient sich mit diesem Stuhl identifiziert und

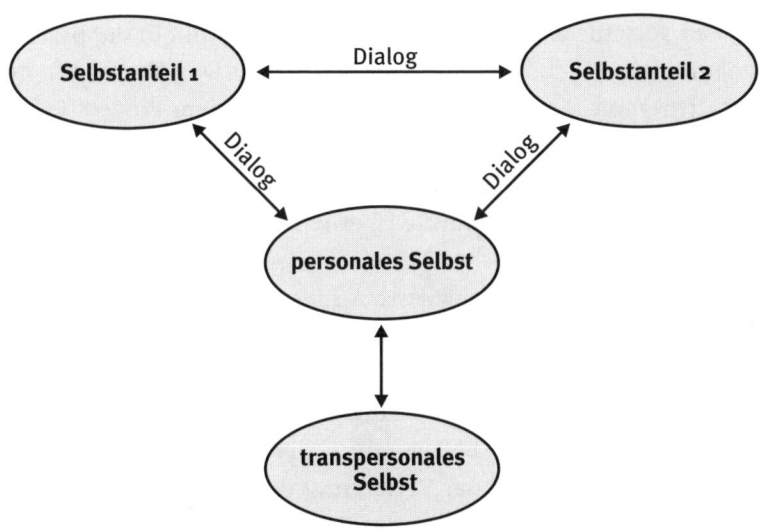

Abbildung 23: Der 4-Stuhl-Dialog

dem personalen Selbst aus seiner spirituellen Perspektive antwortet. Klinisch beeindruckend ist, wie der Patient aus dieser Perspektive seine eigene »innere Weisheit« aktivieren kann.

Diese Variationen der 2-Stuhl-Dialog-Technik können bei der Bearbeitung von Grundkonflikten und vor allen Dingen bei der Bearbeitung der Bonding- und Bindungskonflikte benutzt werden. Diese Vorgehensweise ist indiziert beim klassischen Vorgehen zu einer vertieften Weiterbearbeitung in der Einstellungsgruppe und im Rahmen einer Einzeltherapie, bei der die klassische Bondingtechnik aus ethischen Gründen nicht angewandt werden kann.

Bearbeitung von Wertekonflikten

Wertekonflikte sind die in der Psychotherapie am häufigsten vorkommenden Konflikte. Ein Wertekonflikt ist ein Konflikt zwischen den verinnerlichten Werten und Normen der familiären oder sozio-kulturellen Umwelt und den eigenen Bedürfnissen und Werten. Dieser Konflikt wird in den einzelnen therapeutischen Schulen verschieden benannt: Über-Ich/Es-Konflikt in der psychodynamischen Psychotherapie, Top Dog/Under Dog Konflikt in der Gestalttherapie, Selbstbewertungskonflikt in dem Prozess-Erfahrungs-Ansatz.

Die Werte und Normen der familiären und sozio-kulturellen Umwelt werden als so genannte Über-Ich Botschaften oder Sollensanweisungen verinnerlicht. Diese Verinnerlichung ist in der Regel in der Kindheit eine unbewusste Anpassungsleistung und nicht das Resultat einer bewussten Auseinandersetzung mit den von der Umwelt vorgegebenen Werten. Das Befolgen oder Nichtbefolgen dieser Werte wird mit der Befriedigung der Bindungsbedürfnisse (Zuwendung) und der Befriedigung der Selbstwertbedürfnisse (Lob) belohnt oder mit der Verletzung dieser Bedürfnisse durch Liebesentzug und Tadel geahndet. Das Kind ist auf die Befriedigung dieser wichtigen Bedürfnisse existenziell angewiesen. Aus diesem Grund werden die von außen vorgegebenen Werte und Normen stark verinnerlicht und entsprechend wird die Möglichkeit, eigene Werte und Normen zu entwickeln, eingeschränkt.

Greenberg und Kollegen[18] haben ein Interventionsmodell zur Lösung dieses Wertekonfliktes entwickelt. Dieses Modell benutzt die 2-Stuhl-Dialog-Technik, die in der Bonding Psychotherapie wie oben beschrieben erweitert wird. Die polarisierenden Selbstanteile des Konfliktes werden durch den Stuhl des »inneren Kritikers« und den Stuhl des »erlebenden Selbst« repräsentiert.

Im ersten Bearbeitungsschritt trägt der »innere Kritiker« seine anfangs abwertende und generalisierende Kritik vor. Daraufhin wird der »innere Kritiker« angehalten, seine Kritik zu spezifizieren und den zentralen Kritikpunkt zu benennen. *Innerer Kritiker*

Im zweiten Bearbeitungsschritt exploriert das »erlebende Selbst« seine emotionale Reaktion. Zuerst wird die Reaktion auf die abwertende und generalisierende Kritik exploriert. Danach werden die Gefühle differenziert und die primäre Emotion herausgearbeitet. Diese primäre Emotion wird in einen Zusammenhang mit den durch die Kritik verletzten Grundbedürfnissen gestellt. *Erlebendes Selbst*

Auf dem Stuhl des »personalen Selbst« werden die eigenen Werte und Normen bezogen auf diesen Konflikt exploriert. Diese Werte und Normen sollten die Perspektive der sozio-kulturellen Umwelt und die eigenen Bedürfnisse berücksichtigen.

Durch diese dialogische Auseinandersetzung wird die Repräsentanz der inneren Kritik modifiziert, die Kritik wird freundlicher und fürsorglicher vorgetragen. Die so in der dialogischen Auseinandersetzung zwischen »innerem Kritiker«, »erlebendem Selbst« und dem »personalen Selbst« erfahrungsbezogen erarbeiteten eigenen Werte und Normen werden im letzten Bearbeitungsschritt mit dem Ethos des eigenen Gewissens, repräsentiert durch das »transpersonale Selbst«, in Einklang gebracht.

Durch diese therapeutische Vorgehensweise hat der Patient die Möglichkeit, ausgehend von einem erlebten Wertekonflikt seine eigenen Werte und Normen erfahrungsbezogen zu erarbeiten, unter der Berücksichtigung der berechtigten Interessen der sozio-kulturellen Umwelt, seiner eigenen Bedürfnisse und Werte und dem Ethos seines eigenen Gewissens.

Bearbeitung von unabgeschlossenen Beziehungserfahrungen

Die »Leerer-Stuhl-Dialog-Technik«[19] ist in besonderem Maße dazu geeignet, unabgeschlossen Beziehungserfahrungen zu früher wichtigen Bindungspersonen zu bearbeiten.

Auf dem leeren Stuhl werden die negativen Aspekte der früheren Bindungsperson repräsentiert. Im nächsten Bearbeitungsschritt werden die Anklagen und Beschuldigungen gegenüber dem leeren Stuhl vorgetragen. Dann werden die primären Gefühle und die nicht befriedigten Bedürfnisse auf einem möglichst hohen Erregungsniveau ausgedrückt. Dabei ist darauf zu achten, dass die Gefühle und Bedürfnisse als berechtigt erlebt werden, um die Selbstrepräsentanz zu stärken.

Jetzt beginnt ein wechselseitiger Dialog zwischen den beiden Stühlen, in dem der Patient sich mit den negativen Aspekten des anderen und seinen eigenen Bedürfnissen identifiziert. Durch diesen Dialog soll der andere mit seinen eigenen Grenzen und Schwächen erfahren werden, damit es zu einer Veränderung der inneren Repräsentanz des anderen kommt.

Der letzte Bearbeitungsschritt besteht in einer angemessenen Beendigung des Kontaktes mit der Repräsentanz der negativen Aspekte des anderen auf dem leeren Stuhl. Dies kann in einer Verabschiedung, Loslassen, Vergebung oder in der Zuweisung der Verantwortung bestehen.

Nachweislich kommt es durch diese Vorgehensweise zu einer Veränderung der Selbstrepräsentanz und der verinnerlichten Repräsentation des wichtigen anderen. Diese Veränderung tritt allerdings nur dann ein, wenn:

- die primären Gefühle auf einem hohen Erregungsniveau ausgedrückt werden,
- die nichtbefriedigten Bedürfnisse benannt werden,
- sich durch den wechselseitigen Dialog die Sichtweise der Repräsentanz auf dem leeren Stuhl verändert und
- die Selbstrepräsentanz gestärkt wird.

THERAPEUTISCHE INTERVENTIONEN AUF DER MIKRO- UND MAKROEBENE

Mikroebene der Interventionen

Abschließend soll überblicksartig die Gesamtheit der für die Bonding Psychotherapie typischen Interventionen auf der Mikroebene zusammengefasst werden, wie sie im Verlauf des Buches als »Folgerungen für die Bonding Psychotherapie« formuliert wurden. Die Darstellung dieser Interventionen folgt nicht der Chronologie der Formulierung im Kontext dieses Buches, sondern sie wird folgenden Gliederungspunkten zugeordnet:

1. *Psychosoziale Grundbedürfnisse*
2. *Spiritualität*
3. *Konsistenz*
4. *Emotionale Schemata*
5. *Grundkonflikte*
6. *Emotionen*
7. *Bonding- und Bindungsrepräsentationen*
8. *Beziehungsverhalten*
9. *Therapeutenaufgaben*

1. *Psychosoziale Grundbedürfnisse*
   - Diagnostische Erhebung der Gesamtbilanz der Grundbedürfnisse.

- Bewusstmachung und Befriedigung der psychosozialen Grundbedürfnisse in ihrer Gesamtbilanz.
- Ressourcenaktivierung, um den Patienten darin zu unterstützen, sein Vermeidungsverhalten aufzugeben und seine Grundbedürfnisse zu befriedigen.
  a) Aktivierung von Ressourcen zur Hemmung des Vermeidungssystems und Förderung des Annäherungssystems durch motivationales Priming.
  b) Verbesserung der Bedürfnisbefriedigung durch motivationales Priming und Ressourcenaktivierung.

2. *Spiritualität*
   - Soweit vorhanden Aktivierung der spirituellen Ressourcen des Patienten, damit er sein Bedürfnis nach Spiritualität und Sinn befriedigen kann.

3. *Konsistenz*
   - Verbesserung der Konsistenz durch Befriedigung der psychosozialen Basisbedürfnisse.

4. *Emotionale Schemata*
   - Bewusstmachung und Bearbeitung des emotionalen Schemas.
   - Exploration aller Komponenten des emotionalen Schemas durch bewusste Aufmerksamkeitslenkung im Hier und Jetzt.
   - Hemmung der Amygdala durch forciert langsame kortikale Exploration des emotionalen Schemas.

5. *Grundkonflikte*
   - Bewusstmachung und Bearbeitung der psychosozialen Grundkonflikte.

6. *Emotionen*
   - Erwerb der Fähigkeit, die Basisemotionen differenziert wahrnehmen und ausdrücken zu können.

- Verbesserung der Emotionswahrnehmung zur Unterscheidung von primären, sekundären und instrumentellen Emotionen.
- Erwerb der strukturellen Fähigkeit der emotionalen Offenheit.
- Förderung der Fähigkeit zur Emotionsregulation.
- Ausdrücken der Emotionen auf einem hohen Erregungsniveau, um die Reorganisation von limbischen Strukturen zu ermöglichen.
- Stressreduktion durch das Ausdrücken der Gefühle auf einem hohen Erregungsniveau.

7. *Bonding- und Bindungsrepräsentationen*
   - Diagnostik der Bindungsskalen und gezielte Bearbeitung der daraus abgeleiteten Bindungskonflikte.
   - Förderung des nichtsexuellen Körperkontaktes, um die Nähebedürfnisse der Bonding- und Bindungsrepräsentationen zu befriedigen.
   - Förderung der Selbstreflexion über das Bindungsverhalten, um die unsicheren Bindungsrepräsentationen nicht an die nächste Generation weiterzugeben.
   - Bearbeitung der Bindungskonflikte zur Verbesserung der Beziehungsqualität in Paarbeziehungen.
   - Veränderung der unsicheren Bindungsrepräsentationen in Richtung sicherer und die Veränderung negativer Formen des Selbstumgangs in positivere.

8. *Beziehungsverhalten*
   - Bewusste Exploration des dysfunktionalen Interaktionszirkels. Durch Ressourcenaktivierung Unterbrechung dieses Zirkels und Erlernen von funktionalem Beziehungsverhalten, das zu sicherem Bindungsverhalten führt.
   - Betonung der Beziehungsverantwortung und der Auswirkung der Beziehungsgestaltung auf die Aktivierung von Genen und deren Einfluss auf die biologischen Abläufe im Körper.

9. *Therapeutenverhalten*
- Sicheres Bindungsangebot des Therapeuten, damit der Patient seine positiven und negativen Gefühle bezogen auf seine ursprünglichen Bindungspersonen explorieren und so eine Verbindung zu seiner Biographie herstellen kann.
- Empathische phänomenologische und hermeneutische Exploration der subjektiven Wirklichkeitskonstruktion des Patienten.
- Fähigkeit des Therapeuten, die Gefühle des Patienten adäquat und empathisch zu spiegeln
- Bevorzugung von erlebnisorientierten Interventionen aus dem methodischen Spektrum der humanistischen Psychotherapie.
  a) Technik der prozessualen Aktivierung als »Königsweg« zur Bewusstmachung von unbewussten Inhalten.
  b) Betonung des Gegenwartserlebens als Ausgangspunkt des therapeutischen Prozesses.
  c) Differenzielle Entscheidung, ob störungsübergreifendes, störungsspezifisches Vorgehen oder eine Kombination von beiden Vorgehensweisen indiziert ist.

Makroebene der Interventionen

Auf der Makroebene werden durch bestimmte therapeutische Vorgehensweisen die Interventionen der Mikroebene realisiert. Die therapeutischen Vorgehensweisen auf der Makroebene sind:
- die klassische Vorgehensweise,
- die problemfokussierende Vorgehensweise,
- die konfliktbezogene Vorgehensweise,
- die Vorgehensweise zur Bearbeitung von Wertekonflikten,
- die Vorgehensweise zur Bearbeitung von unabgeschlossenen Beziehungserfahrungen.

SETTINGS

Ambulante Gruppe

Die Bonding Psychotherapie wurde von Casriel als eine Gruppenmethode konzipiert. Sie wird im ambulanten Bereich auch in Kombination mit Einzelsitzungen angewandt. Die Gruppen finden entweder als fortlaufende Gruppen einmal pro Woche mit einer Dauer von 2 ½ bis 3 Stunden statt, oder in Form von mehrtägigen Workshops. Die Gruppen werden in der Regel von mehreren Bonding Psychotherapeuten geleitet. Die Gruppengröße variiert von 12 bis 30 Teilnehmern.

Stationäre Gruppe

Im Rahmen eines stationären Behandlungsprogramms werden Bonding Therapiegruppen in der Regel ebenfalls einmal pro Woche angeboten. Dieses Gruppenangebot ist eingebunden in ein multimodales klinisches Setting, in dem verschiedene therapeutische Ansätze zum Tragen kommen. Die Teilnahme an der Bondinggruppe ist freiwillig.

Der stationäre Kontext ermöglicht eine besonders gute Motivierung innerhalb der Peergroup der Mitpatienten. Die sonst oft hohen Hemmschwellen, die durch die Aufforderung zu gesellschaftlich tabuisiertem Verhalten (lautstarker Ausdruck von Gefühlen und große körperliche Nähe ohne Sexualisierung) entstehen, können durch den offenen Austausch der eigenen Erfahrungen in der Gruppe der Mitpatienten leichter überwunden werden.

Wie ich aus meiner eigenen 21-jährigen klinischen Erfahrung berichten kann, wird das therapeutische Vorgehen von den Patienten sehr geschätzt und als hilfreich erlebt.

Therapeutische Gemeinschaft

In Europa wird die Bonding Psychotherapie in verschiedenen therapeutischen Gemeinschaften zur Behandlung von Suchtstörungen, psychoneurotischen Störungen und Persönlichkeitsstörungen angewendet. Diese Gemeinschaften sind nach bestimmten Regeln strukturiert. Jedes Mitglied der Gemeinschaft verpflichtet sich, auf destruktives Verhalten, sei es süchtiges Ausagieren oder dysfunktionales Beziehungsverhalten, zu verzichten oder bei einem Rückfall in die alten Verhaltensweisen sich damit therapeutisch auseinander zu setzen.

Von Anfang an wird auf funktionales Verhalten Wert gelegt. Die Patienten werden aufgefordert, sich so zu verhalten, »als ob« sie gesund wären. Funktionales Verhalten wird entsprechend der Bonding Psychotherapie definiert als ein Verhalten, das die gegenseitige Befriedigung der psychosozialen Grundbedürfnisse ermöglicht.

Gesundes Verhalten

Durch diese Vorgehensweise soll eine therapeutische Kultur aufrechterhalten werden, in der die Patienten sich gegenseitig ihre Grundbedürfnisse befriedigen können und eine erhöhte Sensibilität für die erneute Verletzung der Grundbedürfnisse entwickelt werden kann. Durch diese Gemeinschaftskultur werden die psychosozialen Grundbedürfnisse implizit befriedigt. Es werden also bedürfnisbefriedigende Erfahrungen im Sinne eines permanenten motivationalen Primings ermöglicht. Dadurch kommt es in der Regel innerhalb der ersten Woche bei vielen Patienten zu einer deutlichen Befindlichkeitsbesserung. Die Patienten erleben das als ein für sie sehr schwer verständliches Phänomen. Aber nach der Konsistenztheorie ist dies leicht nachvollziehbar: Durch die implizite Befriedigung der psychosozialen Grundbedürfnisse kommt es zu einer Erhöhung der Konsistenz und damit zu einer Verbesserung des Allgemeinbefindens.

Therapeutische Kultur

Permanentes motivationales Priming

Da die Vermeidung von körperlicher Nähe bei den unsicheren Bonding- und Bindungsrepräsentationen einen zentralen Stellenwert hat, wird eine nichtsexuelle Form der körperlichen Nähe ausdrücklich gefördert und gepflegt. In diesen therapeutischen Gemeinschaften umarmen die Patienten sich gegenseitig, auch außerhalb der offiziellen therapeutischen Gruppen, berühren und streicheln sich häufig. Auch die herrschende emotionale Offenheit, die Ehrlichkeit und Aufrichtigkeit im Umgang untereinander ist für viele Außenstehende erstaunlich.

Förderung von Nähe

Damit solche Erfahrungen ohne Gefährdung bestehender Paarbeziehungen oder Aktualisierung früherer Traumatisierungen erlebt werden können, ist in diesen Gemeinschaften die Regel des absoluten Verzichts auf sexuelle und erotische Annäherung ein wichtiger und unverzichtbarer Bestandteil der Gemeinschaft.

Verzicht auf Sexualität

Natürlich ist das Auftreten von Beziehungskonflikten zwischen den Patienten trotz aller guter Vorsätze und Regeln an der Tagesordnung. Durch die therapeutische Auseinandersetzung mit diesen Konflikten können die Patienten verstehen, dass diese Beziehungskonflikte oft Wiederholungen ihres dysfunktionalen habituellen Beziehungsverhaltens sind, die in den biographisch bedingten Verletzungen ihre Ursache haben. Dieses Verhalten ist in der Gegenwart scheiterungsfixiert, weil durch das Ausagieren dieses Verhaltens Verletzungen an andere weitergegeben werden. Die Patienten werden angehalten, für ihr Verhalten Beziehungsverantwortung zu übernehmen, ohne die Vergangenheit zur Rechtfertigung dieses Verhaltens zu missbrauchen. Aus der Bewusstheit ihres Tuns erwächst ihnen die Verantwortlichkeit dafür. Diese Verantwortlichkeit wird in der therapeutischen Gemeinschaft eingefordert.

Beziehungsverantwortung

So kann ein wechselseitiger interaktioneller Lernprozess in Gang gesetzt werden, bei dem jedes Mitglied der Gemeinschaft von dem anderen lernen kann: indem dysfunktionales Verhalten konfrontiert, bearbeitet und gestoppt und funktionales, reziprok bedürfnisbefriedigendes Verhalten eingeübt wird.

5
Das Menschenbild der BONDING PSYCHOTHERAPIE

In diesem Abschnitt soll der Versuch unternommen werden, vor dem Hintergrund der in diesem Buch dargestellten Theorie der Bonding Psychotherapie ein Menschenbild zu entwerfen. Erkenntnistheoretisch sind empirische Erkenntnisse nicht wert- oder theorieneutral. Denn die gefundenen empirischen Ergebnisse müssen interpretiert werden. Diese Interpretation wird beeinflusst von dem Menschenbild oder den philosophischen Prämissen des Untersuchers.

Es gibt nur wenige Therapiemethoden, die ihr Menschenbild explizit formuliert haben. Eine große Ausnahme ist allerdings die humanistische Psychotherapie. Wird das Menschenbild einer Psychotherapie nicht explizit formuliert, dann besteht die Gefahr einer Ideologisierung der Psychotherapie bis hin zum Psychokult. Trotz dieser Gefahr sind nur wenige Psychotherapeuten in der Lage, das Menschenbild zu benennen, das ihrer Arbeit zugrunde liegt. Damit verbunden ist die Erzeugung von anthropologischen Halbwahrheiten.[1]

Ideologisierung der Psychotherapie

In der Bonding Psychotherapie werden acht anthropologische Grundannahmen postuliert: Leiblichkeit, Ganzheitlichkeit, Polarität, Perspektivität, Motivationalität, Historizität, Reflexivität sowie Verantwortung und Freiheit.

Das einheitliche Grundprinzip dieser anthropologischen Annahmen ist die »Bezogenheit«. Damit wird der interpersonelle Schwerpunkt und damit die Bedeutung der Bezogenheit auf sich selber und die Mitmenschen für die Aufrechterhaltung von seelischer Gesundheit hervorgehoben. Aus diesem Grund spricht man in der Bonding Psychotherapie von dem »8-fachen Bonding« des Menschen.

8-faches Bonding

Diese anthropologischen Grundannahmen sollen im Einzelnen beschrieben und die daraus abgeleiteten Therapieprinzipien dargestellt werden.

LEIBLICHKEIT

Der Körper ist das Fundament unseres Daseins. Die Leiblichkeit bildet die Grundlage unserer Existenz. Wir haben nicht nur einen Leib, sondern wir sind unser Leib. Die Theorienbildung in der Psychotherapie sollte auch auf ein biologisches Fundament gestellt werden. Zunehmend gewinnen die Erkenntnisse der neurobiologischen Forschung Eingang in die Theorienbildung der Psychotherapie (siehe *Neurophysiologie und Biologie*, S. 137ff.).

Psychopathologische Phänomene

Psychopathologische Phänomene einer gestörten Leiblichkeit können unter anderem sein: körperschädliches Verhalten (z.B. in Form von süchtigem oder missbräuchlichem Verhalten, Selbstverletzung etc.), Suizidalität, die Unfähigkeit, für körperliches Wohlbehagen zu sorgen, mangelnde Körperwahrnehmung, Körperschemastörungen etc.

Therapieprinzip

Das wichtigste Therapieprinzip, das aus der Leiblichkeit abgeleitet werden kann, ist die Abstinenz von körperschädlichem Verhalten (Sucht, Selbstverletzung), die Bearbeitung der Suizidalität, der Körperschemastörungen, Verbesserung der Körperwahrnehmung. Schulung der Wahrnehmung von körperlichem Unwohlbehagen/Wohlbehagen. Vermittlung der Bedeutung des Konsistenz-/Inkonsistenz-Managements als zentraler Steuerungsfaktor für die körperliche und seelische Gesundheit.

Konsistenzmanagement

GANZHEITLICHKEIT

Jeder spricht von dem Anspruch einer ganzheitlichen Medizin oder einer ganzheitlichen Psychotherapie. Was aber verbirgt sich hinter diesem Begriff? Gemeint ist die Integration der psychosozialen Medizin in die biologische Medizin. Diese Integration wird durch das bio-psycho-soziale Modell von Engel vollzogen.[2] Der Deutsche Wissenschaftsrat für die Reform des Medizinstudiums empfiehlt dieses Modell in seinen Leitlinien (1992): »Gesundheit und Krankheit müssen als ein komplexes, vielfach verwobenes Gefüge verstanden werden, in dem biologische, psychologische und soziale Elemente von Gesundheit und Krankheit der menschlichen Existenz zu begreifen sind.«[3] Dieses Modell ist aus meiner Sicht ein reduktionistisches, da das anthropologische Merkmal »Spiritualität« ausgeklammert wurde. C.G. Jung war einer der ersten Psychotherapeuten, der auf die spirituelle Funktion der Seele als Voraussetzung für seelische Gesundheit hingewiesen hat: »Eine Psychoneurose ist ein Leiden der Seele, die ihren Sinn nicht gefunden hat. Was wird aus einem Menschen, wenn er keine Liebe hat, sondern nur Sexualität, keinen Glauben, weil ihn die Blindheit schreckt, keine Hoffnung, weil ihn Welt und Leben desillusioniert haben, und keine Erkenntnis, weil er seinen Sinn nicht erkannt hat?«[4]

Der Mensch als ein komplexes sozio-bio-psycho-spirituelles System
Gesundheit und Krankheit können vor dem Hintergrund dieses Menschenbildes als ein komplexes, vielfach verwobenes Gefüge verstanden werden, in dem biologische, psychologische, soziale und spirituelle Elemente von Gesundheit und Krankheit der menschlichen Existenz zu begreifen sind. Dies impliziert eine Verbindung zwischen der biologischen, seelischen und spirituellen Dimension des Menschen und damit auch die Existenz einer biologischen, seelischen und spirituellen Wirklichkeit. Zusammen-

fassend wird der Mensch aus der Sicht dieses anthropologischen Modells als ein komplexes sozio-bio-psycho-spirituelles System gesehen.

Die Ganzheitlichkeit des Erlebens

Die Wahrnehmung des Erlebten ist ebenfalls ganzheitlich. Dieses ganzheitliche Erleben korrespondiert mit einer spezifischen Konfiguration der Wahrnehmung. Dieser Tatbestand wird auch durch die Erkenntnisse der neurophysiologischen Forschung untermauert. Die Informationen aus der Umwelt werden durch einen komplexen kortikalen und subkortikalen Verarbeitungsprozess so verarbeitet, dass die Einheit des ganzheitlichen Erlebens gewährleistet ist.

Diese spezifische Konfiguration der Wahrnehmung des Erlebten setzt sich aus folgenden Aspekten zusammen:
- Gedanken, Phantasien, Erinnerungen (kognitiver Aspekt der Wahrnehmung),
- Gefühlen (emotionaler Aspekt der Wahrnehmung),
- Bedürfnissen (motivationaler Aspekt der Wahrnehmung),
- Körperempfindungen (körperlicher Aspekt der Wahrnehmung),
- intuitive Sinnbewertung (sinnbezogener Aspekt der Wahrnehmung),
- Verhaltensintentionen (verhaltensbezogener Aspekt der Wahrnehmung).

Psychopathologische Phänomene

Psychopathologische Phänomene der Ganzheitlichkeit wären z.B. eine eingeschränkte Wahrnehmung des ganzheitlichen Erlebens im Sinne einer mangelnden Selbstwahrnehmung. Es werden nur Teilaspekte des Erlebten bewusst wahrgenommen.

Therapieprinzip

Für die psychotherapeutische Vorgehensweise bedeutet dies, dass bei einer ganzheitlichen Exploration eines Problems sowohl die körperlichen, seelischen, sozialen und sinnbezogenen Aspekte erfasst werden sollten. Dabei wird unter dem seelischen Aspekt die Exploration der Kognitionen, Gefühle, Motivationen (Bedürfnisse), unter dem spirituellen Aspekt die Exploration der Sinnhaftigkeit und unter sozialem Aspekt das Verhalten verstanden.

Eine ganzheitliche Exploration wäre demnach die Erfassung der kognitiven, emotionalen, motivationalen, körperlichen, sinnbezogene Aspekte, des daraus resultierenden Verhaltens und der Auswirkung dieses Verhaltens auf die soziale Umgebung. Die Gestalttherapie konnte aufzeigen, dass die bewusste Wahrnehmung der Ganzheit eine heilende Wirkung hat (Heilung durch Bewusstheit der Ganzheit).

Das aus der Ganzheitlichkeit abzuleitende Therapieprinzip wäre vorrangig die Verbesserung der Selbstwahrnehmung. Durch die phänomenologische Exploration wird das problematische Erleben des Patienten in all den Aspekten der Ganzheitlichkeit betrachtet und damit bewusst gemacht.

Zur optimalen Verarbeitung werden folgende Elemente durch fokussierte Aufmerksamkeitslenkung im Hier und Jetzt exploriert:

- Situatives Element: Kontext der auslösenden Situation,
- Motivationen: Bedürfnisse oder andere Ziele des Individuums,
- Emotionen,
- Körperreaktionen,
- Kognitionen, Phantasien und Vorstellungen,
- Spirituelle/sinnbezogene Bedeutungen im Kontext des ethischen Gewissens,
- Handlungsbereitschaften,
- Beziehungsgestaltung,
- Nutzung aller Ressourcen, um dem Patienten zu helfen, seine Erfahrung ganzheitlich im Sinne des emotionalen Schemas zu explorieren.

POLARITÄT

Der polare Aspekt der Wirklichkeit ist in der westlichen Geistesgeschichte nichts Neues. Für Schelling z.b. ist das »Gesetz der Polaritäten ein allgemeines Weltgesetz«.[5] Perls war der Erste, der das anthropologische Grundmerkmal der Polarität in die Psychotherapie einführte. Für Perls ist die Polarität der zentrale Grundgedanke, von dem alle psychologischen Überlegungen ausgehen sollten.[6] Er bezog sich dabei auf die Philosophie der »schöpferischen Indifferenz« von Friedlaender.

Schöpferische Indifferenz

Nach Friedlaender ist das allgemeine Merkmal jedes irgend möglichen Phänomens der Unterschied, die Differenz, die bis ins Extreme gehen kann.[7] Die Differenz erzeugt eine Spannung, die nicht verleugnet oder vermieden werden darf. Die Differenzierung der phänomenalen Welt ist nicht willkürlich, sondern sie wird durch das Grundprinzip der Polarität strukturiert. »Auch die allerkomplizierteste Relativität lässt sich in korrelative Paare auflösen, (...) Polarität ist der Ariadnefaden im Labyrinth der Welt.«[8] Die Welt ist durch Gegensätze gekennzeichnet. Die Komplexität der Realität lässt sich in korrelative Paare auflösen. Nichts existiert ohne sein Gegenteil.[9]

Nach Perls ist die Psyche grundsätzlich polar strukturiert. Es gibt keine einzelnen, voneinander isolierten, emotionalen psychischen Qualitäten, sondern nur komplementäre, aufeinander bezogene psychische Gegensatzeinheiten, Polaritäten. Psychische Störungen sind als ein gestörtes Gleichgewicht von polaren emotionalen Einheiten zu betrachten.[10]

Polarität ist die Einheit in der Zweiheit, die einzig mögliche Form der Integration. In der Gestalttherapie wird diese Integration als eine »geschlossene Gestalt« bezeichnet. Entsprechend ist »Gesundheit ein angemessenes Gleichgewicht des Zusammenspiels alles dessen, was wir sind«.[11] »Der Weg der Heilung ist ein Prozess der Aussöhnung der Gegensätze (...) zu einem produktiven Zusammenspiel«.[12] »Die grundlegende Lehre der Gestalthera-

Einheit der Zweiheit

Differenzierung pie ist die Wesensdifferenzierung und deren Integration. Die Differenzierung als solche führt zu Polaritäten. Als Dualitäten werden diese Polaritäten leicht in Streit kommen und sich gegenseitig paralysieren. Indem wir gegensätzliche Züge integrieren, machen wir den Menschen ganz und heil. Zum Beispiel Schwäche und tyrannisches Verhalten integrieren sich als ruhige Festigkeit.«[13]

Dialogisch-dialektische konstruktivistische Theorie des Selbst

Das Selbst setzt sich nach der dialektischen konstruktivistischen Theorie des Selbst aus verschiedenen Selbstanteilen zusammen.[14] Diese Selbstanteile sind polar strukturiert und stehen als Gegensatzpaare dialektisch in Beziehung zueinander. Die Summe dieser dialektisch aufeinander bezogenen Selbstanteile bildet ein dynamisches System, das Selbstsystem, in dem diese Selbstanteile kontinuierlich miteinander interagieren. Diese miteinander interagierenden Selbstanteile kann man metaphorisch als »innere Stimmen« bezeichnen.[15] Diese Stimmen sind in Form eines inneren Zwiegesprächs ständig in einem dialogischen Austausch, so dass man von einem dialogisch-dialektischen Konstruktivismus sprechen kann.

Im Selbst werden die Unterschiede integriert, nur dieses Selbst ist das »echte Selbst«. »Das eigene Herz, unser Innerstes, beruhigt sich nicht eher, als bis es alles in allem ist. (...) Das Herz, gehörig integriert, gehörig von allen Differenzen entäußert, ist das Herz der Welt.«[16]

Das Selbst ist spontan im mittleren Modus, es integriert beide Pole der Polarität. Es ist der Integrator, die synthetische Einheit und damit der Schöpfer des Lebens.[17]

Psychopathologische Phänomene

Nach dem anthropologischen Grundmerkmal der Polarität entstehen seelische Störungen dadurch, dass Polaritäten, die als Gegensätze eine Einheit bilden, durch Dualitäten, die sich gegenseitig ausschließen, ersetzt werden. Die Ursache dafür ist, dass die Spannung der Verschiedenheit (Differenz) nicht toleriert werden kann und so die Polarität in Dualitäten aufgeteilt wird. Die Spannung wird dadurch allerdings nicht aufgelöst, sondern wird größer und zeigt sich in einem feindseligen Verhalten der abgespaltenen Dualität gegenüber. Das, was zusammengehört, wird jetzt bekämpft und die Spannung wird noch größer. Diese Vorgehensweise beruht auf einer Illusion, weil die natürliche und lebendige Spannung der Differenz sich in einen krank machenden, feindseligen Kampf gegen den abgespaltenen Teil verwandelt.

Aus dieser Sicht sind Konflikte polare Gegensätze, die nicht mehr flexibel gehandhabt werden können und so zu seelischen Störungen führen können.

Therapieprinzip
Polaritätsmanagement durch die Differenzierung von seelischen Gegensatzpaaren, die in eine Dualität zerfallen sind. Nach der Differenzierung Integration der Gegensatzpaare in das Selbst und Entwickeln einer Toleranz der lebendigen Spannung des Verschiedenseins (Differenz). Bearbeitung der unbewussten Konflikte als Ausdruck von zwei konflikthaften Selbstanteilen mit der 2-Stuhl-Dialog-Technik.

Therapieprinzipien, die sich aus dem Grundmerkmal der »Polarität« thesenartig ableiten lassen:
- Integration von konflikthaften Selbstanteilen als unabgeschlossene Gestalten in das Selbstsystem.
- Bewusstmachung, Bearbeitung und Integration von unbewussten intrapsychischen Konflikten in das Selbstsystem.
- Nutzung aller Ressourcen zur Differenzierung und Integration von unabgeschlossenen Gestalten und unbewussten intrapsychischen Konflikten.

PERSPEKTIVITÄT

Perspektivität meint die standortabhängige Deutung einer Situation. Das verbindende Bezugssystem zum Verständnis des Menschen ist der Mensch in seinem situativen Kontext und wie er diesen aus seiner subjektiven Sicht erlebt und seine Wirklichkeit konstruiert. In der Postmoderne zeichnet sich eine neue Epistemologie ab, die man unter dem Namen »Konstruktivismus« zusammenfassen kann. Die Kernthese des Konstruktivismus als eine Theorie des Erkennens ist:

Konstruktivismus

Im Prozess der Wahrnehmung schaffen wir die wahrgenommene Welt selbst. Es gibt keine Welt außerhalb der Wahrnehmung und außerhalb ihrer Darstellung, folglich gibt es auch keine Wahrheit außerhalb der wahrnehmenden Subjekte und außerhalb ihres Narrativs. Alle Realität ist ein Konstrukt, alle Wahrheit ist ein Konstrukt von Subjekten.

Wenn jeder Wahrnehmende seine eigene Welt im Narrativ erschafft, dann gibt es zunächst so viele Konstruktionen von Wahrheiten und Welten, wie es wahrnehmbare Subjekte gibt.

Dieses subjektive Erleben der Realität und die Konstruktion der Wirklichkeit aus der standortabhängigen und personengebundenen Perspektive hat auch eine neurophysiologische Grundlage (siehe *Neurophysiologie und Biologie,* S. 144). Wir selbst erschaffen die Welt, die wir dann bewohnen, lieben, hassen oder bekämpfen. Bezogen auf unser Erleben der Realität wird die eigene Realitätswahrnehmung in den Mittelpunkt gestellt, obwohl zwei Menschen niemals dieselbe äußere Realität gleich erleben können. Die eigene Wahrnehmung bildet sozusagen einen virtuellen Mittelpunkt, der nicht transzendiert werden kann. Wie sehr man sich bemühen mag, den anderen aus seiner Perspektive zu verstehen und sich in diese einzufühlen, so wird man doch immer die Person bleiben, die versucht zu verstehen und sich einzufühlen.

Die Perspektivität als anthropologisches Grundmerkmal bedeutet für die Bonding Psychotherapie, dass das hermeneutische Verständnis des Patienten immer nur aus seinem momentanen situativen Kontext heraus zu vollziehen ist. Gegenstand der hermeneutischen Exploration ist die subjektive Sichtweise und das Erleben des Patienten in der momentanen Situation, in die er hineingestellt ist.

Hermeneutische Exploration

Psychopathologische Phänomene

Unter den psychopathologischen Phänomenen der Perspektivität findet sich z.B. die Unfähigkeit, sich in die Welt des anderen, in seine standort- und kontextabhängige Perspektive einzufühlen und ihn aus seiner Sicht zu verstehen. Dies entspricht einer mangelnden Fähigkeit zur Objektwahrnehmung und zur Empathie.

Mangelnde Empathie

Ein weiteres Phänomen besteht darin, die Definitionsmacht von Wirklichkeit zu beanspruchen. Bei Paarkonflikten wird häufig um diese Definitionsmacht gerungen. Der andere wird bezichtigt, wenn er die gemeinsame Realität anders erlebt, dass sein Erleben der »Wahrheit« der Wirklichkeit nicht entspräche, im Gegensatz zu der selbst erlebten Wirklichkeit. Es findet ein erbitterter Streit um die »richtige« Wirklichkeitsdefinition statt, die es im engeren Sinne gar nicht gibt, da jede Wirklichkeitsauffassung eine subjektive Konstruktion ist. Um eine gleichwertige Beziehung aufrechtzuerhalten, kann man sich nur gegenseitig zuhören und die subjektive Wirklichkeitskonstruktion des anderen respektieren und tolerieren. Oder aber es entsteht ein »Machtkampf« um die Definitionsgewalt der Wirklichkeit. Dann sollte man sich fragen, ob man lieber Recht bekommen oder eine Beziehung haben möchte.

Die Fähigkeit, sich in die Welt des anderen einzufühlen, hat einen nahen Bezug zur Bindungsfähigkeit, denn sie entspricht der »Feinfühligkeit«, wie sie für einen sicheren Bindungsstil typisch ist.

Therapieprinzip

Das aus dem anthropologischem Grundmerkmal abgeleitete Therapieprinzip ist die hermeneutische Exploration des Patienten, um zu verstehen und sich einzufühlen, wie er seine subjektive Wirklichkeit konstruiert und damit erlebt. Dies führt zu einer guten Therapiebeziehung und einer Verbesserung der Empathie und der Objektwahrnehmung. Ein Patient hat den großen Wunsch, von einem anderen gerade dort verstanden zu werden, wo er sich selber nicht mehr versteht.

Therapieprinzipien, die sich aus dem Grundmerkmal der »Perspektivität« thesenartig ableiten lassen:
- Das bestimmende Bezugssystem zum Verständnis des Patienten ist sein situativer Kontext, das Feld, in dem er lebt, und wie er es subjektiv erlebt.
- Hermeneutische Exploration des Erlebens des Patienten. Bewusstmachen seiner Wirklichkeitskonstruktion durch die internale Verarbeitung des externalen Geschehens vor dem Hintergrund seiner lebensgeschichtlich gemachten Erfahrungen.
- Fokussierung von internalen Erfahrungen.
- Nutzung aller Ressourcen, um dem Patienten zu helfen, den Fokus auf das internale Erleben zu richten.

MOTIVATIONALITÄT

»Wer nichts begehrt, wünscht oder hofft, ist tot.« (Brentano) Das Gerichtetsein, das Motivationale ist eines der wichtigsten Grundqualitäten des Psychischen. Dieses Motivationale ist unser Bezogensein auf die Umwelt. Nur in Beziehung zu seiner materiellen, psychosozialen Umwelt kann der Mensch seine Grundbedürfnisse befriedigen.

Der Mensch ist ausgerichtet auf Beziehungen, er ist nur als Teil eines Beziehungssystems denkbar. Er lebt ständig real in Beziehungen, ist innerlich mit Beziehung befasst. Durch Beziehung eignet er sich die Welt ständig an und macht daraus »seine Welt«.[18]

Der Mensch ist als soziales Wesen grundsätzlich auf Beziehung und Bindung angewiesen. Die Bindung an andere Menschen ist ein biologisch verankertes Grundbedürfnis. Dieses primäre Bindungsbedürfnis ist nicht nur für Kinder, sondern auch für Erwachsene existenziell. Der Mensch hat ein angeborenes Grundbedürfnis, sich bei Gefahren und Krisen, Notsituationen und Krankheit Beistand bei seinen Artgenossen zu sichern. Primäre Bindungsliebe muss von sexueller Liebe abgegrenzt werden. Die Bindungstheorie belegt, dass die sozialen Bindungskräfte das Verhalten des Menschen mehr bestimmen als angstauslösende Reize.[19]

Leben ist Interaktion. Die Lebensgeschichte ist bewusst oder unbewusst gespeicherte Interaktion, angefangen von den frühesten Beziehungen über alle Beziehungen der kindlichen Entwicklung bis ins Erwachsenenalter hinein. Aus dem Niederschlag dieser Beziehungserfahrungen bildet sich die Persönlichkeit, die als eine intrapsychische Struktur des Erlebens und Verhaltens verstanden werden kann.[20]

<small>Leben ist Interaktion</small>

Kommt es zu traumatischen Beziehungserfahrungen, so werden diese vorwiegend im impliziten Gedächtnis gespeichert. Wenn sie reinszeniert werden, dann zeigen sie sich als zyklische, sich wiederholende Beziehungsstörungen, die durch bestimmte spezifische Auslöser aktualisiert werden. Diese zyklisch sich wiederholenden Beziehungsstörungen werden vorwiegend aus der Psychogenese abgeleitet. Sie können durch therapeutische Methoden erlebbar, erfahrbar, verstehbar und damit bewusst und somit veränderbar gemacht werden. Im Vordergrund der Betrachtung steht die lebensgeschichtliche Entwicklung der Beziehungen und deren Auswirkungen auf die gegenwärtige Beziehungsgestaltung.

In diesem dialogischen oder interaktionellen Geschehen werden die wichtigsten Grundbedürfnisse befriedigt. Die wichtigsten Grundbedürfnisse beruhen auf neurobiologisch verankerten Motivationssystemen. Die Antriebskraft ist demnach in diesen Motivationssystemen begründet, die uns bewegen, unsere Grundbedürfnisse zu befriedigen. So wird durch die Motivationalität das psychische Geschehen auf ein bestimmtes Ziel, nämlich die Befriedigung dieser Bedürfnisse, ausgerichtet. Das Erreichen der Ziele wird von positiven und das Ausbleiben der Ziele von negativen Emotionen begleitet.

Wenn unsere Grundbedürfnisse nicht befriedigt werden, dann empfinden wir eine Inkonsistenzspannung, welche subjektiv emotional, körperlich, gedanklich und spirituell erlebt werden kann. Wenn wir unsere Grundbedürfnisse befriedigen, nimmt die Inkonsistenzspannung ab und wir fühlen uns subjektiv besser.

Eine unverzichtbare Systemerfordernis des Psychischen ist die Erhöhung der Konsistenz. Die Befriedigung der Grundbedürfnisse sichert am besten die Konsistenz der psychischen Prozesse. Daraus erwächst die primäre Aufgabe der Psychotherapie, nämlich dem Individuum zu helfen, im Einklang mit seinen Grundbedürfnissen zu leben.[21]

Grundbedürfnisse

Im Wesentlichen werden drei Kategorien von Grundbedürfnissen in dem anthropologischen Konzept der Bonding Psychotherapie unterschieden:
1. Körperliche Grundbedürfnisse
2. Psychosoziale Grundbedürfnisse
3. Spirituelle Grundbedürfnisse

Die wichtigsten körperlichen Grundbedürfnisse sind das Bedürfnis nach Essen, Trinken, Sexualität, Schlaf, Ausscheidung, die Konstanterhaltung der Körpertemperatur etc.

Die wichtigsten psychosozialen Grundbedürfnisse sind das Bedürfnis nach körperlicher Nähe und emotionaler Offenheit (Bonding), nach Bindung, Autonomie, Selbstwerterhöhung, Identität, körperlichem Wohlbehagen/Lust und Sinn. Dabei kommt dem Bedürfnis nach Bindung eine zentrale Rolle zu.

Das Bedürfnis nach Sinn und Spiritualität beinhaltet das Bedürfnis nach Sinn und nach der Zugehörigkeit zu einer übergeordneten Wirklichkeit.

Die Befriedigung dieser Grundbedürfnisse ist der oberste Sollwert des komplexen sozio-bio-psycho-spirituellen Systems. Die Befriedigung dieser Bedürfnisse dient der Konsistenzsicherung des Systems.

Psychopathologische Phänomene
Nach der Theorienbildung der »Allgemeinen Psychotherapie« nach Grawe[22] kann man seelische Krankheiten als Ausdruck einer erhöhten Inkonsistenzspannung begreifen. Die Sicherung der Konsistenz des psychischen Geschehens ist das oberste Ziel jeder psychischen Aktivität. Durch die Befriedigung der Grundbedürfnisse wird die Konsistenz am besten gesichert.

Nach diesem Ätiologieverständnis kann man seelische Störungen als Ausdruck einer mangelnden Befriedigung der Grundbedürfnisse verstehen. Pointiert formuliert: Seelische Störungen sind ein »Mangelsyndrom«. Durch stark ausgeprägte Vermeidungsverhalten wird das Mangelsyndrom herbeigeführt.

Therapieprinzip
Die Aufgabe der Bonding Psychotherapie besteht darin, dem Patienten dazu zu verhelfen, im Einklang mit seinen Bedürfnissen zu leben. Dazu ist es notwendig, ihn aufzuklären, welche Bedürfnisse für die Entstehung seiner seelischen Probleme bedeutsam sind, und ihn bei deren Befriedigung zu unterstützen. Es gilt das Annäherungssystem zu stärken und das Vermeidungssystem zu schwächen. Förderung von bedürfnisbefriedigenden Erfahrungen durch motivationales Priming. Weiterhin die Förderung der Identitätsbil-

dung und der Selbstverwirklichung, um das Leben sinnhaft zu gestalten. Therapieprinzipien, die sich aus dem Grundmerkmal der »Motivationalität« thesenartig ableiten lassen:

- Herstellen der Konsistenz durch die Befriedigung der psychosozialen und spirituellen Grundbedürfnisse.
- Inkonsistenzreduktion durch die Hemmung des Vermeidungssystems bei gleichzeitiger Förderung des Annäherungssystems, um eine bessere Bedürfnisbefriedigung zu ermöglichen.
- Förderung von bedürfnisbefriedigenden Erfahrungen im Verlauf der Psychotherapie durch motivationales Priming.
- Da die Befriedigung der psychosozialen Grundbedürfnisse nur in einer gesunden Beziehungsgestaltung möglich ist, wird die dysfunktionale Beziehungsgestaltung des Patienten fokussiert.
- Nutzung aller Ressourcen, damit der Patient in die Lage versetzt wird, seine psychosozialen Grundbedürfnisse im Rahmen einer funktionalen Beziehungsgestaltung zu befriedigen.

HISTORIZITÄT

Unter Historizität versteht man die Zeit- und Zukunftsbezogenheit des Menschen. Die Existenz des Menschen unterliegt dem Diktat der Zeit. Die Lebensgeschichte beginnt mit der Geburt und endet mit dem Tod. Das lebensgeschichtliche Gewordensein mit seinen positiven und traumatischen Erfahrungen bestimmt nachhaltig das Erleben des Menschen.

Vor allen Dingen Beziehungserfahrungen mit ihren fördernden oder traumatischen Einflüssen spielen eine große Rolle in der Psychotherapie. Beziehungserfahrungen bilden sich intrapsychisch in Form von unbewussten verinnerlichten Beziehungsmustern ab, so dass die jetzige Form der Beziehungsgestaltung vor dem Hintergrund der verinnerlichten Beziehungsmuster gebildet wird.

Diese verinnerlichten Beziehungsmuster haben eine hohe Stabilität und werden oft über die Generationsgrenzen hinaus transgenerational weitergegeben. Dieser Sachverhalt ist durch die Bindungsforschung gut empirisch belegt worden.[23]

Trotz dieser Einflüsse aus der Vergangenheit kennt die lebensgeschichtliche Entwicklung nur einen Zeitpfeil: den nach vorne – von der Gegenwart in die Zukunft. Es gibt kein Zurück in die Vergangenheit. Auch wenn wir uns an Vergangenes erinnern, tun wir dies in der Gegenwart. Das, was wir erinnern, hängt von dem situativen Kontext der Gegenwart ab. Wir erinnern nur das in der Gegenwart, was assoziativ mit einem früheren Geschehen verknüpft ist. So werden unter dem Einfluss des Gegenwartserlebens zwangsläufig bestimmte Gedächtnisinhalte erinnert, die im Lichte der Gegenwart interpretiert und neu bewertet werden. Die persönlich erinnerte Lebensgeschichte wird neurophysiologisch nicht in Form eines filmischen Gedächtnisses aufgezeichnet (siehe *Neurophysiologie und Biologie*, S. 173).

Ein wichtiges Veränderungsprinzip in der Psychotherapie ist die »emotional korrigierende Erfahrung«. Die bestehenden dysfunktionalen Erregungsbereitschaften, die in Form von neuronalen Verknüpfungen im Gehirn repräsentiert werden, müssen mit neuen Erfahrungen überschrieben werden. Ohne neue reale Erfahrungen, die bedeutsam genug sind, um die synaptischen Verbindungsgewichte zu verändern, kann keine Veränderung erwartet werden. Da die Aktivierung von neuronalen Erregungsmustern nur in der Gegenwart möglich ist, kann eine Überschreibung dieser Erregungsmuster nur durch eine neue, korrigierende Erfahrung im Hier und Jetzt erfolgen. Aus diesem Grund kommt dem Hier und Jetzt-Prinzip in der Bonding Psychotherapie eine besondere Bedeutung zu. Allerdings können neue Erfahrungen im Hier und Jetzt nur von Moment zu Moment gemacht werden. Das Erleben neuer Erfahrungen ist ein Fließgeschehen, ein lebenslanger, ununterbrochener fortlaufender Prozess. Auch die Vergangenheit kann nur im Hier und Jetzt direkt und unmittelbar lebendig werden.[24]

Emotional korrigierende Erfahrung

Hier und Jetzt

Psychopathologische Phänomene
Ein sehr wichtiges psychopathologisches Phänomen wäre z.b. die Vergangenheitsfixierung, verbunden mit dem illusionären, regressiven Wunsch, das Vergangene müsste im Rahmen der Therapie wieder gutgemacht werden, um eine Veränderung zu ermöglichen. Oder das dysfunktionale Verhalten wird aufrechterhalten, um unbewusst zu erreichen, dass man so doch die vermisste Liebe und Zuneigung der Bezugspersonen bekommen könnte.

Therapieprinzip
Veränderung findet nur in der Gegenwart, im Hier und Jetzt statt. Die dysfunktionalen Erregungsbereitschaften müssen in der Gegenwart prozessual aktiviert werden und können mithilfe von korrigierenden Erfahrungen, z.b. durch motivationales Priming im Hier und Jetzt, Schritt für Schritt überschrieben werden.

Therapieprinzipien, die sich aus dem Grundmerkmal der »Historizität« thesenartig ableiten lassen:
- Keine obsolete »Vergangenheitsarchäologie« als Rekonstruktionsversuch der Vergangenheit, sondern erfahrungsbezogene Aktualisierung der vergangenen traumatischen Beziehungserfahrungen und ihrer Auswirkungen im Hier und Jetzt.
- Bewusste Verarbeitung der unbewussten Beziehungsmuster, die durch die Übertragung in der therapeutischen Beziehung oder in anderen Beziehungskontexten im Hier und Jetzt prozessual aktiviert und szenisch dargestellt werden.
- Prinzip der emotional korrigierenden Erfahrung
- Nutzung aller Ressourcen, um die Vergangenheit im Hier und Jetzt lebendig werden zu lassen und eine emotional korrigierende Erfahrung einzuleiten.

REFLEXIVITÄT

Reflexivität bezeichnet die Selbstbezüglichkeit des Menschen, die Fähigkeit, sich selbst zum Gegenstand der Reflexion machen zu können. Die Fähigkeit zur Selbstreflexion, des sich »Bewusstmachens« von inneren Vorgängen, ist eines der anthropologischen Grundmerkmale, die den Menschen vom Tier unterscheiden.[25] Es können allerdings nur Inhalte bewusst werden, die durch eine Gedächtnisleistung neuronal repräsentiert worden sind. Man unterscheidet in der Neurophysiologie zwei Gedächtnisformen, die sich durch ihre Bewusstseinsfähigkeit unterscheiden: das explizite und das implizite Gedächtnis. Die Inhalte des expliziten Gedächtnisses sind prinzipiell bewusstseinsfähig und damit der Selbstreflexion zugänglich. Zum Beispiel ist eine bewusste Entscheidung nur mithilfe der erinnerten Inhalte des expliziten Gedächtnisses möglich.

Im impliziten Gedächtnis dagegen sind Inhalte und Prozesse gespeichert, die nicht bewusstseinsfähig, also unbewusst sind, trotzdem aber unser Erleben und Verhalten maßgeblich beeinflussen können. Besonders traumatische lebensgeschichtliche Erfahrungen, deren Bewusstwerdung aktiv vermieden wird, weil die Erinnerung zu schmerzhaft wäre, werden in das implizite Gedächtnis »verdrängt«. Die Inhalte des impliziten Gedächtnisses, die unbewusst unser Erleben und Verhalten steuern können, sind in der Psychotherapie von großem Interesse. Eine vornehmliche Aufgabe der Psychotherapie ist es, diese unbewussten Prozesse wieder bewusst zu machen.[26]

Die Schwierigkeit bei diesem Bewusstwerdungsprozess besteht darin, dass die Inhalte des expliziten Gedächtnisses vom impliziten Gedächtnis aus aktiviert werden können, aber nicht umgekehrt. Der Weg vom expliziten Gedächtnis zum impliziten Gedächtnis ist eine Einbahnstraße.[27]

Inhalte des expliziten Gedächtnisses, die in der Nomenklatur der psychodynamischen Theorie bewusst oder vorbewusst sind, können über darüber reden und nachdenken aktiviert werden. Durch bewusste Aufmerksamkeitslenkung hat man einen Zugriff auf die Inhalte des expliziten Gedächtnisses.

Inhalte des impliziten Gedächtnisses, die die Grundlage von unbewussten Prozessen bilden, sind einer bewussten Aufmerksamkeitslenkung und einer inhaltlichen Thematisierung nicht zugänglich. Dies ist für die Psychotherapie von höchster Wichtigkeit. Diese Inhalte kann man nur erfahrungsbezogen prozessual und nicht inhaltlich aktivieren. Durch die bewusste Aufmerksamkeitslenkung auf das Erleben der realen Erfahrung im Hier und Jetzt werden neue Bewusstseinsinhalte gebildet. Dabei exploriert der Patient selbstreflexiv von Moment zu Moment, was im Kontext dieser Erfahrung in ihm abläuft. Der Fokus der Aufmerksamkeitslenkung liegt darauf, was der Patient erlebt und wie er diese Situation wahrnimmt.[28]

Prozessuale Aktivierung

Technisch werden im Rahmen der Psychotherapie emotional bedeutsame Inhalte des impliziten Gedächtnisses prozessual aktiviert. So werden durch die Technik der »prozessualen Aktivierung« Prozesse bewusst erlebbar gemacht, die zuvor unbewusst Einfluss auf das psychische Geschehen genommen haben. Durch diese prozessuale Aktivierung und selbstreflexive Bewusstmachung können neue Bewusstseinsinhalte gebildet werden, die der willentlichen Steuerung zugänglich werden.

Integriertes Bewusstsein

Erlebt der Betroffene einen Gleichklang der Erfahrung des impliziten und expliziten Gedächtnisses, dann entsteht der Eindruck eines ganzheitlichen Erlebens und eines integrierten Bewusstseins (siehe *Neurophysiologie und Biologie,* S. 139 und S. 166).

Psychopathologische Phänomene
Traumatische Erfahrungen werden im impliziten Gedächtnis abgespeichert und damit einer bewussten Aufmerksamkeitslenkung nicht mehr zugänglich. Allerdings sind diese Inhalte verhaltenswirksam, sie beeinflussen unbewusst unser Verhalten. So verlieren

wir die Kontrolle über unser Verhalten. Wir erleben, dass wir wie unter einem unbewussten Zwang etwas tun, das wir für uns selbst und andere als störend oder sogar schädlich erleben. Patienten drücken dies oft so aus: Vom Kopf her weiß ich, dass dieses Verhalten unsinnig ist, aber vom Bauch her hat es eine fast zwangsläufige Dynamik, die ich nicht willentlich steuern kann. Der Patient versteht sich und sein Handeln nicht mehr.

Therapieprinzip
Durch die Technik der prozessualen Aktivierung werden erfahrungsbezogen die Gedächtnisinhalte des impliziten Gedächtnisses im Hier und Jetzt aktiviert. Durch die selbstreflexive Bewusstmachung können dann neue Bewusstseinsinhalte gebildet werden, damit der Patient sich besser verstehen und sein Verhalten kontrollieren kann.

Verhaltenskontrolle

Therapieprinzipien, die sich aus dem Grundmerkmal der »Reflexivität« thesenartig ableiten lassen:
- Um unbewusste Prozesse bewusst zu machen, müssen sie, wenn sie nicht durch den therapeutischen Prozess spontan aktualisiert werden, durch unmittelbares Erleben mithilfe von »erfahrungsorientierten Experimenten« prozessual aktiviert und dann durch bewusste Aufmerksamkeitslenkung auf das internale Erleben exploriert werden.
- Bevorzugte Interventionstechnik ist die Technik der prozessualen Aktivierung, verbunden mit einer Vertiefung des emotionalen Erlebens.
- Nutzung aller Ressourcen zur prozessualen Aktualisierung der unbewussten Prozesse, zur Vertiefung des emotionalen Erlebens und der anschließenden Exploration durch bewusste Aufmerksamkeitslenkung.

VERANTWORTUNG UND FREIHEIT

Ein zentrales Thema im Rahmen der Darstellung eines anthropologischen Modells der Psychotherapie ist die Frage nach der Freiheit und Verantwortlichkeit des Menschen. Diese Frage berührt eine philosophische Kernfrage, nämlich die Frage nach der Willensfreiheit und damit nach der freien, autonomen Selbstbestimmung des Menschen. Ohne die Fähigkeit zur Willensfreiheit sind im abendländischen Denken Verantwortlichkeit, selbstbestimmtes autonomes Handeln und damit Freiheit nicht möglich.

Philosophische Kernfrage

In der Geschichte der Philosophie wird die Frage nach der Willensfreiheit kontrovers diskutiert: Für Platon und Aristoteles besteht der Wille darin, das Gute vernunftgeleitet zu erkennen und verwirklichen zu wollen. Der Kirchenvater Augustinus (354-430) war anfangs der Ansicht, dass der Wille das selbstbestimmende Element der Seele und damit das Wesen des Menschen ausmacht. Später allerdings zweifelte er aufgrund des Sündenfalls an der Willensfreiheit des Menschen.

Erasmus von Rotterdam schrieb zu diesem Thema Folgendes: »Unter Willensfreiheit verstehen wir in diesem Zusammenhang die Fähigkeit des menschlichen Willens, sich für oder gegen den Weg zu entscheiden, der zu ewigem Heil führt: Dies ist die grundlegende existenzielle Freiheit des Menschen. Er kann sich entscheiden, ob er erlöst oder nicht erlöst werden will. Gott kann den Menschen nicht erlösen, aber der Mensch entscheidet, ob er sein Leben in Gottes Hände legen will.« Für Erasmus war der freie Wille ein zentraler Bestandteil des menschlichen Lebens. Martin Luther dagegen glaubte, dass der Mensch ohne Eingreifen der göttlichen Gnade unfähig sei, von seiner Sünde abzulassen.[29]

Willensfreiheit

Für Descartes (1596–1650) war der Wille die Vermittlungsinstanz zwischen der unsterblichen Seele und dem sterblichen Körper. Nach Hobbes (1588–1670) ist das menschliche Handeln nur frei, wenn es durch den eigenen Willen gelenkt wird. Hume (1711–1776) verneint die Fähigkeit zur Willensfreiheit. Die Motive des Willens sind im Menschen begründet, wie z.B. durch Ehrsucht, Geiz, Selbstliebe, Freundschaft, Edelmut etc. »Dieselben Beweggründe rufen immer dieselben Handlungen hervor.« Bei Kant (1724–1804) wiederum wird das Primat der Vernunft betont: »Willensfreiheit ist die Unabhängigkeit der Willkür von der Nötigung durch die Antriebe der Sinnlichkeit.« Der Mensch hat die Fähigkeit, aus guten Gründen bei gleichen Bedingungen anders handeln zu können.

Auch unser Strafrecht beruht auf der Annahme der freien, verantwortlichen Selbstbestimmung. Zum Beispiel lautet die Definition der Schuld nach dem Bundesgerichtshof: »Es besteht der Vorwurf, dass der Täter sich nicht rechtmäßig entschieden hat, obwohl er sich rechtmäßig hätte verhalten und sich für das Recht hätte entscheiden können.« Der innere Grund des Schuldvorwurfes liegt in der Annahme, dass der Mensch auf freie, verantwortliche Selbstbestimmung angelegt und deshalb befähigt ist, sich für das Recht und gegen das Unrecht zu entscheiden. In dieser Rechtsauffassung ist Freiheit zur verantwortlichen Selbstbestimmung die Entscheidungsfreiheit.

Streitfrage

Sozialwissenschaftlicher Exkurs
Die Frage nach der Freiheit des Menschen ist gleichzeitig die Frage nach den Determinanten, die unser Verhalten bestimmen. Bei der Bestimmung der Determinanten finden wir in den Sozialwissenschaften zwei extreme Positionen: die Ansicht, das Individuum sei völlig fremdgesteuert, bis hin zur Annahme einer völligen Eigensteuerung.

Die Position der Fremdsteuerung vertreten durch den Behaviorismus, die Psychoanalyse nach Freud, die Instinkttheorie von Lorenz und Tinbergen und die Soziobiologie sehen das Individuum als Treibgut, dass durch die Gene, die biologische Evolution, durch die Gesellschaft oder wie im Behaviorismus durch die Gesetze der klassischen oder operanten Konditionierung im Sinne von Reiz-Reaktionsbeziehungen bestimmt wird.

Die Position der Eigensteuerung dagegen sieht das Individuum als ein innengesteuertes, autonomes Wesen an, das bewusst und frei über sein eigenes Schicksal bestimmen kann. Der Mensch verfügt über ein Ich, das durch Vernunft und Einsicht in die innere wie äußere Realität gekennzeichnet ist. Dieses Ich ist in der Lage, die Konsequenzen des eigenen Handelns abzuschätzen, es verfügt über Entscheidungsfreiheit und Handlungsfreiheit und trägt somit die persönliche Verantwortung für sein Tun und Lassen. Es gibt allerdings Zustände, bei denen das Ich nicht über die Kontrolle seines Handelns verfügt. Dies sind Zustände, die in den Bereich der Psychopathologie gehören und der Therapie bedürfen.[30]

Diese Auffassung schlägt sich in der Definition des psychotherapeutischen Krankheitsbegriffs nieder, der bei der sozialrechtlichen Beurteilung der Leistungspflicht der Krankenkassen benutzt wird: »Als seelische Krankheit wird eine krankhafte Störung der Wahrnehmung des Verhaltens, der Erlebnisverarbeitung, der sozialen Beziehungen und der Körperfunktionen verstanden. Es gehört zum Wesen dieser Störungen, dass sie der willentlichen Steuerung durch den Patienten nicht mehr oder nur zum Teil zugänglich sind.«[31]

Diese subjektive Autonomie des Menschen und die damit verbundene persönliche Verantwortung ist der Kern jeder Moral und Ethik und damit die Grundlage des abendländischen Gesellschafts-, Rechts- und Erziehungssystems.[32]

Neurophysiologischer Exkurs

Der Neurobiologe Benjamin Libet wollte in einem Experiment die Existenz der Willensfreiheit empirisch nachweisen.[33] Versuchspersonen wurden angehalten, innerhalb von drei Sekunden spontan den Entschluss zu fassen, einen Finger der rechten Hand oder die ganze rechte Hand zu beugen. Der Beginn der Bewegung wurde mit dem Elektromyogramm (EMG) gemessen. Zusätzlich wurden der Zeitpunkt des Entschlusses, der Zeitpunkt der Empfindung der Bewegung sowie der Zeitpunkt der Empfindung des somatosensorischen Reizes gemessen.

Die Hypothese lautete, wenn der Zeitpunkt des Entschlusses dem Beginn des Bereitschaftspotenzials vorausgeht, dann wäre dies ein Hinweis auf die Willensfreiheit. Fällt der Zeitpunkt des Entschlusses mit dem Zeitpunkt des Bereitschaftspotenzials zusammen, dann würde der immaterielle Wille ohne Zeitverzögerung auf die Hirnprozesse einwirken. Folgt allerdings der Zeitpunkt des Entschlusses dem Bereitschaftspotenzial nach, dann wäre dies ein Hinweis auf die Fragwürdigkeit des freien Willens.

Die Experimente ergaben eindeutig, dass das Bereitschaftspotenzial dem Zeitpunkt des Willensentschlusses im Durchschnitt um 350–550 Millisekunden vorausging. Der Willensentschluss folgt also dem Beginn des Bereitschaftspotenzials. Er tritt weder gleichzeitig auf, noch geht er ihm voraus. Das bedeutet, dass der Willensentschluss die Bewegung nicht kausal bedingt, obwohl die Versuchspersonen subjektiv das Gefühl hatten, die Bewegung durch einen willentlichen Entschluss zu verursachen.

Libet zog daraus die Schlussfolgerung, dass unsere Willenshandlungen von unbewussten, subkortikalen Instanzen in unserem Gehirn vorbereitet werden und somit nicht frei sind. Die einzige Freiheit, die er dem Willensakt zugestand, war eine Art »Veto«, mit dem man das gestartete Bereitschaftspotenzial abblocken kann. Dieser Versuch wurde von Haggard und Eimer mit einigen Modifikationen wiederholt und sie konnten Libets Ergebnis bestätigen, dass das Bereitschaftspotenzial zeitlich signifikant vor dem Willensentschluss ausgelöst wurde.[34]

Diese Ergebnisse zeigen, dass der Willensakt, der subjektiv als freie Wahlmöglichkeit zwischen zwei Alternativen erlebt wird, erst dann auftritt, wenn das Gehirn bereits entschieden hat, welche Bewegung es ausführen wird. Das heißt, die Entscheidung wird eindeutig vorbewusst getroffen, und das Hirn suggeriert im subjektiven Erleben die Willensfreiheit der eigenen Entscheidung. Durch Pseudoargumente rationalisieren wir die Vernünftigkeit unseres Verhaltens, damit es gesellschaftlich akzeptabel erscheint.

Was aber ist die vorbewusste Entscheidungsgrundlage des Gehirns? Die Entscheidung beruht auf früher gemachten Erfahrungen. Mithilfe des limbischen Systems bewertet das Gehirn alles, was wir tun, nach gut oder lustvoll und damit als erstrebenswert bzw. schlecht, schmerzhaft, nachteilig und damit zu vermeiden. Diese Erfahrungen speichert es nach diesen emotionalen Kategorien im emotionalen Erfahrungsgedächtnis. Bei neuen Erfahrungen greift das Gehirn auf das limbische System und seine früheren Erfahrungen zurück, die im emotionalen, deklarativen und prozeduralen Gedächtnis gespeichert sind. Diese treten als Wünsche, Bedürfnisse, Handlungsabsichten und Fertigkeiten in unser Bewusstsein, und wir führen diese aus, als ob wir damit unseren eigenen Vorstellungen folgen würden.[35]

Vorbewusste Entscheidungen

Die Summe unserer gemachten früheren Erfahrungen können wir als unsere Persönlichkeit auffassen. Vor dem Hintergrund unserer Persönlichkeitszüge, die unsere gemachten Erfahrungen repräsentieren, werden vorbewusste Entscheidungen gefällt. Das bedeutet, um zu verstehen, warum jemand sich so und nicht anders entschieden hat, müssen wir die Geschichte seiner gemachten Erfahrungen und der daraus resultierenden Persönlichkeit verstehen.

Sind wir neuen Situationen ausgesetzt, bei denen das limbische System nicht auf vergangene Erfahrungen zurückgreifen kann, dann benutzen wir das kognitive System und erwägen das Für und Wider und die möglichen Konsequenzen unseres Tuns. Die Entscheidung allerdings trifft das limbische System durch eine emotionale Bewertung des Sachverhaltes.[36]

Das ethische Gewissen als Mitte der Person

Aus philosophischer Sicht entwickelte Scheller (1874–1928), ein Nachfolger Husserls, eine personale Ethik. Die phänomenologische Wesensschau wird bei Scheller zur Werteschau. Werte werden nicht nur durch die Gesellschaft festgelegt, sie ziehen den

Menschen von selber an. Diese Neigungsethik geht davon aus, dass der Mensch ein Gespür für Werte hat. Werte werden nicht neu gesetzt, sondern als ein Vorhandenes entdeckt. Die freie Entscheidung für die Verwirklichung der Werte macht den Menschen zu einer ethischen Person und entspricht einer liebenden Teilhabe an der Ordnung der höchsten Wertewelt.

In der Rechtsphilosophie unterscheidet man ein innengeleitetes Recht, das so genannte Naturrecht, von dem durch äußere menschliche Rechtssetzung geschaffenen Recht. Die Wurzeln der Idee der innengeleiteten Naturrechte reichen zurück in die griechische Antike. In der christlichen Philosophie und Theologie des Mittelalters, insbesondere in der des Thomas von Aquin (1225–74) und anderer Scholastiker, galten die Naturrechte als Ausfluss des im Menschen wirkenden göttlichen Rechts.

Die Menschenrechte haben in der Naturrechtslehre ihre Wurzeln. Menschenrechte sind die Gesamtheit der im Wesen jedes Menschen, in seiner Natur begründeten, ihm inneren, angeborenen Rechte. Naturrechte sind vor- und überstaatliche, deshalb unabänderliche, »ewige« Rechte; sie werden unterschieden vom positiven Recht, also von Gesetzen und sonstigen vom Staat gesetzten und so geschichtlich wandelbaren Rechtsnormen, und beanspruchen eine höhere Rechtsqualität als diese. *Menschenrechte*

In diesem spirituellen Aspekt der Naturrechtslehre ist auch das so genannte ethische Gewissen verankert. C.G. Jung prägte diesen Begriff in der Auseinandersetzung mit dem moralischen Gewissen. Jung verwarf die Hypothese, dass zuerst ein Moralgesetz erfunden wurde und dies durch seine suggestive Wirkung zur Gewissensbildung führen würde. Schuldgefühle und Gewissensbildung sind älter als die Moralgesetze der frühen Menschheit. Die moralische Reaktion ist ein ursprüngliches Verhalten der Psyche. Die Moralgesetze sind eine Folgeerscheinung der moralischen Reaktion, sozusagen deren erstarrte Form. *Moralisches Gewissen*

Die moralische Reaktion ist identisch mit dem Gewissen. Dieses Gewissen nennt C.G. Jung das »ethische Gewissen«. Das mo- *Ethisches Gewissen* ralische Gewissen regt sich nur, wenn man den herkömmlichen Sittenkodex überschreitet. Das ethische Gewissen dagegen entspringt einer bewussten Auseinandersetzung jenseits der Moral. Das ethische Gewissen gehört in den Bereich der archetypischen Phänomene. Es ist die *vox dei*. Das ethische Gewissen ist immer ein Ruf zur Freiheit, zur mitmenschlichen Beziehung und zur Offenheit. In einer Pflichtkollision hat das ethische Gewissen Vorrang vor dem moralischen Gewissen.

Recht und Unrecht – Gut und Böse

Es gibt keinen Patienten in der Psychotherapie, der nicht ein lautstarkes Gewissen gehabt hätte, wenn seine eigenen Rechte betroffen waren. Dies ist eine banale, aber auch eminent wichtige Beobachtung, denn sie zeigt das ethische Gewissen als eine Art Urgewissen. Wenn der Mensch Rechte hat und Unrecht empfindet, dann gibt es auch Gut und Böse. Damit ist das Böse das Unrecht, das man sich oder anderen antut oder das einem angetan wird. Das Böse ist beim Einzelnen immer das, was er für Unrecht hält. Es ist das, was sein Gewissen ihm verbietet, aber nur dann, wenn er es auch lassen könnte. Damit ist Ethik auch Freiheitskunde, weil das Böse die Freiheit vermindert.

Das Böse ist das Freiheitswidrige. Alles Böse, alle Unfreiheit beginnt mit dem Verdacht: Das Gute ist nicht wirklich gut. Alle Ethik beginnt mit der Einsicht: Das Gute ist wahrhaft gut, es fühlt sich gut an und tut uns gut. Das Böse sollte nicht nur erkannt werden, sondern sich auch schlecht anfühlen, und das Gute ist nicht nur ethisch notwendig und einsichtig, sondern es sollte sich gut anfühlen und gut tun.

Trotz aller Determiniertheit bleibt eine spärliche Entscheidungsfreiheit. Die Verleugnung dieser Willens- und Entscheidungsfreiheit wäre die radikalste Bewältigung des Bösen, weil es damit aus dem Weg geschafft wird. Damit wird die Verantwortung ausradiert, aber sie kommt wieder wie die Schrift an der Wand des

Königs von Babylon: Gewogen, zu leicht befunden und verworfen.[37]

Zusammenfassung

Zusammenfassend kann man sagen, dass der Mensch trotz seiner Determiniertheit grundsätzlich die Möglichkeit zur verantwortlichen Selbstbestimmung hat. Er verfügt aufgrund des ethischen Gewissens über die Fähigkeit, zwischen Dingen zu unterscheiden, die lebenserhaltend oder lebenszerstörerisch sind, funktional oder dysfunktional oder spirituell ausgedrückt gut oder böse sein können. Aus dieser Unterscheidungsfähigkeit erwächst seine Verantwortlichkeit für sein Tun und Lassen. Wie er sich entscheidet, obliegt seiner freien, verantwortlichen Selbstbestimmung. Allerdings muss er die Konsequenzen für sein Tun und Lassen tragen. Seine Freiheit ist letztendlich die Freiheit, sich entscheiden zu können.

Da der Mensch sich selbst und den anderen gegenüber verantwortlich ist, ist seine Verantwortung hauptsächlich eine Beziehungsverantwortung. Aus dieser Perspektive ist Freiheit mit der Art der Beziehungsgestaltung zu sich selbst und anderen verbunden. Sie findet ihre Grenze in dem zerstörerischen Umgang mit diesen Beziehungen. Nur im Rahmen dieser Begrenzung ist freie, verantwortliche Selbstbestimmung möglich. »Errare humanum est« meint nicht das banale Irren, sondern sich irren können ist nur im Raum dieser Freiheit möglich. Wenn der Mensch realisiert, dass er sich und den anderen durch sein Irren-Können schadet, ist er aufgerufen umzukehren, indem er sich umentscheidet und sein destruktives Verhalten beendet. Allerdings ist die Entscheidungsfreiheit an die Bewusstheit des Tuns gebunden.

Beziehungsverantwortung

Der Patient kommt zur Psychotherapie, weil er realisiert, dass er sich und anderen schadet. Diese Handlungen werden so erlebt, als ob er nicht mehr die bewusste Kontrolle über sein Handeln hat und wie unter einem unbewussten Zwang handelt, der nicht mehr seiner willentlichen Kontrolle unterliegt. Diese zwanghaften, von einer unbewussten Dynamik gesteuerten destruktiven Handlungen entstehen aus einer unbewussten Verstrickung und dem Gebundensein an lebensgeschichtlich gemachte Erfahrungen.

Klärungsarbeit   Die Aufgabe der Psychotherapie ist es, durch Klärungsarbeit dem Patienten diese Verstrickungen bewusst zu machen. Durch die Bewusstmachung allerdings unterliegt nun sein Verhalten seiner willentlichen Kontrolle und daraus erwächst ihm Verantwortung für dieses Verhalten. Pointiert formuliert bedeutet dies, dass die Psychotherapie den tragisch in seine unbewusste Dynamik verstrickten Menschen zu einem verantwortungsfähigen Menschen macht. Ob er nun die Verantwortung übernimmt, die ihm aus dieser Erkenntnis erwächst, ist seiner freien Selbstbestimmung unterstellt.

Viele Untersuchungen zeigen, dass wir uns dann frei fühlen, wenn unsere bewussten Intentionen im Einklang mit unseren unbewussten Motiven und Bedürfnissen sind. Wir fühlen uns dann frei, wenn wir unseren Willen verwirklichen können. Definieren wir die Fähigkeit, innengeleitet, nach unserem ganzen Wesen mit seinen bewussten und unbewussten Intentionen, Bedürfnissen und Erfahrungen zu handeln als Autonomie, dann geht es nicht mehr um die Freiheit des Willens, der unabhängig von unseren Bedürfnissen und Gefühlen operiert, sondern um die Autonomie unseres Handelns und Tuns.[38]

Psychopathologische Phänomene

Die Unfähigkeit, Verantwortung für sein Tun zu übernehmen und die daraus resultierende Unfreiheit klagend einzufordern, ist ein häufiges Merkmal psychischer Störungen. Dies kann auch zu einer regressiven Abhängigkeit vom Therapeuten führen, von dessen Interventionen und Ratschlägen wichtige Entscheidungen abhängig gemacht werden, ohne die Eigenverantwortung zu übernehmen. Oder man verharrt in einer permanenten Opferhaltung, ohne sehen zu wollen, welchen Beitrag man selber zu seiner problematischen Situation geleistet hat. Die Übernahme der Beziehungsverantwortung zu sich selbst und zu anderen wird abgelehnt.

Therapieprinzip

Freiheit wäre dann die Entscheidung zur Bereitstellung von Handlungsintentionen, die unsere Autonomie fördern. Die Aufgabe der Psychotherapie könnte also sein, durch Klärungsarbeit dem Patienten dazu zu verhelfen, sich in seiner Entscheidungsfindung innengeleitet die bewussten und unbewussten Motive, Bedürfnisse, Gefühle reflexiv bewusst zu machen. Diese Entscheidung müsste dann mit den Anforderungen des ethischen Gewissens und dem sozialen Beziehungskontext zu anderen in Einklang gebracht werden. Daraus erwächst als Therapieprinzip die Förderung einer dreifachen Verantwortung im Rahmen der Entscheidungsfreiheit:

- Die Verantwortung gegenüber dem eigenen autonomen Selbst, verwirklicht durch Klärung der lebensgeschichtlich entstandenen bewussten und unbewussten Motive und die Abstimmung dieser mit den neurobiologisch verankerten Grundbedürfnissen.
- Die Verantwortung gegenüber dem eigenen ethischen Gewissen.
- Die soziale Verantwortung den anderen gegenüber, verwirklicht durch Klärung und Anpassung der Handlungsintentionen unter gegenseitiger Würdigung der eigenen Grundbedürfnisse und der der anderen, um die daraus entstehenden Konflikte zu minimalisieren.

Dreifache Verantwortung

Auch hier gilt für den Psychotherapeuten die Grundregel jeder psychotherapeutischen Behandlung: Psychotherapeuten helfen bei der Klärungsarbeit und überlassen dem Patienten die Entscheidung.[39]

Therapieprinzipien, die sich aus dem Grundmerkmal der »Verantwortung und Freiheit« thesenartig ableiten lassen:
- Verantwortungsübernahme für die Beziehung zum eigenen autonomen Selbst durch Klärung der lebensgeschichtlich entstandenen unbewussten Motive und deren Abstimmung mit den Grundbedürfnissen.
- Verantwortungsübernahme für die sozialen Beziehungen durch Klärung des eigenen dysfunktionalen Beziehungsverhaltens und dessen Auswirkung auf andere. Anpassung des Beziehungsverhaltens unter gegenseitiger Würdigung der eigenen Grundbedürfnisse und der der anderen.
- Verantwortungsübernahme für die Beziehung zu einer höheren Wirklichkeit durch Förderung der Bewusstheit für das transpersonale Selbst, Klärung der Sinnfrage des eigenen Lebensentwurfes im Kontext des ethischen Gewissens und der Verwirklichung der eigenen Fähigkeiten, diesen Sinnauftrag zu realisieren.
- Nutzung aller Ressourcen, unter anderem auch durch Gebet, Meditation und Besinnung, um sich dieser dreifachen Beziehungsverantwortung bewusst zu werden und die Grenzen der Freiheit anzuerkennen.

Anhang

QUALITÄTSSICHERUNG

Ergebnisqualität

Die Ergebnisqualität misst die Ergebnisse der Psychotherapie in regelmäßigen Zeitabständen. In der Regel wird die Prä-Post-Qualität, also die Verbesserung vom Beginn bis zur Beendigung der Therapie, und die Verbesserung in einem katamnestischen Zeitraum nach Therapieende gemessen. Zur Messung der Prä-Post- und der katamnestischen Ergebnisse wird die RQS zur Erfassung der Zunahme der Bindungssicherheit, die SASB-Introjektform zur Erfassung der Verbesserung der verinnerlichten Introjekte, der IIP zur Erfassung der Verbesserung der interpersonellen Probleme und der SCL-90 zur Erfassung der Verbesserung der klinischen Symptomatik benutzt.

Prozessqualität

Die Qualität der therapeutischen Prozesse wird durch regelmäßiges Erfragen oder Beurteilen (Fremd- und Eigenbeurteilung) der wichtigsten Parameter des therapeutischen Prozesses erfasst. Dazu gehören die Qualität der therapeutischen Beziehung und die Erfassung der Prozessmerkmale, die für die Bonding Psychotherapie relevant sind. Das Ausmaß des Erreichens dieser Prozessmerkmale wird mithilfe von fünfstufigen Likert-Skalen (überhaupt nicht / ein wenig / ziemlich / stark / sehr stark) erhoben. Folgende Prozessmerkmale sind in der Bonding Psychotherapie bedeutsam:

- Verbesserung der Bindungsskalen in Richtung eines sicheren Bindungsverhaltens.
- Ausmaß der korrigierenden Bindungserfahrung.

- Ausmaß der Reorganisation des emotionalen Schemas.
- Welche emotionale Tiefungsebene wurde erreicht?
- Ausmaß der Stressreduktion.
- Fähigkeit zur Aufrechterhaltung des Realitätsbezuges.
- Ausmaß der Fähigkeit zur Emotionsregulation.
- Ausmaß des motivationalen Primings durch bedürfnisbefriedigende Erfahrungen.
- Ausmaß des Grades der emotionalen Offenheit.
- Ausmaß der Fähigkeit, körperliche Nähe anzunehmen und zu geben.
- Strukturelle Merkmale der emotionalen Offenheit.
- Ausmaß der Zunahme der Konsistenz.

ZENTRALE CHARAKTERISTIKA DER BONDING PSYCHOTHERAPIE

Allgemeine klinische Definition
Die Bonding Psychotherapie ist ein bewusst geplanter, interaktioneller, gruppentherapeutischer Prozess zur Behandlung von Störungen, die in einem Zusammenhang mit der mangelnden Befriedigung der neurobiologisch verankerten psychosozialen Grundbedürfnisse stehen. Diejenigen Störungen, die im Konsens mit dem Patienten als behandlungsbedürftig erachtet werden, werden sowohl mit erlebnisaktivierenden, körperbezogenen averbalen als auch mit verbalen Mitteln behandelt. Veränderungen in Richtung auf ein definiertes, gemeinsam erarbeitetes Ziel werden durch lehrbare Techniken auf der Basis einer Theorie des gesunden und pathologischen interpersonellen Verhaltens erreicht. Diese Veränderung vollzieht sich in einer tragfähigen emotionalen Beziehung zur Gruppe und zum Therapeuten.

Menschenbild
Die Bonding Psychotherapie versteht den Menschen als ein komplexes sozio-bio-psycho-spirituelles System.[1] Die grundlegende Anforderung zur Konsistenzsicherung dieses Systems ist die Befriedigung der neurobiologisch verankerten psychosozialen Grundbedürfnisse. Die wichtigsten sind: das Bonding-, Bindungs-, Autonomie-, Selbstwertbedürfnis, Identitätsbedürfnis und das Bedürfnis nach körperlichem Wohlbehagen und das Bedürfnis nach Sinn und Spiritualität. Dabei kommt in der Bonding Psychotherapie dem Bonding- und dem Bindungsbedürfnis eine zentrale Funktion zu.

Gesundheitsmodell
Die Befriedigung dieser Grundbedürfnisse in ihrer Gesamtbilanz unter Berücksichtigung der sozialen Umwelt ist die Voraussetzung für seelische Gesundheit und daher ein immanentes, grundlegendes und nicht hinterfragbares psychologisches Menschenrecht. Emotionen haben eine Signalfunktion bezüglich des Erfüllungsgrades der Grundbedürfnisse und damit eine wichtige Funktion in der Beziehungsgestaltung.

Störungsmodell
Die mangelnde Befriedigung der Grundbedürfnisse ist der Nährboden zur Entwicklung von seelischen Störungen. Ein Mensch mit seelischen Störungen ist ein in seinen Grundbedürfnissen und damit in seinen psychologischen Menschenrechten verletzter Mensch. Durch nicht gelungene, schmerzhafte Bonding- und Bindungserfahrungen entstehen unsichere Bonding- und Bindungsrepräsentationen sowie die dazugehörigen dysfunktionalen emotionalen Schemata. Diese unsicheren Bonding- und Bindungsrepräsentationen zeigen sich interpersonell bevorzugt durch Vermeidung von körperlicher Nähe und emotionaler Offenheit,

durch mangelndes Vertrauen in sich und andere sowie Angst vor Trennung.[2]

Ziele der Bonding Psychotherapie

Das Ziel der Bonding Psychotherapie ist die Veränderung dysfunktionaler emotionaler Schemata, damit der Patient fähig ist, seine Bonding- und Bindungsbedürfnisse und die anderen psychosozialen Grundbedürfnisse zu befriedigen. Die Voraussetzung dafür ist die Verbesserung der Bindungssicherheit. Das Ziel der Bonding Psychotherapie ist nicht nur die Reduktion von Symptomen, sondern auch die Steigerung der Lebenszufriedenheit und Lebensfreude.

Veränderungsmodell

Die dysfunktionalen emotionalen Schemata bezüglich der Befriedigung der Grundbedürfnisse sind vorwiegend im impliziten und nicht im expliziten Gedächtnis repräsentiert. Sie müssen durch die Technik der prozessualen Aktivierung bewusstseinsfähig gemacht und durch emotional korrigierende Erfahrungen Schritt für Schritt überschrieben werden.[3]

Qualitätssicherung

Nach einer qualifizierten Diagnostik werden im Konsens mit dem Patienten Therapieziele definiert. Im Rahmen der qualitätssichernden Maßnahmen werden bezüglich der Ziele der Bonding Psychotherapie spezifische veränderungssensitive Messinstrumente eingesetzt. Am Ende der Therapie wird überprüft, inwieweit die vereinbarten Therapieziele und signifikante Veränderungen bezüglich der spezifischen Ziele der Bonding Psychotherapie erreicht worden sind.

Kurzdefinition

Die Bonding Psychotherapie ist ein gruppentherapeutischer Prozess zur Behandlung von Störungen, die in einem Zusammenhang mit der mangelnden Befriedigung der neurobiologisch verankerten psychosozialen Grundbedürfnisse stehen. Dabei kommt dem Bonding- und Bindungsbedürfnis eine zentrale Funktion zu.

Infolge von nicht gelungenen, schmerzhaften Bonding- und Bindungserfahrungen entstehen unsichere Bonding- und Bindungsrepräsentationen mit den dazugehörigen dysfunktionalen emotionalen Schemata. Durch das Herstellen von körperlicher Nähe und vollen Ausdruck der Gefühle werden diese Schemata prozessual aktiviert. Sie werden zunächst emotional durchgearbeitet, bewusstseinsfähig gemacht und durch emotional korrigierende Erfahrungen Schritt für Schritt überschrieben. Danach werden die dysfunktionalen emotionalen Schemata verändert und neues Verhalten eingeübt, um die psychosoziale Kompetenz zu verbessern. Durch qualitätssichernde Maßnahmen wird überprüft, ob die a priori definierten Therapieziele, eine signifkante Verbesserung der klinischen Symptome und des Beziehungsverhaltens erreicht wurden.

INFORMATION

Deutsche Gesellschaft für Bonding Psychotherapie
www.bonding-psychotherapie.de

Internationale Gesellschaft für Bonding Psychotherapie
www. bondingpsychotherapy.com

Dan Casriel Institut
www.dan-casriel-institut.de

Zentrum im Kraichgau

www.zentrumimkraichgau.de

Computergestützte Qualitätssicherung QSTests

www.qstests.de

Korrespondenzanschrift: dr.stauss@t-online.de

Psychosomatische Kliniken in Deutschland, die die Bonding-Psychotherapie anwenden:

Klinik für Psychosomatische Medizin, Bad Grönenbach

Sebastian-Kneipp-Allee 4-5, D-87730 Bad Grönenbach
Tel: 08334 / 981-100
Fax: 08334 / 981-299
www.kliniken-groenenbach.de

Psychosomatische Klinik Bad Herrenalb

Kurpromenade 42, D-76332 Bad Herrenalb
Tel: 07083 / 509-0
Fax: 07083 / 509-606
www.klinik-bad-herrenalb.de

Adula Klinik, Oberstdorf

Fachklinik für Psychosomatik und Psychotherapie
Reisach GmbH & Co. KG
In der Leite 6, D-87561 Oberstdorf
Tel: 08322 / 709-0
Fax: 08322 / 709-403
www.adula-klinik.de

Hochgrat-Klinik Wolfsried

Reisach GmbH & Co. KG
Wolfsried 108, D-88167 Stiefenhofen/Allgäu
Tel: 08386 / 9622 0
Fax: 08386 / 4107
www.hochgrat-klinik.de

Anmerkungen

Vorwort

1 Grawe, 2004

Einleitung

1 Grawe, 2004
2 Greenberg, 2003
3 Orlinsky, 1994
4 siehe Elliot & Greenberg 2001 und 2004
5 Bauer, 2002
6 Emmons, 1999
7 siehe www.qstests.de

1 Geschichte der Bonding Psychotherapie

1 Der Begriff Bonding Psychotherapie wurde im Jahre 2000 geschaffen. Er ersetzte den Begriff des New Identity Process (NIP), wie Casriel seine Methode ursprünglich benannte.
2 Casriel, 1981, S. 570
3 Casriel, 1972, S. 53-54
4 Casriel, 1982
5 Vortrag: »Bonding, Psychoanalyse, Säuglingsforschung«, gehalten auf der ISNP Konferenz in Bad Grönenbach, 1993; siehe www.tilmann-moser.de, 2005

2 Grundlagen einer modernen Bonding Psychotherapie

Bondingtheorie

1 Casriel, 1983
2 Rado & Kardiner, siehe Casriel 1983, S. 803
3 Rudolf, 2000
4 Casriel, 1972
5 Lichtenberg et al., 1989; Sachse, 1997; Deneke, 1989; Grosse Holtforth & Grawe, 2000; Rudolf, 2000
6 Lichtenberg et al., 1989; Deneke, 1989; Grosse Holtforth & Grawe, 2000; Rudolf, 2000

7 Sachse, 1997; Deneke, 1989; Grosse Holtforth & Grawe, 2000
8 Rudolf, 2000
9 Lichtenberg et al., 1989
10 Grosse Holtforth & Grawe, 2000; Ramachandran & Blakeslee, 1998; Bühler, 1973; Frankl, 1972
11 Grawe (2004, S. 191) geht von folgenden Grundbedürfnissen aus: Bindungs-, Kontrollbedürfnis, Bedürfnis nach Selbstwerterhöhung und das Bedürfnis nach Lustgewinn und Unlustvermeidung
12 Greenberg, Rice & Elliott, 1993
13 Piaget, 1981
14 Grawe, 2004, S. 268.
15 ebd.
16 Grawe, 2004
17 Rudolf, 2000
18 Rizolatti et al., 1996
19 Bauer, 2002
20 Rudolf, 2000
21 ebd.
22 ebd.
23 ebd.
24 Casriel, 1978, 1981, 1982
25 Casriel, 1982
26 Cannon, 1975
27 Sapolsky, 1998
28 Greenberg, 2003, S. 121–122
29 Greenberg, 2002
30 Arbeitskreis OPD, 1996
31 Rudolf et al. 2002, S. 268
32 Casriel, 1972, S. 197
33 siehe Übersicht von Greenberg, Korman & Pavio, 2002, S. 502–515
34 siehe auch »Therapieprinzipien« im Kapitel *Praxis der Bonding Psychotherapie*
35 siehe »Klassisches Vorgehen« im Kapitel *Praxis der Bonding Psychotherapie*
36 Hanson, 1981
37 Rynick, 2003
38 Casriel, 1983, S. 806
39 Casriel, 1983
40 Greenberg, Rice & Elliot, 1993; Sachse, 1996
41 Horowitz et al., 1988, 1991; Horowitz, 1994
42 Goldfried & Robins, 1983; Safran & Segal, 1990; Young, 1994
43 Grawe, 1994

44 Greenberg, Rice und Elliot, 1993
45 Leijessen, 1996
46 Elliot, 1999
47 Casriel, 1978
48 Casriel, 1981, S. 569
49 Casriel in Ryniek, 1994, S. 21
50 Epstein siehe Grawe 1998, S. 386
51 Grawe, 1998
52 Grawe, 2000
53 Grawe, 1998
54 Grawe, 2004 siehe auch: www.grawe.ch
55 ebd.
56 Grawe, 1998
57 Grawe, 2000

Bindungstheorie

1 Casriel, 1983
2 ebd., S. 810–811
3 Bretherton, 1985
4 Bretherton, 1985; Fonagy, 2001; Holmes, 1996; Karen, 1994
5 Bowlby, 1969
6 Holmes, 1996
7 Stern, 1985
8 Holmes, 1996
9 Bowlby, 1969, 1977, 1988
10 Schmidt & Strauß, 1996
11 Bretherton, 1985
12 Dornes, 1998, S. 300
13 Grossmann, 1995, S. 181
14 Grossmann, 1990, S. 232
15 Harlow, 1962
16 Coplan et al., 1996
17 Martin et al., 1991
18 Rüegg, 2001, S. 119
19 Nelson & Pannksepp, 1998
20 Carter & Keverne, 2002
21 Bauer, 2002, S. 85–86
22 Bowlby 1969, Spangler & Schieche 1994
23 Capitanio et al., 1985; Steklis & Kling 1985
24 Reite & Boccia 1994, S. 115, Übers. von Strauß & Schmidt 1997, S. 6
25 Schmidt & Strauß, 1996

26 Ainsworth et al., 1978
27 Literatur siehe Dornes, 1998, S. 309
28 Main et al. 1985
29 Köhler 1992
30 Strauß & Schmidt 1997 S. 5
31 ebd., S. 6
32 Main et al., 1985; Ainsworth & Eichberg, 1991; Steele & Steele, 1994
33 Literatur s. Dornes, 1998, S. 319
34 Fonagy et al., 1994
35 Fonagy, 1995; Literatur siehe Dornes, 1998, S. 322
36 Fonagy, 1996, S. 97f.
37 Cramer, 1994
38 Literatur siehe Sagi et al., 1995, S. 73
39 Hazan & Shaver 1994
40 Bartholomew und Horowitz, 1991
41 Bowlby, 1977
42 Horowitz et al., 1993
43 v. Sydow, 2002, S. 236
44 nach Schmidt & Strauß, 1996, S. 146
45 Collins & Read, 1990
46 Steffanowski 1999
47 Grau, 1999
48 ebd.
49 ebd.
50 Grau & Kersting, 1998
51 Grau, 1999
52 Hazan & Shaver, 1987; Collins & Read, 1990; Bierhoff & Grau, 1995
53 Pistole, 1989
54 Brennan, Clark & Shaver, 1998
55 Bowlby, 1988
56 ebd.
57 Holmes, 1993
58 Orlinsky et al., 1994
59 Izard und Harris, 1995
60 Lichtenberg, 1995
61 Stechler & Halton, 1987

Theorie des Bedürfnises nach Spiritualität und Sinn

1 Grolle, 2002
2 Ramachandran & Blakeslee, 1998
3 Amen, 2002

4 Zohar & Marschall, 2000
5 Golemann, 1996
6 Belschner, 2002; Emmons, 1999
7 Küng, 2002
8 vgl. Rahner 1976, S. 42f.
9 von Uslar, 1978, S.7
10 Belschner, 2000
11 Maslow, 1977, S. 216–257
12 Maslow, 1962, S. 9–10
13 Maslow, 1973
14 siehe *Psychologie Heute*, Juni 1997, S. 24
15 Christoph Schneider-Arpprecht: »Gott heilt mit. Wer glaubt lebt länger.« *Die ZEIT*, 8. Oktober 1998, Nr. 42
16 Galuska, Belschner & Bantelmann, 2003, siehe www.heiligenfeld.de
17 Pargament, 1997
18 Der Immunstatus ist umso günstiger, je mehr CD4+ Zellen vorhanden sind.
19 Woods et al., 1999
20 vgl. u.a. Butler, Gardener & Bird, 1998; Grame et al., 1999; Haug, 1998
21 Bühler, 1933, S. 75, ders. 1973
22 Bühler, 1973
23 Emmons, 1999
24 Frankl, 1963; siehe Bühler, 1973, S. 75
25 Rudolf, 1993
26 Goldstein, 1934, siehe Bühler, 1973, S. 50
27 Goldstein, 1934

Neurophysiologie und Biologie

1 Rüegg, 2001, S. 15
2 siehe Rüegg, 2001
3 Zohar & Marschall, 2000, S. 72
4 Singer und Gray, 1995
5 Zohar & Marschall, 2000, S. 102
6 Deneke, 1999
7 Hebb, 1949, 1958
8 Edelmann, 1987
9 ebd.
10 Casriel, 1983, S. 806
11 Grawe, 1998
12 Deneke, 1999, S. 45
13 Grawe, 1998

14 Grawe, 2000
15 Roth, 1995, S. 111
16 Spitzer, 1996, S. 135
17 Roth, 1995, S. 232
18 Roth, 2001, S. 214
19 Basch, 1992, S. 63
20 Zohar & Marschall, 2000
21 Rüegg, 2001, S. 20
22 ebd., S. 22
23 Siegel, 1999
24 Bauer, 2002
25 ebd., S. 106
26 ebd., S. 48
27 Amaral, Price, Pitkänen & Carmichael, 1992; siehe Grawe, 2004, S. 99
28 Damasio, 2000
29 Dieser Abschnitt ist eine Zusammenfassung der für die Bonding Psychotherapie relevanten Inhalte aus Bauer 2002.

Gedächtnistheorie

1 Freud, 1915, Bd. 11, S. 99; siehe Rudolf, 2000, S. 124
2 Sheverin & Dickman, 1980; Marcel, 1983; Perrig, Wippich & Perrig-Chiello, 1993
3 Schneider & Shiffrin, 1977; Shiffrin & Schneider, 1977
4 Erdelyi, 1993
5 Fiedler, 1999, S. 80
6 ebd.
7 Perig et al., 1993
8 Tschacher, 1997
9 Goschke & Koppelberg, 1991
10 Goschke, 1996
11 Perrig et al., 1993, S. 46
12 Grawe, 1998, S. 93
13 Orlinsky et al., 1994
14 Petzold, 1990, S. 87
15 Deneke, 1999, S. 91.
16 Deneke, 1999
17 ebd.
18 ebd., S. 92–94

3 Psychische Störungen aus der Sicht der Bonding Psychotherapie

1. Casriel, 1983, S. 808
2. Horowitz et al., 1993
3. Dornes, 1998
4. Baccialgaluppi, 1989
5. siehe Casriel, 1983, S. 823
6. Grawe, 2004
7. Bowlby, 1988
8. de Ruiter & van Ijzendoorn, 1992
9. Kobak & Cole 1994
10. Grawe, 2004, S. 216
11. Steffanowski, 2001
12. ebd.
13. von Ploetz, 2001
14. Hazan & Shaver, 1990
15. Stauss, 2001, unveröffentlichte Untersuchung, Klinik für Psychosomatische Medizin Bad Grönenbach
16. Sullivan, 1953
17. Hildenbrand, 1993
18. Kächele & Dahlbender, 1993
19. Leary, 1957; Horowitz et al., 1988; Benjamin, 1974; Arbeitskreis OPD, 1996
20. Horowitz et al., 1993
21. Benjamin, 1974
22. Horowitz, Strauß & Kordy, 1994
23. Fiedler, 1994, S. 100
24. ebd.
25. ebd.
26. Tress et al., 1993, S. 37
27. Tress, et al., 1996, S. 218
28. Tress et al., 2003, S. 16
29. Tscheulin & Dinsing, 1991; Tscheulin & Kohlmann, 1990
30. Benjamin, 2001
31. vgl. Sroufe & Fleeson, 1985; Stern, 1985
32. Emde, 1997, S. 287-289
33. vgl. Main et al., 1985; Ricks, 1985; Grossmann et al., 1988
34. Strupp & Binder, 1984
35. Tress et al., 1996, S. 220
36. Strupp & Binder, 1984

4 Praxis der Bonding Psychotherapie

1. Grawe, 2004
2. www.awmf-online.de
3. www.qstests.de
4. Weiss & Sampson, 1986
5. siehe Stundenbogen des QSTests-Programms, www.qstests.de
6. Buber, 1962
7. Belschner, 2002
8. Orlinsky, 1994
9. Adams & Greenberg, 1996
10. Bohart et al., 1996; Hendricks, 2002; Klein et al., 1986
11. Bohart, 1980; Greenberg & Safran, 1987; Mecheril & Kemmler, 1994
12. Elliot & Greenberg, 2001
13. Greenberg, 1983; Mackay, 1996
14. Assagioli, 1978, 1992
15. Piron, 2001
16. Maslow, 1984
17. Sander, 1999
18. Greenberg et al., 2003
19. Elliot & Greenberg, 2001

5 Das Menschenbild der Bonding Psychotherapie

1. Jüttmann, 1992
2. Engel, 1977
3. Rudolf, 1993
4. Jung, 1932/1997
5. Schelling, Werke, Bd. 2, S. 458; siehe Frambach, 1993, S. 295
6. siehe Frambach, 1993, S. 41
7. Friedlaender 1926, siehe Frambach 1996
8. ebd.
9. Frambach, 1993, S. 42
10. ebd., S. 110
11. Perls, 1974, S. 14; siehe Frambach, 1993, S. 112
12. Perls, 1980
13. Perls, 1980
14. Elliot, 1999
15. Greenberg & Pascual – Leone 1995; 1997
16. Friedlaender 1926, siehe Frambach, 1996
17. Perls, Hefferlein & Goodman, 1951; dt. 1979
18. Rudolf, 1993

19 Grossmann, 1994
20 Rudolf, 1993
21 Grawe, 1998
22 Grawe, 2000
23 Grossmann, 1994
24 Deneke, 1999
25 Vom Selbst sprechen wir dann, wenn das Ich sich selbst zum Objekt nimmt. Aus dem präreflexiven Ich wird dadurch das reflexive Selbst. Dazu nimmt das Ich den Umweg über das Objekt. Über die Wahrnehmung des Objektes sieht sich das Ich mit den Augen des Objektes. Das reflexive Selbst ist humanspezifisch (Rudolf, 1993).
26 Grawe, 1998
27 ebd.
28 ebd.
29 Bühler & Allen, 1973, S. 22
30 Roth, 2001
31 Meyer et al., 1991
32 Roth, 2001
33 Libet et al., 1983
34 Haggard & Eimer, 1999
35 ebd.
36 Roth, 2001
37 Görres & Rahner, 1982, S. 24ff.
38 Roth, 2001, S. 449
39 Reimer & Rüger, 2000, S. 78

Anhang

1 in Anlehnung an Engel, 1977
2 Steffanowski, 1999
3 Grawe, 2000, S. 322

Literatur

Adams, K.E. & Greenberg, L.S. (1996). Therapists influence on depressed clients therapeutic experiencing and outcome. *Fortythird Annual Convention for the Society for Psychotherapy Research.*

Ainsworth, M.D. & Eichberg, C.G. (1991). Effects on infant-mother attachment of mother's unresolved loss and attachment figure, or other traumatic experience. In: C.M. Parkes, J. Stevenson-Hinde & P. Marris (Hrsg.), *Attachment across the life cycle* (S. 160–183). London/New York: Tavistock/Routledge.

Ainsworth, M.D.S.; Blehar, M.C.; Waters, E. & Wall, S. (1978). *Patterns of attachment. A psychological study of the strange situation.* Hillsdale, NJ: Lawrence Erlbaum Associates.

Amen, D.G. (2002). *Healing in the Hardware of the Soul: How making the brain-soul connection can optimize your life, love and spriritual growth.* New York/London: Free Press.

Arbeitskreis OPD (^{4}2004). *Operationalisierte Psychodynamische Diagnostik: Grundlagen und Manual.* Bern u.a.: Huber.

Assagioli, R. (1978). *Psychosynthese – Prinzipien, Methoden und Techniken.* Freiburg: Aurum.

Assagioli, R. (1992). *Psychosynthese und transpersonale Entwicklung.* Paderborn: Junfermann.

Baccialgaluppi, M. (1989). Attachment theory as an alternative basis of psychoanalysis. *American Journal of Psychoanalysis, 49,* 311–318.

Bartholomew, K.A. & Horowitz, L.M. (1991). Attachment styles among young adults: A test of a four-category model. *Journal of Personality and Social Psychology, 61,* 226–244.

Basch, M.F. (1992). *Die Kunst der Psychotherapie.* München: Pfeiffer.

Bauer, J. (2002). *Das Gedächtnis des Körpers. Wie Beziehungen und Lebensstile unsere Gene verändern.* Frankfurt: Eichborn.

Belschner, W. (2000). Transpersonales Vertrauen TPV. In: A. Yeginer (Hrsg.), *Forschungsinstrumente der Transpersonalen Psychologie, Transpersonale Studien 2* (S. 46). Oldenburg: Bibliotheks-, und Informationssystem der Carl von Ossietsky Universität Oldenburg.

Belschner, W. (2002). Die vergessene Dimension in Grawes Allgemeiner Psychotherapie. In: W. Belschner; J. Galuska; H. Walach; E. Zundel (Hrsg.), *Transpersonale Forschung im Kontext.* BIS Universität Oldenburg.

Benjamin, L. (2001). *Die Interpersonelle Diagnose und Behandlung von Persönlichkeitsstörungen*. München: CIP-Medien.
Benjamin, L.S. (1974). Structural analysis of social behavior. *Psychological Review, 81*, 392–425.
Bierhoff, H.W. & Grau, I. (1995). Dimensionen der Liebesbeziehungen. *Gruppendynamik, 26*, 413–428.
Bohart, A.C. et al. (1996). Experiencing, knowing and change. In: R. Hutter et al. (Hrsg.), *Client-centered and experiential psychotherapy. A paradigm in motion* (S. 199–211). Frankfurt am Main: Peter Lang.
Bohart, A.C. (1980). Toward a cognitive theory of cartharsis. *Psychotherapy: Theory, Research and Practice, 17*, 192–201.
Bowlby, J. (1969). Attachment and Loss. *Vol. 1 Attachment*. London: Hogarth Press and Institute of Psycho-Analysis.
Bowlby, J. (1977). *The making and breaking of affectional bonds*. London: Tavistock.
Bowlby, J. (1988). *A secure base: Parent-child attachment and healthy human development*. New York, NY: BasicBooks.
Brennan, K.A.; Clark, C.; Shaver, P.R. (1998). Self report measurement of adult attachment: An integrative overview. In: J.A. Simpson & W.S. Rholes (Hrsg.), *Attachment Theory and Close Relationships* (S. 46–76). New York: Guilford.
Bretherton, I. (1985). Attachment theory: retrospect and prospect. In: I. Bretherton & Waters (Hrsg.), *Growing points of attachment theory and research*. Univ. Chicago: Chicago Press.
Buber, M. (1962). *Das Dialogische Prinzip*. Heidelberg: Lambert Schneider GmbH.
Bühler, C. & Allen, M. (1973). *Einführung in die Humanistische Psychologie*. Stuttgart: Klett.
Butler, M.H.; Gardner, B.C. & Bird, M.H. (1998). Not just a time-out: Change dynamics of prayer for religious couples in conflict situations. *Family process, 37*, 451–475.
Cannon, W.B. (1975). *Wut, Hunger, Angst und Schmerz – eine Psychologie der Emotionen*. München u.a.: Urban & Schwarzenberg.
Capitanio, J.P., Weissberg, M. & Reite, M. (1985). Biology of maternal behavior: Recent findings and implications. In: M. Reite & T. Field (Hrsg.), *The psychobiology of attachment and separation*. London/New York: Academic Press.
Carter, C.S. & Keverne, E.B. (2002). The Neurobiology of social affiliation and pair bonding. In: D.W. Pfaff, et al. (Hrsg.), *Hormones, Brain and Behavior*. Academic Press.
Casriel, D. (1963). *So Fair A House: The Story of Synanon*. New York: Prentice Hall.

Casriel, D. (1972). *A Scream away from Happiness*. New York: Grosset & Dunlap.
Casriel, D. (1978). *Professional Training Workshop Tapes*. New York: AREBA Casriel Institute.
Casriel, D. (1981). New-Identity-Process. In: J. Raymond & J. Corsini (Hrsg.), *Handbook of Innovative Psychotherapy*. New York: Hohn Wiley & Sons.
Casriel, D. (1982). *Workshop Tapes*. American Society for Bonding Psychotherapy.
Casriel, D. (1983). New-Identity-Prozess. In: J. Raymond & J. Corsini (Hrsg.), *Handbuch der Psychotherapie* (Bd. 2, S. 802–823). Weinheim, Basel: Beltz.
Casriel, D. & Amen, G. (1971). *Daytop: Three Addicts and Their Cure*. New York: Hill and Wang.
Collins, W.A. & Read, S.J. (1990). Adult attachment, working models and relationships quality in dating couples. *Journal of Personality and Social Psychology, 58*, 644–63.
Coplan, J.D. (1996). Persistent elevations of cerebrospinal fluid concentrations of corticotropin-releasing factor in adult nonhuman primates exposed to early-life stressors: implications for the pathophysiology of mood and anxiety disorders. *Proc. Nat. Acad. Sci. USA, 93*, 1619–23.
Cramer, B. (1994). Mutter-Kleinkind-Beziehung: Beginn der psychischen Struktur. *Praxis der Kinderpsychologie und Kinderpsychiatrie, 43*, 345-349.
Damasio, A.R. (2000). *Ich fühle, also bin ich*. München: Econ Ullstein.
De Ruiter, C. & van Ijzendoorn, M. (1992). Agoraphobia and anxious-ambivalent attachment: an integrative review. *Journal of Anxiety Disorders, 6*, 365–381.
Deneke, F.W. & Hilgenstock, B. (1989). *Das Narzissmusinventar: Handbuch*. Bern: Huber.
Deneke, F.-W. (1999). *Psychische Struktur und Gehirn*. Stuttgart/New York: Schattauer.
Dornes, M. (1998). Bindungstheorie und Psychoanalyse: Konvergenzen und Divergenzen. In: *Psyche* (Bd. 4, S. 299–348). Stuttgart: Klett-Cotta.
Edelman, G.M. (1987). *Neural Darwinism. The theory of neuronal group selection*. New York: Basic Books.
Elliot, R. (1999). Prozess-Erlebnisorientierte Psychotherapie – ein Überblick: Teil 1. *Psychotherapeut, 44*, 203–213.
Elliot, R. (1999). Prozess-Erlebnisorientierte Psychotherapie – ein Überblick: Teil 2. *Psychotherapeut, 44*, 340–349.
Elliott, R. & Greenberg, L. (2001). Process-Experiential Psychotherapy. In: D.J. Cain, J. Seeman (Hrsg.), *Humanistic Psychotherapies, Handbook of Research and Practice* (S. 279–306). Washington, DC: American Psychological Association.

Elliot, R. & Greenberg, L. (2004). Research on Experiential Psychotherapies. In: M.J. Lambert (Hrsg.), *Bergins and Garfield's Handbook of Psychotherapy and Behavior Change*. New York: Wiley.

Emde, R. (1997). Die endliche und die unendliche Entwicklung. In: G.H. Petzold (Hrsg.), *Frühe Schädigungen – späte Folgen?* (Bd. 1, S. 277–343). Paderborn: Junfermann.

Emmons, R.A. (1999). *The Psychology of Ultimate Concerns: Motivation and spirituality in personality*. New York: Guilford Publications.

Engel, G.L. (1997). The need for a new medical model: A challenge for biomedicine science. In: J.W. Pennebaker (Hrsg.), *Handbook of Mental Control* (Bd. 196, S. 129–136). Englewood Cliffs, NJ: Prentice Hall.

Erdelyi, H. (1993). Repression: The Mechanism and the Defense. In: J.W. Pennebaker (Hrsg.), *Handbook of Mental Control*. Englewood Cliffs, NJ: Prentice Hall.

Fiedler, P. (1999). *Dissoziative Störungen und Konversion*. Frankfurt: PVU.

Fonagy, P. et al. (1994). Attachment, the reflective self, and borderline states. The predictive specifity of the adult attachment interview and pathological emotional development. In: S. Goldberg, R. Muir & J. Kerr (Hrsg.), *Attachment theory: Social development and clinical perspectives*. New Jersey: Lawrence Erlbaum.

Fonagy, P. (1996). Das Junktim in der Kinderanalyse. *Forum Psychoanalyse*, 12, 93–109.

Fonagy, P. (2001). *Attachment Theory and Psychoanalysis*. New York: Other Press.

Frambach, L. (1993). *Identität und Befreiung in Gestalttherapie, Zen und christlicher Spiritualität*. Petersberg: Via Nova.

Frambach, L. (1996). Spirituelle Aspekte in der Gestalttherapie. In: R. Fuhr; M. Sreckovic & M. Gremmler-Fuhr (Hrsg.), *Handbuch der Gestalttherapie* (S. 621–628). Göttingen u.a.: Hogrefe.

Frankl, V.E. (1972). *Der Wille zum Sinn*. Bern u.a.: Huber.

Freud, S. (1915). *Gesammelte Werke, Bd. X: Das Unbewusste*.

Görres, A. & Rahner, K. (1982). *Das Böse. Wege zu einer Bewältigung in Psychotherapie und Christentum*. Freiburg u.a.: Herder.

Goldfried, M.R. & Robins, C. (1983). Self-schema, cognitive bias, and the processing of therapeutic experience. In: P.C. Kendall (Hrsg.), *Advances in cognitive-behavioral research and therapy*. New York: Academic Press.

Goldstein, K. (1934). *Der Aufbau des Organismus*. The Hague: Nyhoff. Fotomechanischer Nachdruck 1963.

Goleman, D. (1996). *Emotionale Intelligenz*. München: Hanser.

Goschke, T. (1996). Lernen und Gedächtnis: Mentale Prozesse und Gehirnstrukturen. In: G. Roth & W. Prinz (Hrsg.), *Kopf-Arbeit*. Heidelberg: Spektrum Akademischer Verlag.

Goschke, T. & Koppelberg, D. (1991). The Concept of Representation and the Representation of Concepts in Connectionist Models. In: W. Ramsey, D. Rumelhart & S. Stich (Hrsg.), *Philosophy and Connectionist Theory* (S. 129–162). Hillsdale, NJ: Erlbaum.
Grame C.J. et al. (1999). Addressing spiritual and religious issues of clients with a history of psychogical trauma. *Bulletin of the Memminger Clinic, 63,* 223–239.
Grau, I. (1999). Skalen zur Erfassung von Bindungsrepräsentationen in Paarbeziehungen. *Zeitschrift für differentielle und diagnostische Psychologie, 20,* 142–152.
Grau, I. & Kersting, J. (1998). Paarbindung und Paarkonflikt.
Grawe, K. (1998). *Psychologische Therapie.* Göttingen u.a.: Hogrefe.
Grawe, K. (2000). Allgemeine Psychotherapie. In: W. Senf & M. Broda (Hrsg.), *Praxis der Psychotherapie* (S. 314–315). Stuttgart, New York: Thieme.
Grawe, K. (2004). *Neuropsychotherapie.* Göttingen u.a.: Hogrefe.
Grawe, K., Donati, R. & Bernauer, F. (1994). *Psychotherapie im Wandel – Von der Konfession zur Profession.* Göttingen: Hogrefe.
Greenberg, L.S., Korman, L.M. & Paivio, S. (2002). Emotions in Humanistic Psychotherapy. In: D.J. Cain & J. Seeman (Hrsg.), *Humanistic Psychotherapies, Handbook of Research and Practice,* Washington, DC: APA.
Greenberg, L.S. (1983). Toward a task analysis of conflict resolution in Gestalt Therapy. *Psychotherapy: Theory, Research and Practice, 20,* 190–201.
Greenberg, L.S. (1984). A task analysis of interpersonal conflict resolution. In: L. Rice, L.S. Greenberg (Hrsg.), *Pattern of change* (S. 67–123). New York: Guilford Press.
Greenberg, L.S. & Pascual-Leone, J. (1995). A dialectical constructivistic approach to experiential change. In: R. Neimeyer & R. Mahoney, (Hrsg.), *Constructivism in psychotherapy.* Washington, DC: APA.
Greenberg, L.S. & Pascual-Leone, J. (1997). *Emotion in creating of personal meaning.* Chichester: Wiley & Sons.
Greenberg, L.S., Rice, L. & Elliot, R. (1993). *Facilitating emotional changes: The moment to moment process.* New York: Guilford.
Greenberg, L.S.; Rice, L. & Elliot, R. (2003). *Emotionale Veränderung fördern: Grundlagen einer prozess- und erlebnisorientierten Therapie.* Paderborn: Junfermann.
Greenberg, L.S. & Safran, J.D. (1987). *Emotion in psychotherapy.* New York: Guilford Press.
Greenberg, L.S. (2002). *Emotion-Focused Therapy.* Washington, DC: APA.
Griffin, D. & Bartholomew, K. (1994). The metaphysics of measurement: The case of adult attachment. *Advances in Personal Relationships, 5,* 17–52.
Grolle, J. (2002). Hotline zum Himmel. *Spiegel, 21,* 190–201.

Grosse Holtforth, M. & Grawe, K. (2000). *Fragebogen zur Analyse Motivationaler Schema* (FAMOS). Göttingen: Hogrefe.

Grossmann, F. (1990). Entfremdung, Abhängigkeit und Anhänglichkeit im Lichte der Bindungstheorie. *Prax. Psychother. Psychosom. 35*, 231–238.

Grossmann, K. et al. (1988). Maternal attachment representations as related to child-mother attachment patterns and maternal sensitivity and acceptance of her infant. In: R.A. Hinde & J. Stevenson-Hinde (Hrsg.), *Relations between Relationships within Families*. Oxford: Oxford Univ. Press.

Grossmann, K.E. (1995). The evolution and history of attachment research and theory. In: S. Goldberg, R. Muir & J. Kerr (Hrsg.), *Attachment theory: Social, developmental, and clinical perspectives* (S. 85–121). Hillsdale, NJ: Analytic Press.

Grossmann, K.E. & Grossmann, K. (1994). Bindungstheoretische Grundlagen psychologisch sicherer und unsicherer Entwicklung. *GwG Zeitschrift, 96*, 26–41.

Haggard, P. & Eimer, M. (1999). On the relation between brain potentials and the awareness of voluntary movements. *Experimental Brain Research, 126*, 128–133.

Hanson, J. (1981). The A.M. San Francisco Show. In: ABC-TV (Hrsg.), *Interview mit Dr. Casriel*.

Harlow, H.F. (1962). Social deprivation in monkeys. *Scientific American, 207*, 137–46.

Haug, I.E. (1998). Spirituality as a dimenson of family therapist's clinical training. *Contemporary Family Magazin, 20*, 471–483.

Hazan, C. & Shaver, P. (1987). Romantic love conceptualized as an attachment process. *Journal of Personality and Social Psychology, 52*, 511–524.

Hazan, C. & Shaver, P. (1990). Love and work: An attachment-theoretical perspective. *Journal of Personality and Social Psychology, 59*, 270–280.

Hazan, C. & Zeifman, D. (1994). Sex and the psychological gender. In: K. Bartholomew & D. Perlman (Hrsg.), *Attachment processes in adulthood. Advances in personal relationships, Vol. 5* (S. 151–178). London: Jessica Kingsley Publishers, Ltd.

Hebb, D. (1949). *The organisation of behavior*. New York: Wiley.

Hebb, D.O. (1958). A neuropsychological Theory. In: S. Koch (Hrsg.), *A Study of Science* (S. 622–643). New York: McGraw Hill.

Hendricks, M.N. (2002). Focusing-Oriented/Experiential Psychotherapy. In: D. Cain & J. Seeman (Hrsg.), *Humanistic Psychotherapies: Handbook of research and practice* (S. 221–252). Washington, DC: APA.

Hildenbrand, G. (1993). Interpersonelle Modelle und Psychotherapie-Prozessforschung. In: W. Tress, (Hrsg.), *SASB. Strukturale Analyse sozialen Verhaltens* (S. 21–34). Heidelberg: Asanger.

Holmes, J. (1993). Attachment theory: a biological basis for psychotherapy? *British Journal of Psychiatry, 163*, 430–438.
Holmes, J. (1996). *Attachment, Intimacy, Autonomy: Using attachment theory in adult psychotherapy.* Nortcale, NJ/London: Jason Aronson.
Horowitz, L.M. et al. (1988). Inventory of interpersonal problems: Psychometric properties and clinical application. *Journal of Consulting and Clinical Psychology, 56*, 885–892.
Horowitz, L.M.; Rosenberg, S.E. & Bartholomew, K. (1993). *Interpersonal problems, attachment styles, and outcome in brief dynamic psychotherapy. Special Section: Curative factors in dynamic psychotherapy.*
Horowitz, L.M.; Strauß, B. & Kordy, H. (1994). *Inventar zur Erfassung Interpersonaler Probleme.* Weinheim: Beltz.
Horowitz, L.M. (1994). Personenschemata, Psychopathologie und Psychotherapieforschung. *Psychotherapeut, 39*, 61–72.
Horowitz, M.J. (1988). *Introduction to psychodynamics: A new synthesis.* New York: Basic Books.
Horowitz, M.J. (1991). *Person schemas and maladaptive interpersonal patterns.* Chicago, IL: University of Chicago Press.
Izard, C.E. & Harris, P. (1995). Emotional development and developmental psychopathology. In: D. Cicchetti & D. Cohen (Hrsg.), *Developmental Psychopathology. Vol. 1: Theory and Methods* (S. 467–503). New York: Wiley & Sons.
Jüttmann, G. (1992). *Psyche und Subjekt. Für eine Psychologie jenseits von Dogma und Mythos.* Reinbek: Rowohlt.
Jung, C.G. (1932/1997). *Über die Beziehung der Psychotherapie zur Seelsorge.* München: dtv.
Kächele, H. & Dahlbender, R.W. (1993). Übertragung und zentrales Beziehungsmuster. In: P. Buchheim et al. (Hrsg.), *Beziehung im Fokus, Weiterbildungsforschung, Lindauer Texte.* Berlin: Springer.
Karen, R. (1994). *Becoming Attached.* New York: Warner.
Klein, M.H., Mathieu-Coughlan, P. & Kiesler, D.J. (1986). The Experiencing Scales. In: S. Leslie et al. (Hrsg.), *The Psychotherapeutic Process, A Research Handbook* (S. 21–71). New York London: The Guilford Press.
Kobak, R. & Cole, H. (1994). Attachment and meta-monitoring. Implications for adolescent autonomy and psychopathology. In: D. Cicchetti (Hrsg.), *Disorders and dysfunctions of the self. The Rochester Symposium on Developmental Psychopathology.* New York: Univ. Rochester Press.
Köhler, L. (1992). Formen und Folgen früher Bindungserfahrungen. *Forum Psychoanalyse, 8*, 263–280.
Küng, H. (2002). *Dokumentation zum Weltethos.* München: Piper.
Leary, T. (1957). *Interpersonal diagnosis of personality.* New York: Ronald Press.

Leijessen, M. (1996). Characteristics of a healing inner relationship. In: R. Hutterer et al. (Hrsg.), *Client-centered and experiential psychotherapy: A paradigm in motion*. Frankfurt am Main: Peter Lang.

Libet, B. et al. (1983). Time of conscious intention to act in relation to onset of cerebral activity (readiness-potential). *Brain, 106*, 623–642.

Lichtenberg, J.D. (1995). Einige Parallelen zwischen den Ergebnissen der Säuglingsbeobachtung und klinischen Beobachtungen an Erwachsenen. In: H.G. Petzold (Hrsg.), *Die Kraft liebevoller Blicke* (Bd. 2, S. 253–286). Paderborn: Junfermann.

Lichtenberg, J.D. & Hadley, J.L. (1989). *Psychoanalysis and motivation*. Hillsdale: Analytic Press.

Mackay, B. (1996). The Gestalt two-chair technique: How it relates to theory. *Dissertations Abstracts International, 57*, 2158B.

Main G. & Goldwyn R. (1985). *Adult Attachment Classification System*. Unpublished manuscript. University of California, Berkeley.

Marcel, A.J. (1983). Conscious and unconscious perception: An approach to the relation between phenomenal experience and perceptual processes. *Cognitive Psychology, 15*, 238–300.

Martin, L.J. et al. (1991). Social deprivation of infant rhesus monkeys alters the chemoarchitecture of the brain: I. Subcortical regions. *Journal of Neuroscience, 11*, 3344–58.

Maslow, A. (1984). Die umfassende Reichweite der menschlichen Natur. In: *Integrative Therapie* (Bd. 3, S. 200–208). Paderborn: Junfermann.

Maslow, A. (1962). Lessons from peak experiences. *Journal of Humanistic Psychology, 2*, 9–18.

Maslow, A. (1977). *Motivation und Persönlichkeit*. Olten: Walter.

Mecheril, P. & Kemmler, L. (1994). Der sprachliche Umgang mit Emotionen in der klientenzentrierten Gesprächspsychotherapie. *Jahrbuch für Personenzentrierte Psychologie und Psychotherapie, 4*, 125–144.

Meyer, A.E. et al. (1991). *Forschungsgutachten zu Fragen eines Psychotherapeutengesetzes*. Universitäts-Krankenhaus Hamburg-Eppendorf.

Nelson, E.E. & Panksepp, J. (1998). Brain substrates of infant-mother attachment: contributions of opiods, oxytocin, and norepinephrine. *Neuroscience and Biobehavioral Research, 22* (3), 437–452.

Orlinsky, D.E. (1994).»Learning from Many Masters«. Ansätze zu einer wissenschaftlichen Integration psychotherapeutischer Behandlungsmodelle. *Psychotherapeut, 39*, 2–9.

Pargament, K.I. (1997). *The psychology of religion and coping: Theory, research, practice*. New York: Guilford Press.

Perls, F.S. (1974). *Gestalttherapie in Aktion*. Stuttgart: Klett-Cotta.

Perls, F.S. (1980). *Gestalt – Wachstum – Integration. Aufsätze, Vorträge, Therapiesitzungen*. Paderborn: Junfermann.

Perls, F.S.; Hefferlein, R.F. & Goodman, P. (1951). *Gestalt Therapy*. New York: Bantam Books.

Perrig, W.; Wippich, W. & Perrig-Chiello, P. (1993). *Unbewusste Informationsverarbeitung*. Bern: Huber.

Petzold, H.G. (1990). Integrative Bewegungs- und Leibtherapie. Ein ganzheitlicher Weg leibbezogener Psychotherapie. In: *Integrative Therapie, Schriften zu Theorie, Methodik und Praxis* (Bd. I/1, S. 104–110). Paderborn: Junfermann.

Piaget, J. (1981). *Jean Piaget über Jean Piaget. Sein Werk aus seiner Sicht*. München: Kindler.

Piron, H. (2001). Tiefendimension in der Meditation – eine empirische Studie. In: *Transpersonale Psychologie und Psychotherapie* (Bd. 1, S. 66–81). Petersberg: Via Nova.

Pistole, M.C. (1989). Attachment: Implications for counselors. *Journal of Counseling and Development, 68*, 190–193.

Ploetz v., K. (2001). Arbeit und Bindung. *Unveröffentlichter Reader: Bonding Psychotherapie*.

Rahner, K. (1976). *Grundkurs des Glaubens. Einführung in den Begriff des Christentums*. Freiburg: Herder.

Ramachandran, V.S. & Blakeslee, S. (1998). *Phantoms in the Brain*. London: Forth Estate.

Reimer, C. & Rüger, U. (2000). *Psychodynamische Psychotherapien. Lehrbuch der tiefenpsychologisch orientierten Psychotherapien*. Heidelberg: Springer.

Reite M. & Boccia, M.L. (1994). Physiological aspects of adult attachment. In: M. B. Berman & W. H. Sperling (Hrsg.), *Attachment in adults-clinical and developmental perspectives*. New York: Guilford.

Ricks, M. H. (1985). The social transmission of parental behavior: attachment across generations. In: I. Bretherton & E. Walters (Hrsg.), *Growing Points of Attachment Theory and Research. Monographs of the Society of Research in Child Development*.

Rizolatti, G. et al. (1996). Premotor cortex and the recognition of motor actions. *Cognitive Brain Research, 3*, 131–141.

Roth, G. (1995). *Das Gehirn und seine Wirklichkeit* (3. Aufl. ed.). Frankfurt: Suhrkamp.

Roth, G. (2001). *Fühlen, Denken, Handeln. Wie das Gehirn unser Verhalten steuert*. Frankfurt: Suhrkamp.

Rudolf, G. (1993). *Psychotherapeutische Medizin. Ein einführendes Lehrbuch auf psychodynamischer Grundlage*. Stuttgart: Enke.

Rudolf, G., (2000). *Psychotherapeutische Medizin und Psychosomatik*. Stuttgart/New York: Thieme.

Rudolf, G. (2002). Strukturbezogene Psychotherapie. In: G. Rudolf; T. Grande & P. Henningsen. (Hrsg.), *Die Struktur der Persönlichkeit. Vom theoretischen Verständnis zur therapeutischen Anwendung des psychodynamischen Strukturkonzeptes* (Bd. 249, S. 271). Stuttgart, New York: Schattauer.

Rüegg, J.C. (2001). *Psychosomatik, Psychotherapie und Gehirn. Neuronale Plastizität als Grundlage einer biopsychosozialen Medizin.* Stuttgart: Schattauer.

Rynick, G.M. (1994). *Bonding – 50 Dinge, die Sie schon immer über den New Identity Process wissen wollten.* Selbstverlag.

Rynick, G. M. (2003). *Level of Emotions.* Selbstverlag.

Sachse, R. (1996). *Praxis der Zielorientierten Gesprächspsychotherapie.* Göttingen: Hogrefe.

Sachse, R. (1997). *Persönlichkeitsstörungen. Psychotherapie dysfunktionaler Interaktionsstile.* Göttingen u.a.: Hogrefe.

Safran, J.D. & Segal, Z.V. (1990). *Interpersonal Process in Cognitive Therapy.* New York: Basic Books.

Sagi, A.M. et al. (1995). Attachments in a multiple-caregiver and multiple-infant environment: The case of the Israeli kibbutzim. In: E. Eaters (Hrsg.), *Caregiving, Cultural, and Cognitive Perspectives on Secure-Base Behavior. New Growing Points of Attachment Theory and Research* (S. 71–91). Chicago: Univ. Chicago Pr.

Sander, H.J. (1999). Macht der Ohnmacht; eine Theologie der Menschenrechte. In: *Quaestiones disputatae* (Bd. 178). Freiburg u.a.: Herder.

Sapolsky, R.M. (1998). *Why Zebras Don't get Ulcers: An update guide to stress-related diseases, and coping.* New York: W.H. Freeman.

Schelling, F.: *Gesammelte Werke.* Nachdruck der Originalausgabe von 1946. München: Beck

Schmidt, S. & Strauß, B. (1996). Die Bindungstheorie und ihre Relevanz für die Psychotherapie. Teil 1. Grundlagen und Methoden der Bindungsforschung. In: *Psychotherapeut 41*, S. 139–150.

Schneider, W. & Shiffrin, R.M. (1977). Controlled and automatic human information processing: I. Detection, search, and attention. *Psychological Review, 84*, 1–66.

Sheverin, H. & Dickman, S. (1980). The psychological unconscious: A necessary assumption for all psychological theory? *American Psychologist, 35*, 421–434.

Shiffrin, R.M. & Schneider, W. (1977). Controlled and automatic human information processing: II. Perceptual learning, automatic attending, and a general theory. *Psychological Review, 84*, 127–190.

Siegel, D.J. (1999). *The Developing Mind: How relationships and brain interact to shape who we are.* New York: Guilford Press.

Siegel, J.M. (1990). Stressful life events and use of physician services among the elderly: The moderating role of pet ownership. *Journal of Personality and Social Psychology, 58*, 1081–1086.

Singer, W. & Gray, C.M. (1995). Visual Feature Integration and the Temporal Correlation Hypothesis. *Annual Review of Neuroscience*, 555–586.
Spangler, G. & Schieche, M. (1994). Biobehavioral organization in one-year-olds: quality of mother-infant attachment and immunological and adrenocortical regulation. *Psychologische Beiträge, 36*, 30–35.
Spitzer, M. (1996). *Geist im Netz: Modelle für Lernen, Denken und Handeln.* Heidelberg: Spektrum, Akad. Verl.
Sroufe, L.A. & Fleeson, J. (1985). Attachment and the construction of relationships. In: W. Hartrup & Z. Rubin (Hrsg.), *The Nature and Development of Relationships.* Hillsdale, NJ: Erlbaum.
Stauss, K. (2001). Das fokussierende prozess-erfahrungsorientierte Interventionsmodell. In: *Humanistisch-integrative Psychotherapieansätze in der stationären Psychosomatik; 1. Arbeitstagung zur Humanistisch-integrativen Psychotherapie* in Bad Grönenbach vom 16. –17. November 2001 (S. 144–169). Selbstverlag der Psychosomatischen Klinik Bad Grönenbach.
Stechler, G. & Halton, A. (1987). The emergence of assertion and aggression during infancy. A pschoanalytic systems approach. *J. Am. Psa. Ass., 35*, 821–838.
Steele, H., & Steele, M. (1994). Intergenerational patterns of attachment. In: K. Bartholomew & D. Perlman (Hrsg.), *Attachment processes in adulthood. Advances in personal relationships, Vol. 5* (S. 93–120). London: Jessica Kingsley Publishers, Ltd.
Steffanowski, A. (1999). *Konstruktion und Validierung von bindungsdiagnostischen Skalen.* Unveröffentlichte Diplomarbeit. Universität Heidelberg.
Steffanowski, A.; et al. (2001). Psychometrische Überprüfung einer deutschsprachigen Version des Relationship Scales Questionaire (RQS). In: M. Bassler (Hrsg.), *Störungsspezifische Therapieansätze – Konzepte und Ergebnisse.* Gießen: Psychosozial.
Steklis, H.D. & Kling, A. (1985). Neurobiology of affiliative behavior in nonhuman primates. In: M. Reite & T. Field (Hrsg.), *The psychobiology of attachment and separation.* Orlando: Academic Press.
Stern, D. (1985). Affect attunement. In: J. Call; E. Galenson & Tyson, R. (Hrsg.), *Frontiers of Infant Psychiatry.* New York: Basic Books.
Strauß, B. & Schmidt, S. (1997). Bindungstheorie und ihre Relevanz für die Psychotherapie. In: *Psychotherapeut, Nr. 42*, S. 1–16.
Strupp, H. & Binder, J.L. (1984). *Psychotherapy in a new key. A guide to time-limited dynamic psychotherapy.* New York: Basic Books.
Sullivan, H.S. (1953). *The interpersonal theory of psychiatry.* New York: Norton Press.
Sydow, v., K. (2002). Bindung und gestörte Paarbeziehung. In: B. Strauß (Hrsg.), *Klinische Bindungsforschung* (S. 231–241). Stuttgart, New York: Schattauer.

Tress, W. & Hartkamp, N. (2002). *Die Strukturale Analyse Sozialen Verhaltens: Arbeitsbuch für Forschung, Praxis und Weiterbildung in der Psychotherapie.* München: CIP-Medien.

Tress, W. et al. (1996). Modell des Zyklischen Maladaptiven Beziehungsmusters und der Strukturalen Analyse Sozialen Verhaltens (CMP/SASB). In: *Psychotherapeut 41,* S. 215–224.

Tress, W. & Hildenbrand, G. (1993). Das zyklisch-maladaptive Interaktionsmuster und SASB, Kurzpsychotherapie. In: W. Tress (Hrsg.), *SASB, die Strukturale Analyse Sozialen Verhaltens* (S. 231–233). Heidelberg: Roland Asanger.

Tress, W. et al. (2003). Spezifische psychodynamische Kurzzeittherapie von Persönlichkeitsstörungen. *Psychotherapeut, 48,* S. 15–22.

Tschacher, W. (1997). *Prozessgestaltung.* Göttingen: Hogrefe.

Tscheulin, D. & Dinsing, S. (1991). *Vergleich von Frauen mit Eßstörung und Frauen ohne Eßstörung anhand von Fragebogen der Strukturierten Analyse Sozialer Beziehungen.* Unveröffentlichte Diplomarbeit, Universität Würzburg.

Tscheulin, D. & Kohlmann, W. (1990). *Das Introjekt im SASB-Modell. Eine konzeptionelle Überprüfung.* Unveröffentlichte Diplomarbeit Universität Würzburg.

Uslar, v., D. (1978). *Religionspsychologie. Voraussetzungen, Grundlagen, Forschungsüberblick.* Stuttgart: Kohlhammer.

Weiss, J. & Sampson, H. (1986). *The Psychoanalytic Process: Theory, Clinical Observations and Empirical Research.* New York: Guilford Press.

Woods, T.E. et al. (1999). Religiosity is asscociated with affective and immune status in symptomatic HIV-infected gay men. *Journal of Psychosomatic Research, 46,* 165–176.

Young, J.E. (1994). *Cognitive Therapy for Personality Disorders: A Schema-focused Approach* (2nd ed.). Sarasota, FL: Professional Resource Press.

Zohar, D. & Marshall, I. (2000). *Spirituelle Intelligenz.* Bern u.a.: Scherz.

Register

AAI (Erwachsenen-Bindungsinterview) 96, 99, 101f.
ABC-Schema 72f., 75
Abwehr- und Vermeidungsstrategien, s.a. emotionale Schemata 78
Acceptor 183
Adams und Greenberg, s.a. Therapieergebnis 223
Adler, Alfred 211
Ainsworth
Ätiologiemodell der Bonding Psychotherapie, s.a. Störungsmodell 22, 179f., 182
Ätiologiemodell der psychodynamischen Therapie 180
Affektwahrnehmung 69, 100
Affektdifferenzierung, Fähigkeit zur 57, 62, 69, 208f.
Allgemeinbefinden, Verbesserung des 189, 194, 204, 217, 244
Amygdala, s.a. Neurophysiologie, s.a. Erregung 149–157, 240
Angst vor Nähe 169, 175, 188ff., 214, 226
Angst vor Trennung 188ff, 216, 281
Annäherungs- und Vermeidungssystem 45f., 157, 240, 261f.
Anonyme Alkoholiker (AA) 127
Arbeitsmodell der Autonomen 96f.
– der Distanzierten 97
– der Verstrickten 98
Arbeitsverhalten 189f.
Aristoteles 268
Assagioli, Roberto, s.a. personales Selbst 232

Aufmerksamkeitslenkung des Patienten in der Therapie 78f., 156, 220, 240, 252, 266f.
Autonomiebedürfnis 39, 54, 59, 82, 178, 183, 214, 220

Baccialgaluppi, Gesellschaftstheorie von 179
Bad Herrenalber Modell 15, 26, 127
Bartholomew und Horowitz, s.a. Bindungsstile, Diagnostik 104
Basch, s.a. Konstruktionsleistung des Gehirns 145
Basisemotionen 56–60, 68ff., 175, 240, 255
Beauvais, Richard 179
Behaviorismus, s.a. Verhaltenstherapie 269
Belschner, s.a. Präsenz in der therapeutischen Beziehung 221
Benjamin, s.a. strukturale Analyse sozialen Verhaltens 197f.
Berührung, s.a. Sensualität, s.a. Körperkontakt 88, 90ff., 114, 138, 228
Beziehungserfahrungen 25, 28, 38, 74, 84, 118, 151, 159ff., 262
– traumatische, siehe traumatische Erfahrungen
– unabgeschlossene, Bearbeitung von 238f.
Beziehungsgestaltung 202ff., 216, 262
Beziehungsmuster 201ff., 211, 230, 262ff.
Beziehungsstörungen 196, 220, 259

Beziehungsverantwortung 25, 241
Bindungsbedürfnis 38, 54, 85–88, 281
Bindungskonflikte 110f., 231, 236, 241
Bindungsstile bei Kindern 93ff.
– am Arbeitsplatz 189f.
– bei Erwachsenen 96ff., 184–187, 191ff.
– Diagnostik der 103–112, 187, 219
Bindungsverhalten von Paaren 23, 113ff., 241
Bindungsrepräsentationen, Veränderung der, s.a. inneres Arbeitsmodell 24, 194, 218, 102
Bindungsskalen, siehe RQS-Skalen
Bindungstheorie 85ff.
Bion, s.a. Containment 100
Bio-psycho-soziales Modell 250
Bleschner, s.a. transpersonales Vertrauen 133
Bondingbedürfnis 21, 38, 39, 85–88, 283
Bondinggruppe 226ff., 243
Bondingpartner, s.a. Mattenarbeit 227
Bonding Psychotherapie, passim
– Definition der 280, 282f.
– Ziele der 60, 194, 204, 216, 282
Bonding- und Bindungsrepräsentationen, s.a. inneres Arbeitsmodell 93, 209, 211, 214, 217, 228, 241, 244, 281
Bowlby, John, s.a. Bindungstheorie, s.a. inneres Arbeitsmodell 86, 88, 104, 116, 184, 194
Brennan, Clark & Shaver, s.a. Sexualität 114
Bürkle, Mestel und Stauss, s.a. QSTests 26, 218f.

Cannon'sches Reflexbündel 57, 154f.
Casriel, Dan, Begründer der Bonding Psychotherapie 11, 21, 30–38, 56, 60, 63, 69, 75, 79ff., 85, 137, 141, 178, 183, 243
Collins und Read, s.a. Bindungsstile, Diagnostik 108
Co-Morbidität, s.a. Konsistenztheorie 83, 181
Containment 100ff.
Cortisolspiegel, erhöhter 122, 125, 154, 162f.

Damasio, s.a. somatischer Marker 154
Dederich, Chuck 127
Descartes, René 268
Diagnostik,
– dimensionale 107ff.
– kategoriale 104ff., 111
– der Bindungsstile, s. Bindungsstile
3-Stuhl-Dialog-Technik 232f.
Drogenabhängigkeit, s.a. Synanon 31
Dynamik des Unbewussten 25
Dysfunktionales Interaktionsverhalten, dysfunktionale emotionale Schemata 40f., 44, 77f., 194f., 202–211, 217, 262, 264, 282f.

Edelmann, s.a. neuronale Netze 140f.
Eingeweideebene des emotionalen Ausdrucks 65, 71
Einsamkeit 90f., 203
Einstellungsgruppe, s.a. klassische Vorgehensweise 226, 230, 235
Elliot und Greenberg, s.a. emotionale Schemata 74, 230f.

Ellis, Franklin 18f.
Emotionale Intelligenz (EQ) 60, 128f.
Emotionale Offenheit 21f., 56f., 62, 87, 226, 245
Emotionale Prozessierung, s.a. prozessuale Aktivierung 68, 70, 228f.
Emotionale Schemata, 24, 41, 44, 47–55, 72–78, 207–211, 214, 217, 224, 226, 229f., 240
Emotionale Spannungszustände 118f.
Emotionaler Ausdruck, Tiefungsebenen des 63–71
Emotional korrigierende Erfahrung, s.a motivationales Priming 263
Emotionen, Klassifikation der 59f.
Emotionsregulation, Fokussierung der Emotionen 118–126, 223
Endomorphine, Produktion von und die Bedeutung für Bindung 90f.
Engel, s.a. bio-psycho-soziales Modell 250
Entwicklungspsychologie 47ff., 54f.,142
Erlebendes Selbst 237
Erlebenstiefe 22, 64, 120, 223, 225
Erregung, Zustand der 149–155,
Erregungsniveau, hohes 22, 24, 148, 156f., 175, 224f., 238ff., 241
Erwachsenen-Bindungsinterview siehe AAI
Essstörungen 184
Ethisches Gewissen 272f.

Feinfühligkeit 99ff.
Fokus Introjekt, s.a. SASB 193, 198
Fonagy, s.a. SASB 99f.

Frankl, Viktor E. 135
Freud, Sigmund 30, 38, 269
Friedlaender, Salomo 253

Ganzheitlichkeit des Erlebens 139, 248, 250ff.
Ganzkörper-Bonding-Position, s.a. Mattenarbeit 33
Gedächtnis 25, 263, 265ff.
– explizites und implizites 168ff., 259, 265f., 282
Gegenübertragung 145f., 201
Genaktivität, Einflüsse auf die 159–163
Gerstenberg, Ingo 11, 27
Gestalttherapie 236, 253f.
Glück und Wohlbefinden 79–82
God Spot (Gottesmodul) 128
Goldstein, s.a. Selbstverwirklichung 136
Goleman, s.a. emotionale Intelligenz 128f.
Grau, s.a. Bindungsverhalten von Paaren 113
Grawe, s.a. Konsistenztheorie 22, 39, 46, 81f., 184, 216, 261
Greenberg, s.a. emotionale Schemata, s.a. Wertekonflikte 22, 59, 74, 223, 237
Grundbedürfnisse, s.a. psychosoziale Grundbedürfnisse 21
Grundkonflikte, s.a. psychosoziale Grundkonflikte 22
Gruppenprozess 32, 117, 228

Haggard und Eimer, Test zum Willensakt, s.a. Libet, Benjamin 271
Harlow, s.a. Sensualität 89f.
Hazan und Shazer, s.a. Arbeitsverhalten 190
Hier und Jetzt-Prinzip 174f., 230, 240, 252, 263f.

Hippocampus 157f.
Historizität 248, 262ff.
Hobbes, Thomas 268
Holmes, s.a. Bindungstheorie 86, 116
Hume, David 268f.
Husserl, Edmund 272

Identifikation 199
Identität, Bedürfnis nach 39, 136, 214, 281
Identitätsebene des emotionalen Ausdrucks 65ff.
IIP (Inventar zur Erfassung von interpersonellen Schwierigkeiten) 186f., 197, 201f., 219, 279
Impulssteuerung 208
Informationsverarbeitung 119ff.
Innere Erlebensperspektive 223f.
Innerer Kritiker 237
Inneres Arbeitsmodell, s.a. Bonding- und Bindungsrepräsentanzen 93, 194, 223
Instinkttheorie 269
Intellektuelle Reflexion, Ebene der 64
Interaktionelle Selbstauszahlung 209
Interaktionsverhalten 94, 99-102, 196ff., 211
Interaktionzirkel, dysfunktionale 102ff, 241
Internalisierung 199
Interpersonelle Psychotherapie 194ff., 223
Interpersonelles Verhalten 196ff., 207, 211, 217
Interventionen,
– auf der Makroebene 242
– auf der Mikroebene 239–242
– erlebnisorientierte, s.a. Leerer-Stuhl-Dialog, s.a. klassische Vorgehensweise, s.a. prozessuale Aktivierung 23
Interventionstechniken 23, 224
Intrapsychische Strukturen 205, 207, 211, 214, 217, 259
Intrapsychischer Konflikt 42ff., 231, 234, 255
Introjektion, Introjekt, s.a. Selbstumgang
Izard und Harris, s.a. Emotionsregulation 118

Jung, C. G. 250, 273

Kandel, Eric, s.a. Neurophysiologie 137
Kant, Immanuel 269
Kardiner, Abraham 30
Klassische Vorgehensweise der Bonding Psychotherapie, s.a. Mattenarbeit 33, 70, 117, 224, 226ff., 236, 242
Körperkontakt, s.a. Berührung 114
Konsistenz und Inkonsistenz, Konsistenzerleben 22, 81–84, 141–143, 220, 261f.
– Inkonsistenzspannung 141, 209, 214, 261
Konsistenztheorie, s.a. psychosoziale Grundbedürfnisse, s.a. Grawe 22, 52, 81–84, 216, 244, 280f.
Konstruktionsleistung des Gehirns 145
Konstruktivismus 256

Lechler, Dr. Walter, s.a. Sensualität 16, 26, 89, 127
Leerer-Stuhl-Dialog, siehe 2-Stuhl-Dialog, siehe 3-Stuhl-Dialog
Leiblichkeit, s.a. Menschenbild 248f.

Leijessen, s.a. emotionale Schemata 75
Lernen 25, 245, 263
Libet, Benjamin 270f.
Lichtenberg, s.a. emotionale Spannungszustände 118f.
Likert-Skalen 230, 279
Limbisches System 45, 92, 272
Lorenz und Tinbergen, s.a. Instinkttheorie 269
Lust-/Unlustprinzip 39, 81, 142
Luther, Martin 268

Main, Mary 96
Mangelsyndrom, Störungen als 21, 142, 152, 162, 178, 179ff., 184ff., 214f., 261, 281
Maslow, s.a. Transzendenz 131f., 233
Mattenarbeit, s.a. klassische Vorgehensweise 13, 124, 227
Mendel, Gregor 159
Menschenbild der Bonding Psychotherapie 248ff. passim
Minimaler emotionaler Ausdruck, Ebene des 65
Moser, Tillmann 33
Motivationales Priming, bedürfnisbefriedigende Erfahrungen 12f., 46, 156, 225, 240, 244, 261f., 264
Motivationalität 248, 258–262

Nähe-Distanz-Übung 124, 226ff., 245
Nähekonflikt 110, 207f.
Näheübung, s.a. Ganzkörper-Position 21, 269, 174, 226ff.
Naturrecht 273
Neurobiologische Forschung 81, 90
Neuromodulatoren 68

Neuronale Grundlagen des Lernens 25, 263
Neuronale Netze, Entstehung der 68, 91, 140f.
Neuronale Plastizität 147ff.
Neuropeptide 68
Neurophysiologie 137–163, 249, 256, 263, 265f., 270ff.
Neurosen 138
Noradrenalin, Freisetzung von 151, 154

Operationalisierte psychodynamische Diagnostik (OPD) 61, 218
Orlinsky, s.a. Interventionen 23
Oxytocin, Produktion von 91

Parasympathisches Nervensystem 57, 68
Perls, Fritz s.a. Gestalttherapie 253
Persönlichkeit, Bildung der 259
Personales Selbst 232ff., 237
Perspektivität 248, 256ff.
Petzold, Hilarion 170f.
Phantasien, mütterliche 102
Piaget, Jean 41
Platon 268
von Ploetz, s.a. Arbeitsverhalten 189f.
Polarität 248, 253
Posttraumatische Belastungsstörung 138
Präfrontaler Kortex 149, 153ff.
Präsenz in der therapeutischen Beziehung 221f.
Primäre Emotionen, siehe Basisemotionen
Priming, siehe motivationales Priming
Problemfokussierende Vorgehensweise 228, 230
Prozessqualität 279f.

Prozessuale Aktivierung 170–175, 266f., 282
Psychoanalyse 31, 269
Psychodynamische Verfahren 24, 61, 265f.
Psychometrische Diagnostik 26
Psychopathologische Phänomene 249, 251, 254f., 257, 261, 264, 266f., 276
Psychosen 138
Psychosoziale Grundbedürfnisse 21, 38ff., 57, 81ff., 239,260, 281
Psychosoziale Grundkonflikte 41–45, 47ff., 240

Qualitätssicherung, s.a. Testverfahren 26, 230, 279–283
QSTests 26, 219, 230

Ramachandran, s.a. spirituelle Intelligenz 128
Recht und Unrecht, Bewusstsein von 274
Reflexivität 248, 265ff.
Rejector 183
Ressourcenaktivierung, s.a. Aufmerksamkeitslenkung 46, 79, 258
Roth, s.a. Konstruktionsleistung des Gehirns 144f.
RQS (Relationship Questionaire Scale) 108–112, 184, 219, 279
Rudolf, s.a. emotionale Offenheit 62f.
Rynick, s.a. Basisemotionen 69

SASB (strukturale Analyse sozialen Verhaltens) 191ff., 197ff., 211
Säuglingsforschung 90f., 203
Scheler, Max 272
Schelling, s.a. Polarität 253
Schematheorie 73–78

SCL-90 (Symptom-Checkliste), Symptombelastungstest 184f., 219, 279
Seelische Störungen, s.a. dysfunktionale emotionale Schemata, s.a. Mangelsyndrom 21, 38, 195, 202, 254, 261
Selbst, dialogisch-dialektische konstruktivistische Theorie des 254
Selbstbestimmung 268ff., 275f.
Selbstbezogenheit 198
Selbstkontrolle 191, 193, 208f.
Selbstreflexion 101, 241, 265
Selbstsystem 254
Selbsttranszendenz 135, 232
Selbstumgang 197–201, 204, 208, 211, 214, 219
– Analyse des, s.a. SASB 191–194, 197ff., 204, 279
Selbstverwirklichung 136
Selbstwahrnehmung 102, 251f.
Selbstwertgefühl 104–107
Selbstwirksamkeit 133f.
Sensation Seeking Syndrom 125
Sensualität, s.a Berührung, s.a. Körperkontakt 89ff.
Sexualität 103, 114f.
Singer und Gray, s.a. ganzheitliche Wahrnehmung 139
Sinn, Bedürfnis nach 39, 127ff., 214, 240, 250, 261
Somatischer Marker 154f., 157
Sozio-bio-psycho-spirituelles System 250f., 261, 280
Spiegelneuronen 47
Spiritualität, Bedürfnis nach 25, 29, 127–132, 233–236
Spirituelle Intelligenz (SQ) 128f.
Spirituelle Ressourcen, Aktivierung der 25, 127ff.
Steffanowski, s.a. RQS-Skalen 108, 112, 184, 188

Störungsmodell der Bonding Psychotherapie, s.a. Ätiologiemodell 214f., 220
Stressreduktion 229
Strukturale Analyse sozialen Verhaltens, siehe SASB
Sullivan, s.a. interpersonelle Psychotherapie 195
Sympathisches Nervensystem 58, 68, 125
Symptombelastung 216
Subjektive Wahrnehmung, Exploration der 24
Synanon-Bewegung 31f., 127

Testverfahren, siehe AAI, IIP, Qualitätssicherung, QSTests, RQS, SASB, SCL-90, TPV
Therapie, s.a. klassische Vorgehensweise
– konfliktbezogenes Vorgehen 230
– problemfokussierendes Vorgehen 228f.
– störungsspezifisches Vorgehen 181, 217, 242
– störungsübergreifendes Vorgehen 181, 217, 242
Therapieergebnis 24, 62, 64, 133f., 219f., 222f.
Therapieprinzipien 222–225, 249, 252, 255, 258, 261f., 264, 267, 277
Therapeut, Präsenz des 221f.
– Test des, durch den Patienten 220
Therapeutische Beziehung, sichere Basis der 98, 116, 155
Thomas von Aquin 273

TPV (Fragebogen zum transpersonalen Vertrauen) 219
Transpersonales Selbst 233ff., 237
Transpersonales Vertrauen, s.a. TPV 130, 133
Transzendenzbegriff 129–135
Traumatische Erfahrungen 90, 127, 148, 207, 214, 216f., 245, 264, 266
Tscheulin, s.a. Selbstumgang 199

Übertragung 196, 264
Unbewusste, das 42, 164
von Uslar, s.a. Transzendenz 130

Vegetatives Nervensystem 57
Verantwortung und Freiheit 248, 268, 275–278
Verhaltenstherapie 12, 24, 150
Vertrauen, zwischenmenschliches 108ff., 116f., 226f.
4-Stuhl-Dialog 235

Weiß und Sampson, s.a. Therapeut, Test des 220
Wertekonflikte, Bearbeitung der 230, 236f., 242
Willensfreiheit, siehe Selbstbestimmung
Wohlbehagen und Lust, Bedürfnis nach 22, 39, 43, 52f., 71, 79ff., 141, 214
Wunder Punkt 74–78, 155, 228, 230

Zohar und Marschall, s.a. spirituelle Intelligenz 128
2-Stuhl-Dialog-Technik 230f., 255
Zwischenmenschliches Vertrauen, siehe Vertrauen